삶의 균형, 두드림으로 되찾는다!

수전 제프리 부젠 지음

최우석, 나지원 옮김

대성의학사

TAP INTO BALANCE: Your Guide to Awakening the Joy Within Using the GetSet™ Approach

Original English language edition published by Morgan James Publishing.

삶의 균형, 두드림으로 되찾는다!

Top into Balance

1판 1쇄 펴냄: 2019년 1월 7일

지은이: 수전 제프리 부젠
옮긴이: 최우석, 나지원
펴낸이: 권오현
펴낸곳: 대성의학사

출판등록 2009년 6월 22일(제301-2013-095호)
서울특별시 중구 을지로 126-1, 3층(을지로3가)
전화 02)2279-3444 / 팩스 02)2285-0108
Homepage www.medibook.co.kr

값 29,000원

ISBN 978-89-97436-89-7(93510)

『삶의 균형, 두드림으로 되찾는다!』에 쏟아지는 찬사

"수전 제프리 부젠이 쓴 『삶의 균형, 두드림으로 되찾는다!』는 독자들이 감정자유기법을 최적으로 활용할 수 있도록 인도해주는 체계적이고 포괄적인 설명서다. 우리 마음속의 기쁨을 일깨우는 것은 매우 독특한 여정이다. 각 장은 감정, 인간관계, 두려움, 재정, 질병, 죽음과 같이 우리가 쉽게 벗어나지 못하고 답답해하는 모든 분야의 문제들을 다루고 있다. 수전은 한결같고 활용하기 쉬운 방식으로 독자들을 자기 평가, 부정적 기억 메시지 이해하기, 자신과 타인을 용서하기, 긍정적 확언을 통한 새 기억 만들기, 그리고 재평가의 과정으로 안내한다. 정원을 가꾸듯이 이 구조적인 접근법은 우리의 진정한 감정적 자유로 가는 길에 있는 잡초와 쓸모없는 장애물들을 제거한다. 그리고 그 자리를 우리 각자가 반드시 해야 할 중요하고 용감한 행동, 즉 우리 행복에 책임을 지는 법으로 채워준다. 『삶의 균형, 두드림으로 되찾는다!』를 통해 수전은 당신이 씨앗을 심도록 도와주겠지만 그 정원을 돌보는 것은 결국 당신이다."

— 존 알 프린시프 _의학박사, 웰빙엠디 설립자

"감정자유기법은 도움을 주는 직업에 있는 모든 사람의 레퍼토리에 있어야 할 놀라운 기법이다. 수 부젠은 감정자유기법을 재미있고 사용자에게 친숙한 방식으로 보여주고 있어서 누구나 감정자유기법에 쉽게 접근할 수 있다. 책을 보면 그녀의 방대한 경험과 타고난 사랑이 뚜렷이 드러난다. 책을 읽고 당신의 삶을 더 좋은 쪽으로 바꿔라!"

— 루스 오라 잭슨 _이학석사, 자연요법의사, 공인 자연건강 시술자, 결혼 · 가족상담치료사

"수는 『삶의 균형, 두드림으로 되찾는다!』를 써서 다시 한번 감정자유기법에 관한 성공적인 작품을 내놓았다. 따라 하기 쉬운 덕분에 이 책은 혼자 작업하기에 훌륭한 동반자가 된다. 이 책은 자기 삶의 방향을 바꾸고 싶고, 그러기 위해 굉장한 기술을 배우고 싶은 모든 사람이 꼭 읽어야 한다."

— 존 소리아노 _이학석사

“수의 책은 내가 스트레스인자와 불안을 다루는 방법에 긍정적인 영향을 미쳤다. 나는 25년 이상 간호사로 일하면서 감정적 또는 정신적 스트레스에 대한 몸의 생리적 반응을 아주 잘 알고 있다. 『삶의 균형, 두드림으로 되찾는다!』는 스트레스를 제거하는 효과적인 도구이다. 쓰기 쉽고 두드림 전과 후에 우리의 진전을 쉽게 확인할 수 있다. 나는 수의 책을 많은 사람에게 추천했다. 10대 아들들도 수의 책을 사용한 덕분에 삶의 여러 스트레스인자에 대처하는 또 다른 도구를 얻게 되었다. 수는 감정자유기법을 일상에서 실용적으로 쓸 수 있게 만들었다. 수가 자기 지식과 재능을 우리에게 나눠준 것에 감사한다.

— 미셸 로페즈 _간호사, 간호학사

“이 책은 놀라울 정도로 찾아보기도 쉽고 접근하기도 쉬웠다. 수의 따뜻한 태도와 자신감이 독자들을 편안하게 해 준다. 우리가 직면하는 문제와 한계들을 대면할 때, 대처하기가 보통은 정말 힘들고 버겁다. 대처한다는 생각만으로도 벅찰 때가 있다. 이 지침서는 독자들이 부담을 느끼지 않고서도 자신을 탐구하고 힘을 얻을 수 있도록 필요한 안전 공간을 만들어 준다. 간단명료하고 따라 하기 쉬운 형식으로 쓰인 이 지침서는 초보자와 고급 시술자를 막론하고 감정자유기법을 통해 삶의 위안을 찾는 모든 사람에게 주는 선물이다. 나는 음식 중독에서 자기 비하, 스트레스와 불안에 이르는 수많은 문제에 둘러싸인 내담자들과 감정자유기법을 사용하기 시작했었다. 감정자유기법은 제한 믿음을 해소하는 데에 큰 도움이 되었다. 나의 치유 도구를 더 늘려줄 훌륭한 책을 써 준 수에게 감사한다.”

— 베네사 로드리게스 _공인 전체론적 건강 코치, 언베일드 웰니스

“감정자유기법은 정신적, 감정적, 신체적 문제에 관해 어디에서나, 어느 상황에서나 사용할 수 있는 간편한 기법이라는 점에서 큰 선물이다. 유일한 단점은 사람들이 마음속으로 그것이 효과가 없을 것이라고 생각한다는 점이다. 수전 부젠은 감정자유기법에 활력을 불어넣었을 뿐만 아니라 당신이 그런 생각을 하지 않게 도와줌으로써 감정자유기법이 제 역할을 다 하도록 한다. 『삶의 균형, 두드림으로 되찾는다!』는 우리가 살아가야 마땅한 삶을 살 수 있도록 이 세상이 바라던 바로 그런 책이다.”

— 캐럴린 딘 _의사, 자연요법의사, 아르엔에이 드롭스 개발자, 『마그네슘의 기적』의 저자

“우리 모두에게는 건강, 인간관계, 일에서 잠재력을 발휘하지 못하게 막는 감정적 상처들이 있다. 수 부젠의 책은 감정을 놓아버리고 치유하는 효과적이고 실용적인 해결책을 제시함으로써 깊고 의미 있는 인간관계와 더 보람된 삶을 위한 마음의 평화와 명료함에 도달할 수 있게 해 준다. 개인적으로 자기 평가는 매우 소중했으며 모든 주제와 대본들이 매우 유익했다. 그녀

의 책은 우리가 삶의 여정에서 혼자가 아니며 상상했던 것보다 우리 삶을 더 빨리 긍정적으로 변화시킬 수 있음을 증명한다."

— 켈리 루돌프 _공인 인생 코치

"수는 감정자유기법에 풍부한 지식이 있으며 자신과 여러 내담자의 삶에서 그 결과를 경험했다. 이 책은 당신 책장에 반드시 있어야 한다. 그녀는 감정자유기법이 무엇이며 어떻게 당신의 목표를 달성할 수 있는지를 매우 자세한 두드림 대본으로 설명해준다. 상상할 수 있는 모든 문제에 대한 도움과 함께 중요한 자기 평가 항목도 있다. 나는 특히 용서하기 부분을 좋아하는데 용서함으로써 자유를 얻게 되기 때문이다. 자기 목표를 이루고자 하고 감정의 자유를 경험하고자 하는 사람들에게 수의 책을 권한다."

— 게일 메이 퍼거슨-마세다 _에이에이엠이티 공인 고급 감정자유기법 프랙티셔너

"이 책 『삶의 균형, 두드림으로 되찾는다!』에서 수 부젠은 깊은 문제들을 간단하고 독자에게 친근한 방식으로 예술적으로 지혜롭게 제시하고 있다. 그녀는 독자의 치유와 관련된 다양한 분야의 지식을 종합하고 있다. 지시사항과 대본은 창의적이고, 명료하며, 심오한 변화를 일으키고 모든 감정적 짐을 해소할 수 있도록 만들어져 있어서 어느 독자라도 행복과 풍요에 더 다가갈 수 있게 해 준다. 나 또한 감정자유기법을 하는 사람으로서 많은 사람이 이 놀라운 기법을 수 부젠의 능숙한 지도에 따라 사용할 수 있게 된다는 것에 큰 기쁨을 느낀다. 독자와 저자 모두를 생각하면 나도 신난다. 행운을 빈다."

— 아일라나 웨일러 _감정자유기법 전문가, 이스라엘 거주

"수 부젠의 최신작은 더 의미 있고 즐거워질 수 있는 삶의 여정을 함축하고 있으며 당신에게 그 삶을 제공해준다. 이해심과 따뜻한 마음을 담아 쓰인 이 책은 깊이가 있으면서도 명료하다. 수는 우리의 가장 깊은 두려움과 착각을 이해할 수 있는 종합적인 계획을 제시하며 동시에 우리가 삶을 더 즐길 수 없도록 방해하는 묵은 짐들을 찾아내고 제거할 수 있는 자기 관리 프로그램도 보여준다. 편리하고 쉽게 이해할 수 있도록 주제별, 장별로 구분된 83가지 항목과 더불어 명료하고 달성 가능한 90일 평가 패키지도 있으며, 삶의 모든 조건과 상황에 폭넓게 적용할 수 있다. 각 부분 서두에서 그녀가 제시하는 주제와 출발점은 당면한 문제를 어떻게 다루기 시작해야 하는지 보여줄 뿐만 아니라 우리의 가장 깊은 상처에 대해 자신을 용서해야 할 필요성도 함께 제시한다."

— 존디 와이티스 _트레이너, 감정자유기법 라디오 진행자

이 책을 변화를 받아들이고
자신의 행복에 책임을 질 용기를 가진
여러분께 바칩니다.

독자에게 드리는 주의사항: 감정자유기법, 겟셋TM 접근법, 에너지 요법은 실험적 시술로 간주됩니다. 이 책의 정보, 의견, 제안은 전문가의 조언을 대신하지 못합니다. 이 책에 포함된 제안사항을 따르기에 앞서 주치의나 정신건강 전문가와 상의하십시오. 이 책에 제시된 모든 기법의 사용에 대한 책임은 전적으로 당신 자신에게 있습니다. 이 책의 정보나 견해를 활용 혹은 적용한 결과 일어날 수 있는 그 어떠한 손실이나 손해에 대해서도 저자나 출판사는 책임지지 않습니다. 이 책의 정보와 견해는 정신적, 신체적 질환을 진단, 치료, 예방하기 위한 목적으로 쓰일 수 없습니다.

차례

“인생의 가장 암울한 순간에 희망의 불꽃이 일어나
완전히 새로운 삶의 열정에 불을 붙일 수 있다.
당신의 결정에 달려 있다.”

— 수전 제프리 부젠

추천사

수 부젠의 신작 『삶의 균형, 두드림으로 되찾는다!』를 정말 재미있게 읽었다. 감정자유기법이 사람들의 삶을 기적적으로 바꿔놓을 수 있다는 이야기를 들어본 사람은 많다. 나도 지난 15년간 매일 내 병원에서 경락 두드림 요법을 사용하면서 사람들이 과거의 부정적 사건으로 인한 감정적 짐을 버릴 때 얻게 되는 치유와 안녕의 놀라운 결과를 직접 목격했다.

관건은 어떻게 혼자서 감정자유기법을 실시하는지, 준비작업과 실제 두드림 동안 무슨 말을 해야 하는지, 감정자유기법을 사용한 프로그램을 어떻게 짜야 꾸준히 따라가면서 최대의 효과를 얻을 수 있을지와 같은 문제다. 다행히도 이 책이 그 모든 궁금증을 전문가답게 풀어주고 있다. 수의 글은 쉽고 활기차고 의지를 북돋아 주기 때문에 이 책을 읽다 보면 마치 그녀를 개인 성공 코치로 고용한 것 같은 느낌이 든다. 그녀는 다양한 주제를 다루고 있으며 이 책도 그런 점에서 아주 완벽하다. 무슨 문제가 있든 해법을 이 책에서 찾을 수 있을 것이다. 각각의 문제에 관한 대본에는 경혈을 두드리면서 정확히 무슨 말을 해야 하는지도 쓰여 있다. 수의 겟셋™ 접근법에 용서하기 단계가 포함된 것도 만족스럽고, 두드림으로 부정적인 감정적 짐을 없앤 다음에는 두드림으로 긍정적 확언을 불어넣도록 한다. 나도 직접 여러 번 해 보았다. 결과는 매우 만족스러웠다.

감정자유기법에 관해 이처럼 읽기 쉽고도 완전한 책을 쓴 것에 대해 수에게 큰 박수를 보낸다. 다양한 삶의 문제들에 관해 독자들이 스스로 감정자유기법을 사용할 수 있도록 그들의 손을 잡고 이끌어주듯이, 무슨 말을 해야 할지 빠짐없이 쓰인 대본과 함께 부정적 감정을 제거하고 난 다음, 용서와 긍정적 확언을 체화하게 해 준다. 그리고 이 모든 과정이 90일 프로그램으로 짜여있다. 보석과 같은 이 책은 많은 사람에게 치유와 안도, 그리고 더 큰 개인적 자유를 가져다줄 것임이 틀림없다.

축복하며

에릭 비 로빈스

의사, 비뇨기과 및 외과의사, 심신 치유 전문가,

『손이 당신을 치유한다』 공저자

들어가기에 앞서

스트레스는 거의 모든 질병의 근본적 원인이다. 생리학적으로 스트레스는 면역체계를 약화시키고, 수면 주기를 깨뜨리며, 혈류에 영향을 미치고, 소화계통을 둔하게 만들고, 혈압을 높인다. 또한, 감정장애, 내분비장애, 성기능장애, 당뇨병, 궤양, 심장병, 암 등을 유발한다. 부정적 사고는 스트레스 호르몬과 염증물질을 분비하게 한다. 스트레스와 부정적 사고를 관리하는 것만으로도 질병 확률을 낮출 수 있다.

우리 사회에서 사람들 대부분은 어느 정도 스트레스와 감정적 고통을 안고 살아가고 있고, 이 때문에 삶이 주는 즐거움을 누리지 못한다. 어떤 이들에게는 이것이 미묘하게 작용하면서 삶에서 성공하지 못하게 하는 걸림돌이 된다. 우리가 진정으로 행복하고 우리 자신, 주변 환경, 인간관계, 재정 문제에 관해 편해지지 못하게 만들기도 한다. 매 순간에 충실하지 못하고 대신 과거의 경험이나 미래에 대한 두려움 속에 갇혀 살아가게 만들기도 한다. 어떤 이들은 너무나 큰 고통 속에서 살아가면서 출구를 찾지 못해 극단적인, 때로는 끔찍한, 행동을 하게 된다. 하루빨리 의식을 근본적으로 바꾸어야 할 때이다.

모든 삶은 서로 이어져 있다. 우리는 하나다. 자신을 해하는 것은 타인을 해하는 것이다. 타인을 해하는 것은 자신을 해하는 것이다.

나는 최대한 많은 사람이 치유되었으면 하는 마음에서 이 책을 썼다. 우리 각자가 자신의 상처를 치유하면 온 세상의 치유에 기여하는 것이다. 우리 삶에서 더 많은 사랑과 조화를 일으킬수록 우리 마음과 세상에도 평화와 조화는 더 많이 생긴다. 자신을 치유하는 일이 세상에 평화를 가져다주는 수단이 되는 중요한 일이라고 생각하라. 이렇게 함으로써 우리는 엄청난 힘과 책임감을 동시에 얻게 된다.

우리 삶에서 치유할 수 있는 모든 것들을 치유하고 다른 이들에게 평화와 안식을 가져다주는 것이 우리 책임이다. 우리 자신과 우리가 사랑하는 사람들 그리고 세상에 우리가 줄 수 있는 이보다 큰 선물은 없을 것이다. 자신을 치유하다 보면 자기 삶의 주인공이 된다. 이런 치유를 통해 우리는 내면의 기쁨을 일깨우게 되는 것이다.

이 책을 쓴 이유

지난 몇 년간, 내 감정적 짐과 제약을 없애기 위해 에너지 요법을 사용하면서 나는 우리 각자에게는 실로 놀라운 잠재력이 있음을 깨달았다. 그 잠재력은 대개 고난, 과거에 대한 집착, 미래에 대한 걱정 속에 묻혀있다. 그런 것들에 매여있느라 우리는 지금 이 순간을 살지 못한다.

나는 에너지 요법과 감정자유기법으로 삶이 완전히 바뀐 사람들에게 깊은 감명을 받았다. 사람들의 인생을 바꾼 수백 번의 회기를 지도할 수 있어서 영광으로 생각한다.

즐거움과 보람을 온전히 경험하는 삶을 살지 못하도록 방해하는 믿음을 놓아버리도록 도와주기 위해 이 책을 썼다. 나는 당신의 원래 모습대로, 원래 할 일을 하며, 원래 누렸어야 할 것을 모두 가질 수 있도록 도와주고 싶다.

나는 당신을 억압하고 있는 과거와 현재의 모든 경험을 없애고 당신이 나아갈 길을 또렷하게 보여주며, 당신이 목표와 열정에 마음을 열고, 당신 자신도 가능하다고 믿지 않았던 삶을 살 수 있도록 도와줄 것이다. 이 세상에서 당신이 이루지 못할 것은 없다. 지금이야말로 당신의 두려움과 한계를 버리고 당신의 열정을 찾아 살아갈 수 있을 때이다.

나의 이야기

나는 감정자유기법을 배우기 전에는 연설을 끔찍하게 두려워했다. 내가 어렸을 때는 요즘 아이들이 하는 것처럼 발표를 할 필요가 없었다. 내가 기억하는 첫 발표는 고등학교 때였는데, 그때는 내게 두려움이 있다는 것을 전혀 몰랐다. 나는 속이 메스껍고 다리가 후들거렸던 기억이 난다. 손에 든 보고서는 덜덜거렸고 목소리도 떨렸다. 어찌할 바를 몰랐다. 반 친구들 전부 그 일을 잊어주길 바랐지만 정작 나는 결코 잊지 못했다. 그때부터 나는 무슨 수를 써서든 연설하는 일을 피했다.

나는 대학을 졸업하고 연구과학자가 된 후로 연설하는 역할을 맡아야 하는 자리는 계속 피하면서 나를 억압했다. 나는 내 연구에 열정이 있었고 고급 프로젝트를 진행했으며 연구로 상도 받았지만, 이곳저곳에서 열리는 학술회의에서 내 연구에 대해 발표하지는 못했다. 최고의 자리에 올라 주목을 받는 일은 영영 불가능해 보였다.

일상에서 스트레스를 받고 성공하려고 애쓰다 보니 결국 내 건강을 해쳤다. 30대가 되어 아이 셋을 둔 나는 내 생활방식이 나를 죽이고 있는 현실에 직면했다. 6주에 한 번씩 엠아르아이(MRI)를 찍을 때마다 더 많은 문제가 나타났다. 내 경우에는 전통적인 약물이 말을 듣지 않는다는 것을 깨달았다. 큰 문제가 임박했음을 경고하기 위해 내 몸이 일으키는 증상들을 덮어버리려고 더 많은 독소를 투입하라는 말을 들었다. 치료를 하면 할수록 내 몸은 더 불편하고 아파질 뿐이었다. 몸이 독소에 절어서 간이 더는 버틸 수가 없을 지경이 되었다. 계속 이렇게 살 수는 없었다. 아이들을 엄마 없이 살게 할 수는 없었다. 두려웠지만 이 상황을 고칠 방법이 어딘가에는 있다는 것을 알았다. 내가 받은 진단을 그저 받아들이고 싶지는 않았다. 엄청난 힘이 발휘된 순간이었다. 나는 내면의 연구과학자를 버리고 내 건강 문제를 고칠 수 있는 대안을 미친 듯이 찾아다녔다. 에너지 요법에 대해 알게 된 것이 바로 그때였다. 나는 다양한 에너지 치유 기법을 공부했고 에너지, 전기침술, 약초, 동종요법에 관해 최대한 많이 읽었다. 건강을 찾아 돌아가는 여정이 시작된 것이다.

내가 스스로 쓰는 에너지 요법들에 자신감이 생기면서 나는 다른 사람들에게도 에너지 요법을 써보기 시작했다. 나는 증상의 근본 원인을 열정적으로 찾아내게 되었다. 나조차 그 정도로 성공하리라고는 짐작하지 못했다. 다른 사람들에게 에너지 요법을 쓰는 것을 업으로 삼게 되었다. 많은 내담자가 나아졌다는 후기를 보내주었다. 증상이 사라졌다는 것이다.

과학자로서 나는 속임약 효과의 영향을 의심했고 에너지 요법의 효과를 검증해야 했다. 나는 동물들에게 에너지 요법을 사용하기 시작했다. 동물들은 내 에너지 요법에 대한 믿음이나 자신에 영향을 받지 않을 것이었기 때문이다. 나는 털 샘플을 통해 동물의 에너지에 대해 작업했다. 그 결과는 매번 놀라웠다. 반려동물이 가죽이 보일 정도로 끔찍하게 긁어대거나 너무 늙었거나 기력이 쇠해서 안락사를 시킬까 고민하던 사람들로부터 후기를 받았다. 반려동물들의 증상은 빠르게 해소되었고 활기가 돌아왔다. 내가 품었던 의심은 사라졌다.

깨달음과 함께 큰 책임감이 생겼다. 내 삶의 목적이 분명해졌다. 유일한 문제는 연설에 대한 두려움 때문에 내가 하는 일을 많은 사람과 공유하기를 주저하는 것이었다. 몇 년 동안 나는 개인 내담자와 가족을 대상으로만 작업했다. 나는 내 일을 사랑했지만, 더 높은 단계로 나아가야 한다는 것도 알고 있었다.

내가 열정을 가지고 열심히 연구하고 책을 쓸 수도 있었을 주제는 여러 가지가 있었다. 돌아보면 나는 항상 책을 쓰고 싶었지만, 홍보를 위해 할 일들을 제대로 할 수 없을 것 같았기 때문에 한 번도 실제로 책을 쓰지 못했음을 깨달았다. 내 열정에 따라 사는 것에 성공하려면 대중 앞에서 말하는 기술이 절실했다. 그래야 내가 배우고 개발한 지식과 에너지 요법 도구들을 나눌 수 있고 보다 많은 사람의 치유에 도움을 줄 수 있기 때문이었다.

처음 감정자유기법을 배웠을 때, 흥미롭다는 생각과 함께 몸을 진정시키는 효과가 있겠다고 생각했다. 하지만 내 연설공포를 없애리라고는 생각하지 못했다. 정말 딱 5분 동안 감정자유기법을 적용해보았다. 그리고 두려움이 완전히 사라졌다. 많은 사람 앞에 서 있는 내 모습을 떠올려보면 긴장한다는 것이 상상조차 되지 않았다. 그때부터 내 삶은 완전히 바뀌었다. 그 이후 나는 텔레비전과 라디오에서 수많은 인터뷰를 했고 워크숍과 세미나에서 발표했으며 학술회의에서 연설했다. 에너지 요법들을 쓰지 않았더라면 절대로 불가능했을 방법으로 이제 나는 내가 배운 것들을 나눌 수 있다.

감사의 말씀

이분들께 깊이 감사합니다.

세 아들 톰, 빌, 댄의 참을성과 사랑, 지지에 감사한다. 책에 관한 너희들의 의견과 제안에 감사한다. 너희들은 나의 가장 큰 스승이었고 나이보다 훨씬 더 지혜롭다.

가족과 친구들에게 감사합니다. 꾸준히 저를 격려해주신 것에 여러분 모두에게 감사합니다. 특히 루 제프리, 캐런 제프리, 존 스털링, 브랜던 퍽, 미셸 로페즈에게 감사의 말을 전합니다.

이 책을 쓸 수 있는 시간을 만들어 준 리치 모델스키와 재닛 모델스키에게 감사합니다.

저를 믿어준 내담자 여러분께 감사합니다. 삶을 개선하겠다는 용기와 결단에 감사합니다. 여러분이 탐색하고 치유되도록 돕는 과정에서 저 또한 많이 배웠습니다.

감정자유기법을 너무나 관대하게 나눠준 감정자유기법 창시자 게리 크레이그에게 감사합니다.

자연요법의사 짐 월터스가 보여준 우정과 에너지 의학 분야에 대한 그의 열정에 감사합니다. 저에게 큰 영감이 되고 스승이 되어주었습니다.

편집을 이끌어준 조앤 켈트너와 루 제프리, 제이미 베일리에게 감사합니다. 이 책이 더 나아지도록 저를 격려해주시고 시간을 쏟아주신 것에 감사합니다.

기꺼이 책의 후기를 작성해준 멋진 사람들에게 감사합니다. 타인을 도와주려는 여러분의 관대함과 열정에 뿌듯함을 느꼈습니다.

아낌없는 지원을 해 준 모건 제임스 출판사 팀에게 감사합니다. 여러분 모두와 일을 하게 된 것은 큰 영광이었습니다.

일생에 걸쳐 저를 격려해주시고 저에게 믿음과 사랑을 주신 분들께 감사합니다. 아버지 톰 제프리, 동생 톰 제프리, 그리고 친구 리처드 패머리와 행크 루코타를 잊지 못할 것입니다.

이 책이 만들어질 수 있도록 모든 것을 마련해주신 하느님과 우주에 감사합니다. 모든 것은 결국 마땅한 순리에 따라가리라는 것을 알고 있습니다.

이 책을 구매하신 모든 분께 진심으로 감사합니다. 이 책이 당신과 주변 사람들의 삶을 바꾸어줄 것이라고 확신합니다. 저를 믿고 당신의 치유 여행에 동참하게 해 준 것에 감사합니다.

서론

우리는 매우 흥미로운 시절을 살고 있다. 매일 끊임없이 새로운 과학적 사실이 우리 주위에서 발견되고 있다. 의학과 진단 기구는 믿기 어려울 정도로 혁신되고 있다. 아주 오래된 기법의 지혜가 새롭게 발견되면서 우리의 패러다임과 믿음을 바꾸어놓고 있다. 이미 존재하는 엄청난 치유력을 활용하는 일은 단순히 가능한 정도가 아니라 매우 간단하다.

에너지는 서로 다른 속도로 진동한다. 부정적 감정은 진동수가 매우 낮다. 분노, 두려움, 슬픔과 같은 감정은 우리의 경락을 막는다. 이런 막힘은 우리가 부정적인 것들에 사로잡히고 집착하게 만들 뿐만 아니라 신체 건강에도 영향을 미친다. 동아시아 문화권에서는 이미 수천 년 전부터 이 점을 이해하고 있었다. 하지만 이러한 믿음은 서양 의학 패러다임의 범위 밖에 있었다. 이런 부정적 진동을 몸에서 쉽게 찾아내고 해소할 수 있는 가능성을 생각해보라.

우리 각자는 대단한 성취를 하도록 태어났고 우리 각자는 그럴 수 있는 잠재력이 있다. 하지만 우리가 평범한 정도에서 그치고 마는 것은 사회가 우리를 그렇게 조건형성했기 때문이다. 이 책은 평범함의 순환을 깨고 당신이 삶의 모든 영역에서 큰 성취를 거둘 수 있는 힘을 줄 것이다.

이 책은 당신을 불쾌한 경험과 감정의 감정적 연결에서 떼어내고 그런 것들이 당신의 미래에 부정적 결과를 초래하지 못하도록 도와줄 것이다. 이 책은 규칙적으로 활용할 수 있는 실용적이고 단계적인 지침서이다. 여기에 나오는 개념을 처음 접하는 사람들에게는 굉장한 경험이 될 것이라고 나는 믿는다.

에너지 요법, 감정자유기법, 겟셋™ 접근법은 무엇인가?

에너지 요법은 양자 수준에서는 모든 것이 에너지라는 사실에 기반을 두고 있다. 모든 생각이 에너지다. 모든 감정이 에너지다. 에너지 요법에서는 에너지를 옮기고, 조작하고, 해소하고, 바꿈으로써 원하는 결과를 얻는다. 에너지 요법을 활용하는 기법에는 여러 가지가 있다. 감정자유기법과 겟셋™ 접근법도 에너지 요법의 한 형태다.

두드림이라고도 하는 감정자유기법은 1990년대에 게리 크레이그가 개발한 감정 침술이다. 우리 몸 전체를 순환하는 미세 에너지(기)의 체계, 즉 경락은 서양 과학에서는 대체로 간과되었다. 그 결과 감정적, 영적 치유를 위한 에너지 요법 활용은 서양에서는 상당히 제한적이었다. 감정자유기법에서는 이러한 기(미세 에너지)의 막힘이 감정적으로 탈이 나는 주요한 원인으로 여겨진다.

감정자유기법은 단지 경혈을 두드리는 것만으로 막힌 에너지를 해소할 수 있는 강력한 기법이다. 저항 패턴을 해소함으로써 보다 높은 진동 수준에 도달할 수 있도록 해 준다. 두드림 대본 사용은 '공식 감정자유기법(황금 표준 감정자유기법)'과는 무관하다.

겟셋[1)]™ 접근법은 간단한 6단계 과정이다. 감정자유기법을 사용하여 부정적 감정을 해소한 다음, 강력한 효과를 내는 용서하기 단계, 긍정적 확언, 간단한 진전 추적 방법으로 이어진다.

겟셋™ 접근법은 사용되는 어휘에 부정적 영향이 있는지 면밀히 고려해서 개발된 두드림 대본 사용을 권장한다. 사람들은 자기 대본을 쓸 때 흔히 해로울 수 있는 표현을 쓴다. 좋은 의도를 가진 시술자조차 두드림 과정에서 선택하는 단어들의 결과를 신중하게 고려하지 않으면 해를 끼칠 수 있다. 감정자유기법을 혼자서 사용할 때, 사람들은 흔히 자신의 감정적 문제의 근원에 있는 핵심 이슈를 해결하지 않는다. 제2장의 질문들은 근원적 문제들을 찾아내고 해결할 수 있도록 도와준다. 이 책의 대본들은 각각의 부정적 감정이나 믿음을 공통으로 지탱하는 핵심 이슈들을 찾아내기 위해 내담자들과 작업한 다년간의 경험에 바탕을 두고 만들어낸 것이다.

결과적으로 겟셋™ 접근법을 사용하면 부정적 감정은 해소되고 긍정적 감정으로 대체된다. 이 과정은 흔히 인생을 완전히 바꾸어놓는다. 사람들은 대부분 즉각적으로 큰 개선을 느낀다. 감정자유기법과 겟셋™ 접근법이 너무 좋아서 사실이 아니라고 생각할 수도 있다. 당연히 그럴 수 있다. 이 기법들을 아직 경험한 적이 없고 효과에 대

1) 겟셋(GetSet): Global Emotional Tapping Scripts and Energy Therapies.

해 의심하고 있다면 제3장의 '두드림이 효과가 없다' 항목부터 시작할 것을 권한다. 처음부터 제한 믿음을 없애는 것이 도움이 된다. 대본에 나오는 올바른 표현을 사용하면 감정자유기법과 겟셋™ 접근법은 안전하고 효과적이며 배우기 쉽다. 내가 설명한 대로 이 기법들을 사용하면 해롭지도 않고 꾸준히 성공을 거둘 것이다.

이 책에 나오는 기법들은 본질적으로 실험적이기 때문에 사용의 책임은 온전히 당신에게 있음을 명심하기 바란다. 감정에 북받치거나 격렬한 감정적 문제나 임상우울증으로 고생하고 있다면 면허가 있는 의사나 정신건강 전문가와 상담할 것을 강력히 권한다. 이 기법들을 사용해도 전반적인 감정적 짐을 해소하는 데에 어려움이 있거나 원하던 만큼 행복함이 느껴지지 않는다면 훈련된 감정자유기법 전문가에게 연락할 것을 권한다. 숙련된 시술자는 전체 과정을 인도해주면서 당신이 혼자서는 해결하지 못했던 문제들을 찾아내는 데에 도움을 줄 것이다. www.TapintoBalance.com에서 도움이나 특별 혜택을 받을 수도 있다.

제1장

즐거움 일깨우기

"당신이 했던 모든 일과, 만났던 모든 사람과,
겪었던 모든 경험이 오늘의 당신을 만들었다.
모든 일은 그럴 만한 필요가 있었기 때문에 일어났다.
그렇지 않았다면 당신은 지금처럼 성장하지 못했을 테니까."
— 캐런 샐먼슨

프로그래밍과 우리의 과거

우리는 대체로 우리의 과거와 다른 사람들을 통해 조건이 형성되었고, 그 결과 삶이라는 것은 온갖 경험과 일상의 움직임을 겪어내면서 할 일을 해내고, 출근하고, 카드값과 각종 요금을 꼬박꼬박 내는 것이라고 믿게 되었다. 우리에게 주어진 온갖 책임과 극적인 상황에 너무 깊이 빠져버려 결국 그런 것들이 우리 삶 전체를 잠식하게 해버렸다. 우리는 곧 우리의 이야기다. 우리는 우리 삶을 로봇처럼 대하게 되어버렸다. 우리 사회에는 더 이상 삶이 존재하지 않는다. 우리는 우리의 문제, 느낌, 감정을 치료의 대상으로 생각한다. 우리는 혼돈의 와중에 집중하지 못하고 정신적 외상 사건을 해소하지 못하고 혹은 심야 근무를 하기 때문에 질병 진단을 받을지도 모른다. 우리는 다른 사람들이나 마법의 알약 같은 것으로 행복해질 수 있으리라

기대한다. 하지만 지금 이 체제는 우리를 배신하고 있다.

내가 하는 일 중에는 의료시설에서 내원하는 환자의 정보를 수집하는 일이 있다. 환자들은 예외 없이 "우울하신가요?"라는 질문에 답해야 한다. 너무 많은 사람이 이 질문에 "예"라고 답해서 나는 당혹스럽다. 우리는 이런 현상을 대체 어떻게 받아들일 수 있는가? 어떻게 그토록 많은 사람이 인생을 즐기려고 고생하고 괴로워할 수 있단 말인가? 왜 그렇게 많은 사람이 무력해 하고 심지어 절망하는가? 무엇을 해야 정말 이런 상황이 바뀔 수 있을까? 약은 답이 아니라고 본다. 이 책에서 내가 가르치는 방법들을 통해 사람들이 자기 인생에서 행복을 찾는 데에 도움을 받을 수 있다고 확신한다. 나는 수천 명의 사람이 감정적 짐을 내려놓도록 도와주었다. 우리는 우선 우리 인생부터 치유해야 한다.

"다른 세상을 보고 싶다면 자신부터 달라져야 한다."

— 마하트마 간디

우리는 특정한 방식으로 세상을 인식하고 믿음을 형성하고 행동하도록 조건형성되어 있다. 그 바탕에는 각자의 프로그래밍이 있다. 물은 아래로 흐르고 가장 저항이 적은 길을 따른다. 우리도 선택했을 때 저항이 가장 적은 길을 따라간다. 우리는 과거의 경험을 바탕으로 가장 쉬운 일을 하고 선택을 한다. 우리의 감정적, 에너지적 짐을 의식하거나 대면하지 않고 피하기는 언제나 가장 쉬운 일이다. 우리는 스스로 한 곳에 갇혀 진실한 삶을 살지 못하게 하는 패턴을 만들어낸다. 진실은 보편적이고 삶은 진실한 자리에서 살아내야 한다.

같은 사건이라도 사람에 따라 경험과 해석은 모두 다르다는 점을 깨닫는 것이 중요하다. 결국은 경험에 어떻게 반응하고, 경험과 경험의 결과로 일어나는 감정적 상처를 어떻게 처리하느냐의 문제다.

우리가 어떤 경험을 했든, 비참해지는 것도 행복해지는 것도 결국 우리가 스스로 정한다. 거기에 드는 노력의 양은 동일하다.

우리에게 한계를 긋고 제한하는 것은 결국 우리 자신임을 반드시 명심해야 한다. 할 수 있다고 스스로 믿지 않으면 아무것도 할 수 없다. 할 수 없다고 믿으면 정말 할 수 없게 된다.

"네가 믿고 집착하는 진리가 새로운 것을 듣지 못하도록 너의 귀를 막는다."

— 페마 초드론

자신에 대해 의심을 하려거든 자신의 한계를 의심하라. 당신의 한계는 당신의 프로그래밍이 만들어낸 믿음에 바탕을 두고 있다. 믿음이란 일관된 사고 패턴일 뿐이다. 생각과 믿음은 쉽게 바뀐다. 믿음과 분위기를 바꾸면 현실도 달라진다. 그러면 삶에서 당신에게 다가오는 것들도 달라진다. 이 중에 하나만 바뀌어도 연쇄증폭 효과가 나타나서 모든 것들이 바뀐다.

우리 몸의 세포 각각은 우리가 듣는 말 한마디, 우리가 하는 생각 하나에 에너지적으로 반응한다. 우리가 만드는 모든 생각과 믿음이 확언이 된다. 긍정적일 수도 부정적일 수도 있다.

우리는 모두 과거에 생겨났다가 남은 고통을 안고 있다. 우리는 과거의 상처로부터 자신을 보호하기 위한 대응전략을 만든다. 우리의 잠재의식은 우리가 자신으로부터 숨기고 있는 비밀을 지키려고 한다. 의식 차원에서 우리 마음은 과거밖에 모른다. 의식은 우리가 과거 경험에 어떻게 반응했는지에 비추어 결정을 내리며 미래도 과거와 똑같으리라고 상상한다. 어떤 경험을 겪어냈다면 그 경험에 우리가 대응한 방식은 인지적 수준과 세포 수준에서 기억된다. 그 경험에 따라오는 모든 경험의 에너지들이 경락에 불균형을 일으킨다. 우리의 모든 경험은 아무리 사소해 보이는 것들조차도 우리에게 평생 각인을 남긴다.

우리가 어떤 생각이나 믿음을 가진다고 해도 그것이 진짜라는 뜻은 아니다. 우리 생각 중에는 현실에 바탕을 두지 않은 것들도 많다. 흔히 우리의 감정적 혼란이나 위기는 우리가 만든 허상에 바탕을 두고 있다. 우리가 감정적 외상, 의심, 두려움을 품는 영역에서 우리는 스스로 파괴적인 패턴을 만든다. 우리는 흔히 우리가 화해하지 못하고 있는 무엇인가를 피하는 데에 도움을 주는 신체 증상이나 삶의 환경을 만들어낸다. 우리는 우리가 믿는 바에 따라 우리가 경험하는 현실을 통제한다.

우리는 대개 어린아이였을 때 처음으로 정신적 외상, 좌절, 열등감을 경험한다. 우리 상처가 우리 정체성을 형성한다. 우리는 여러 해 동안 자라고, 성숙하고, 배우지만 우리의 반응은 아동기와 옛 경험의 결과로 형성된 대응전략에 바탕을 두고 있게 마련이다. 시간이 지나면서 이런 대응전략은 우리에게 짐이 되고 우리의 어두운 면을 만든다. 우리는 자신이 정말 어떤 사람인지 확인하기 위해 모든 상처를 되짚어나가야만 한다.

과거가 마치 우리를 쫓아오는 것처럼 우리는 과거에서 도망친다. 당신 삶에서 원치 않았던 모든 사건은 다 필요한 것들이었다. 지금 당신의 현재가 있기까지 당신에게 그 사건들이 왜 필요했는지 당신은 모를 수도 있다. 과거의 모든 경험은 아무리 힘들었더라도 지금 당신이 처한 현재에 대비할 수 있도록 완벽하게 조율된 것이었다. 그런 일들이 있었기에 지금의 당신이 있는 것이다. 당신이 살도록 예정된 삶을 살지 못하고, 경험할 수 있었던 엄청난 기쁨을 누리지 못하고, 당신 삶이나 타인의 삶에 불필요한 괴로움이나 다툼을 일으켰다는 사실을 깨닫더라도 자학하지 마라. 당신은 항상 적당한 자리에 있는 것이다. 언젠가 삶을 돌이켜보면 모든 사건의 의미를 알게 될 것이다. 그 사실을 깨달으면 당신이 같은 방식으로 계속 삶을 살면 결국 같은 결과가 나오리라는 점도 이해하게 될 것이다.

"전혀 늦지 않았다. 네가 무엇을 할 수 있는지 아직 모를 뿐이다."

— 마하트마 간디

읽었던 장만 계속 다시 읽으면 삶의 다음 장을 시작할 수 없다. 과거를 바꿀 방법은 없다. 과거는 당신이 통제할 수 없다. 할 수 있는 일은 오직 현재를 사는 것뿐이다. 보람된 삶을 살려면 과거, 그리고 당신이 만든 부정적 에너지 패턴과의 연을 끊어야 한다. 당신이 지금 무엇을 하느냐가 미래의 모든 면에 영향을 미칠 것이다. 지금 이 시간을 미래를 걱정하는 데에 낭비하지 마라. 미래는 존재하지 않는다.

우리는 모두 과거를 살면서 미래를 걱정하는 일을 그만두어야 한다. 이 책에서 설명하고 있는 과정을 하는 동안 당신은 과거로 돌아가서 고통스러운 경험을 평가하면서 그 경험에서 비롯된 부정적 감정, 믿음, 패턴을 찾아내고 제거하게 될 것이다. 그러면 당신은 그 상처를 객관적으로 바라보고 그 경험이 당신에게 어떤 가르침을 주었는지 명확히 알 수 있게 될 것이다. 또한, 당신은 미래를 내다보면서 당신이 원하는 것이 무엇이고 무엇 때문에 그 목표에 도달하지 못하고 있는지 알아보게 될 것이다. 잠시 과거를 돌아보고 미래를 내다보는 것은 당신이 삶의 진정한 기쁨을 경험하지 못하게 방해하는 짐을 제거하기 위한 것이다. 이 책에서 과거와 미래를 찾아가는 유일한 이유이다. 진정한 행복을 찾을 수 있는 곳은 현재뿐이다. 진정한 평화와 자유는 마음속에서 일어난다.

변화와 책임

"지혜의 본질은 그토록 많은 괴로움을 일으키는 마음이 사실은 충만함을 일으키는 무한한 잠재력이 있음을 깨닫게 되면 언제나 해답은 있음을 알게 된다는 것이다.

— 디팩 초프라

우리가 진보하지 못하고 한 자리에 매여있도록 하는 것은 두려움이다. 우리는 대개 과거의 노예가 된다. 두려움 속에서 삶을 살아가면 우리의 환경은 위협적으로 보이고 모든 것들에 조건이 달려 있는 것처럼 보인다. 우리 중에는 성공하기 위해서가 아니라 성공을 망치기 위해 더 많은 시간과 노력과 에너지를 들이는 사람들이 많다.

나쁜 일이 일어났던 것은 맞다. 삶이 때로 어려운 것도 맞다. 우리는 각자 자신만의 고난이 있었다. 그리고 그런 고난을 헤쳐나가면서 우리는 조건형성되었다. 당신이 주변 환경의 희생양에 머무른다면 당신 삶을 절대 바꾸지 못한다. 당신에게는 당신이 알고 있는 것보다 주변 환경을 바꿀 수 있는 힘이 더 많이 있다. 고난이 당신을 규정하고 파괴하도록 내버려 둘지 아니면 당신이 더 강해지고 자신이 있도록 격려할지는 당신에게 달려 있다.

이 책을 만난 것은 우연이 아니다. 이제 스스로 치유할 시간이다. 괴로움과 고난의 악순환에서 벗어날 때이다. 당신의 인생사를 다시 쓸 시간이다.

우리의 삶은 되풀이되는 일상 이상이라는 것을 깨닫는 순간의 위력은 굉장하다. 매 순간은 우리 삶을 바꾸고 내면의 행복을 일깨우고 우리의 진정한 모습을 발견하고 그렇게 되어갈 수 있는 기회가 된다.

우리 모두에게는 선택의 자유가 있다. 나는 당신이 주변환경과 당신 자신을 지금 모습 그대로 받아들일 수 있는 이 기회를 놓치지 않기를 진심으로 바란다. 모든 일들은 당신에게 딱 마침맞게 일어난 것이다.

우리가 자신이나 타인에 대해 품고 있는 믿음이 비생산적이고 장애를 일으킬 수 있다. 이런 장애물 중에는 우리의 안녕을 파괴할 수 있는 것들도 있다. 우리 자신을 받아들이고 사랑하는 법을 배우기 전까지 우리는 우리 자신을 온전히 알지 못한다. 자신을 온전히 사랑하고 받아들이는 것이야말로 우리에게 닥친 가장 큰 난관 중 하나일 때가 많다. 그 과제를 완수하고 나면 삶은 훨씬 더 쉬워진다.

행복은 마음속에서 온다. 당신 바깥에서 행복을 찾으려 하지 마라. 더 이상 당신을 행복하게 해 줄 타인을 찾지 마라. 그렇게 해보았자 그들에게 부담을 주고 결국 당신은 실패할 뿐이다. 당신의 가치는 당신이, 오직 당신만이 결정하는 것이다. 당신이 가치 있는 사람인지 판단할 수 있는 사람은 오직 당신뿐이다.

당신이나 당신의 선택에 대한 다른 사람들의 생각은 중요하지 않다. 당신이 신경 쓸 필요가 없다. 신경 쓰기 시작하면 영영 행복해질 수 없다. 당신의 행복은 당신이 지금 이 순간에 어떻게 느끼고 반응하느냐에 달려 있다. 다른 사람이 가진 당신 이미지에 맞추려고 하지 마라. 다른 사람들의 인정을 구하지 마라. 누가 당신을 싫어하거나 당신의 선택을 인정하지 않아도 괜찮다. 다른 사람들이 당신을 좌지우지할 수 있는 힘은 당신이 그들에게 그런 힘을 줄 때만 생긴다는 것을 알아야 한다. 누군가가 당신에게 위협을 느낀다면 그것은 그가 나약하기 때문이다.

우리 중에는 자기 삶이 재앙과 같은 사람들도 있다. 우리는 끊임없는 불운의 연속에 빠진 희생양인 것 같다. 하지만 다른 사람들이 보기에 완벽한 삶을 사는 것 같은 사람들도 있다. 우리는 완벽한 직장, 완벽한 가족, 사랑스러운 가족을 갖춘 것처럼 보이지만 들여다보면 뭔가가 부족하다. 우리에게는 우리가 갈구하는 삶의 열정이나 열의가 빠져있다.

우리의 천부적 권리 중에는 자유의지가 있다. 우리 모두에게는 선택권이 있다. 정부와 사회가 자유를 제한하기는 하지만 우리는 우리가 믿고 느끼는 바를 선택할 자유가 있다. 우리 모두에게는 기회가 있다. 우리는 변명할 수도 있고, 행동할 수도 있다.

당신 삶이 온전히 행복하다고 느끼지 않는다면 지금이야말로 변화에 전념할 기회이다. 매일이 당신 삶을 바꿀 기회가 된다. 나는 당신 자신이나 삶에 대해 마음에 들지 않는 것을 바꿔보라고 감히 제안한다.

당신이 자신의 행복을 통제하고 있고 과거나 주변 환경의 희생양이 아니라는 점을 깨달으면 당신에게 가장 바람직한 모든 변화를 일으킬 수 있는 힘이 생긴다.

이 과정에서 괴로움을 겪을 필요는 없다. 당신은 생각보다 더 강하고 유능하다. 지금 당장 힘과 결단력을 갖춘 마음 상태를 가져라. 이 과정을 통해 당신이 씨름하고 있는 모든 것들로부터 자유로워질 것임을 깨달아라.

자신을 바꾸는 일은 자신의 사고 패턴과 믿음을 바꾸는 것부터 시작한다. 관점이 바뀌면 경험이 바뀐다. 변화를 일으키고 모험을 하더라도 힘이 있고 안전하다고 느낄 수 있도록 돕는 것이 내 의도이다. 즉, 당신이 안락지대 밖으로 나오게 하는 것이다.

이 책을 활용하면서 당신이 해소하게 될 감정적 짐이 당신의 삶을 조종하고 있을 수 있다. 더 많은 짐을 해소할수록 당신의 생각과 믿음은 당신의 본래 모습과 조화를 이루게 될 것이다. 당신에게 만족스럽지 않은 삶을 사는 것보다는 당신의 열정에 따라 사는 것이 훨씬 쉽다.

"무엇을 잊었든 기억해낼 수 있다. 무엇을 묻어두었든 끄집어낼 수 있다. 당신의 본성을 깊이 들여다볼 의지가 있고, 삶이라는 시련을 살아내느라 쓰고 있던 여러 겹의 거짓 당신을 벗겨낼 의지만 있다면 당신은 참된 자신이 생각만큼 멀리 있지 않음을 깨닫게 될 것이다."

— 메러디스 조던

우리가 마땅히 경험할 수 있었던 엄청난 즐거움을 놓쳐버리고 살아온 사람들이 많다. 우리는 목적과 열정을 놓쳐버렸다. 우리는 영적인 길에서 벗어나 버렸다. 이제는 제자리로 돌아갈 때이다. 당신이 가고자 갈망했던 그 길을 따라가라. 사실 모든 기쁨은 내면에서 비롯된다. 이제는 우리 내면에 잠자고 있던 기쁨을 일깨울 때이다.

우리 삶은 우리 책임이며 우연에 맡겨둘 수 없다. 당신의 프로그래밍은 당신 책임이 아니지만 지금 그것을 바꾸는 것은 당신 책임이다. 당신이 경험하는 현실은 당신이 만들고 통제한다. 당신 삶의 경험은 당신에게 달려 있다.

"나는 나에게 일어났던 일들이 아니라 내가 되기로 하는 것이다."

— 칼 융

당신의 상처가 당신을 진정한 당신이 아니게 만들지 마라. 이 기법으로 상처를 준 사건과의 감정적 고리를 끊어라. 그런 사건들이 당신에게 주려고 했던 가르침에 마음을 항상 열어두어라. 대개 가장 힘든 경험일수록 큰 가르침을 주고 우리 삶에서 우리가 성장할 수 있는 잠재력이 가장 큰 때와 장소에서 일어난다. 그 사건이 왜 일어났는지 어떤 교훈을 얻을 수 있었는지 생각해보라.

당신에게 두려움과 부정적 믿음을 일으킨 과거의 경험을 평가한 다음, 그것들을 한 번에 해소하고 다음으로 나아간다는 것이다. 첫발을 내딛지 않으면 계속 같은 상태에 머물게 될 것이다. 걸음을 내딛지 않으면 기회를 날리는 셈이다.

자신의 삶을 창조하기

당신은 자신의 삶을 스스로 창조할 자유가 있다. 삶은 단지 자신을 찾아내는 것이 아니다. 자신을 만들어내는 것이다. 우리 주변에서 일어나는 일에 그저 반응하는 것이 아니라 우리 주변에서 일어나는 일들을 직접 만들어내는 것이다. 당신 삶에 책임을 질지 말지는 당신에게 달려 있다.

당신은 당신이 믿는 것보다 주변 환경에 더 큰 영향력과 통제력을 갖고 있다. 당신 주위에서 일어나고 있는 모든 일에 반응하는 것에 그치는 것이 아니라 지금 이 순간을 사는 것에 대한 문제이다. 주변 상황을 통제하려고 한다면 금세 버거움을 느낄 것이다. 당신이 통제할 수 있는 것은 당신의 믿음, 기분, 그리고 대응방식이다. 중요한 것은 지금 당신이 있는 곳에서 무슨 일이 일어나고 있느냐이다.

결국, 당신은 했던 일을 후회하지 않을 것이다. 과거에 했던 모든 일은 당신 자신에 대한 가르침을 준다. 당신은 하지 않았던 일, 당신이 흘려보낸 기회에 더 큰 실망을 하게 될 것이다.

자신의 삶을 배우고, 책임지고, 치유하고자 하는 당신의 용기와 의지를 존경한다.

치유하는 과정에서 당신은 어깨에 지워진 세상의 무게가 사라짐을 느끼고 마음속에서 평화와 신의 가호를 경험하게 될 것이다. 목적의식을 깊이 느끼고 과거의 모든 경험이 이해될 것이다. 삶에 대한 열정을 키우고 당신이 좋아하는 일의 가치를 키우게 된다. 당신의 진정한 모습을 발견하고 당신이 무엇이 될 수 있는 능력이 있는지 깨닫게 될 것이다. 당신의 프로그래밍 일부에 책임이 있는 사람들을 인정하고, 용서하고, 사랑하게 될 수도 있다. 당신 삶이 품고 있는 즐거움과 사랑의 놀라운 잠재력을 발견하게 될 것이다.

사랑은 가장 큰 선물이다. 우리는 우리 자신과 타인을 용서함으로써 비로소 온전히 사랑할 수 있다. 우리는 언제나, 매일 우리 자신을 더 많이 사랑해야만 한다. 우리는 자기애를 통해서 남들을 사랑할 수 있게 된다. 사랑은 상처를 치유한다. 우리가 자신을 치유하고 진동을 높일수록 다른 사람들의 상처도 치유된다.

> "…당신을 위해 가득히 채워진 사랑을 유산처럼 생각하고 믿어라.
> 그리고 이 사랑에는 아주 큰 힘과 축복이 깃들어 있어서
> 당신이 그 사랑에서 벗어날 필요 없이도 세상 어디든 갈 수 있다고 믿어라."
>
> — 라이너 마리아 릴케

이 책은 당신에게 자신감을 키워주고 당신이 당신의 타고난 본래 모습을 되찾을 수 있는 힘을 줄 것이다. 우리 삶은 너무나 많은 놀라운 가능성을 품고 있다. 하루하루가 새로운 시작이다. 나는 당신이 과거를 용서하고 놓아주고 앞으로 나아갈 수 있도록 도와주고자 한다. 그럼으로써 당신은 당신이 타고난 본래 모습을 오롯이 즐길 수 있게 될 것이다.

당신은 당신 몸에 아주 자연스러운 방식으로 에너지 불균형을 해소하게 될 것이다. 이 기법이 희한해 보일 수 있지만, 당신 몸은 빠르게 반응할 것이다. 내가 제시한 대본을 그대로 사용해서 당신이 직접 작업을 할 수 있도록 가르쳐주고자 한다. 나는 그저 도구와 지침을 줄 뿐이다. 작업하기로 하고 과정에 전념하고 치유를 받아들이는 것은 전적으로 당신의 몫이다.

진전이 되지 않아 힘들다면 날을 잡아 숙련된 시술자를 만나볼 것을 권한다. 웹사이트를 통해 나에게 직접 연락을 하고 날을 잡아도 좋다. 내가 사는 지역 이외에 있는 사람들에게는 전화나 화상으로도 회기를 진행하고 있다. 당신은 제약에서 벗어나고 힘을 얻음으로써 삶을 즐길 자격이 있다. 이 과정에 전념하라. 옛날 패턴은 편하고 안전하게 느껴진다. 기존 패턴에 그대로 머물러버리면 지금까지의 진전을 망치게 된다.

지금 당신이 있는 이곳이 당신이 있어야 할 바로 그 자리다. 이 책을 활용한 이후 당신이 있을 곳 또한 당신이 그때 있어야 할 바로 그 자리다. 나는 당신이 이 책으로 작업을 하면서 얻게 될 엄청난 진전을 직접 느끼고 나와 그 경험을 공유해주기를 진심으로 희망한다. 나는 이 과정을 쉽고 보람있게 만들 수 있도록 최대한 간결하고 핵심만을 추려내려고 했다.

당신의 성장과 평화를 위해 이 과정을 지도할 수 있게 되어 진심으로 영광이다. 이제 펜을 들고 시작해보자.

제2장

이 책의 사용법

이 책은 처음부터 끝까지 읽는 용도가 아니라 단계별 참고서로 쓴 책이다. 정독하고 열심히 해야 하지만 시간이 많이 들지는 않는다.

나는 사람들이 이 기법을 올바르게 사용함으로써 최대의 효과를 얻을 수 있게 하려고 이 책을 썼다. 이 기법을 써 본 경험이 없는 사람들이 그 힘을 온전히 이해하기는 어려울 때가 있다.

나는 이 책이 간단한 감정자유기법 지침서가 될 수 있도록 노력했다. 모든 문제가 담긴 목록에서 당신이 감정적 부담을 제거하거나 줄일 수 있도록 도와줄 수 있는 책, 혹은 당신이 자신의 문제를 파고들어 작업할 수 있게 만드는 그런 책이 되기를 바랐다. 자기 평가와 해소의 과정을 인도함으로써 당신이 감정적 짐을 해소할 수 있게 도울 수 있을 뿐만 아니라 당신이 스스로 작업을 하고 핵심적인 수준에서 문제를 해소할 수 있게 도울 수 있음을 깨달았다.

당신에게는 두 가지 선택이 있다. 이 책을 겟셋™ 접근법과 감정자유기법의 간단한 참고서로 삼아 내 지도에 따라 83가지의 주제에 관한 두드림 회기를 실시하는 데에 활용할 수도 있고, 당신의 현재 상황을 평가함으로써 어느 주제에 관한 작업을 해야 할지 확인하고, 더욱 깊고 집중적으로 파고드는 방법도 있다. 어느 쪽이든 이 책에서 제시하는 두드림 회기를 활용함으로써 혜택을 볼 수 있을 것이다.

이 장의 자기 평가 워크북을 활용해서 당신에게 최상의 결과를 가져다줄 두드림 주제를 찾을 것을 권한다. 이 질문들에 답하고 당신의 장애물을 인식하는 과정을 통해 부정적 감정과 기억의 힘이 조금 약해질 것이다. 워크북은 당신이 이전까지는 의식하지 못했던 방식으로 부정적 사고와 감정이 당신에게 영향을 미치고 있는 방식을 인식하게 해 준다. 그리고 당신에게 도움이 되지 않는 모든 것들을 제거함으로써 당신이 기쁨, 보람, 내면의 평화가 있는 삶을 살 수 있도록 인도해줄 것이다.

진지하게 당신의 삶을 평가하는 일은 쉽지 않다. 큰 용기가 필요하다. 당신은 그럴 능력이 있다. 아직 모르고 있을 뿐이다. 자신에 대한 이미지를 바꿀 수 있다. 그 성과를 거두려면 작업이 필요하다. 그저 호기심을 가질 것이 아니라 전심전력을 다 해야 한다. 솔직히 말하자면 이 작업은 쉽다. 믿지 못한다면 그 장애물을 극복할 수 있게 도와주는 부분도 이 책에 있다. 성공의 대가는 노력한 만큼의 가치가 충분히 있을 것이다.

"인내와 참을성은 어려움이 사라지고 장애물이 없어지기 전까지는
효과가 거의 없는 것처럼 보인다."

— 존 퀸시 애덤스

3개월 과정 동안 지시사항을 읽고 평가하고 두드림을 하는 것을 포함해 내가 권한 작업을 빠짐없이 실시한다면 총 8시간 정도가 걸릴 것이다. 그만한 가치가 있는지 오늘 결정하라. 그럴 가치가 없다고 믿는다면 앞으로 90일 동안 총 8시간을 할애한다고 결심하라. 석 달 동안 일주일에 한 시간도 안 되는 시간만 직접 작업하면 된다.

각 장은 간단하게 단계별로 제시되어 있다. 작업하고 싶은 주제를 펼치고 각 단계를 따라가기만 하면 된다. 한 주제를 끝내는 데에는 몇 분이면 충분하다. 그리고 그 결과는 인생 전체를 바꿀 수 있다.

해당하는 주제에 관해 작업하는 데에는 매일 몇 분의 시간만 들이면 감정적 치유로 가는 길에 안착하게 되고 당신의 삶, 인간관계, 능력은 완전히 달라질 것이다.

작업했던 주제를 다시 찾아보면 당신이 일으키고 있는 변화에 전반적으로 낙관적이고, 용기가 생기고, 신날 것이다. 에너지적, 감정적 전환을 경험할 때에는 대개 비현실적인 기분이 든다. 당신의 진전을 축하하라. 세상의 무게가 당신 어깨에서 사라지고 마음에 평화가 느껴지는 순간이 올 것이다. 깊은 목적의식이 느껴지고 과거의 모든 경험이 이해될 것이다. 사건들이 더욱 또렷하게 보이고 그 목적이 드러나기 시작한다. 지금 당신의 모습이 되기까지 왜 그 사건들이 있어야 했는지 이해하기 시작하게 될 것이다.

3개월 과정을 마치고 나면 당신은 감정 자유로 가는 길 위에 있을 것이다. 당신의

인생 경험은 개선될 것이고 미래에 겪게 될 어떤 난관도 극복할 수 있도록 도와주는 도구를 얻게 될 것이다. 부정적 감정이 일어날 때마다 이 책을 지침서로 활용하여 작업하라.

나를 믿고 당신의 치유 과정에 동반자로 삼아주어서 감사하다. 더 많이 작업할수록 당신의 삶은 더 나아질 것이다. 당신의 여정에 내가 도움이 되고 싶다.

매일 두드림 루틴

처음에 우리 대부분은 이런 문제가 쌓이는 데에 평생이 걸렸기 때문에 몇 달 동안 이 책을 활용한다고 해서 그런 문제들이 쉽게 사라지지 않을 것이라고 믿는다. 당신이 직면한 과제를 생각하면 주눅이 드는 것도 당연한 일이다.

제3장의 '매일 두드림 루틴'은 부담을 줄이고 전체 과정을 쉽게 만드는 데에 도움이 될 것이다. 평가 질문에 답을 하고 나서 더 나아갈 수 없거나 어디서부터 시작할지 모르겠다면 다른 주제로 넘어갈 준비가 되었다고 느낄 때까지 '매일 두드림 루틴'을 매일 실시하라. '매일 두드림 루틴'이 의미가 없다고 느껴지거나 흥미가 사라지거나 어구를 말하기 지루해지는 순간이 올 것이다. 그 지점이 엄청난 힘을 가진 순간이다. 이런 감정은 당신이 앞으로 나아갈 준비가 되었으며 가능하다고 믿지 않았던 정도의 기쁨을 누리며 살 만한 가치가 있는 사람이라는 뜻이다.

날짜에 연관된 감정

의식적으로는 이해하기 어려울 수 있지만, 우리가 겪는 모든 경험은 우리의 에너지에 각인된다. 몸의 세포 하나하나는 우리가 듣는 모든 단어와 우리가 하는 모든 생각에 반응한다. 우리 몸은 감정적으로 외상을 일으키는 모든 사건과 그 사건이 일어난 날짜를 연관 짓는다.

대개 연인의 죽음과 같이 극도로 경험하기 어려운 일이 아닌 이상 그러한 연관 관계를 의식하지 못한다. 그 사람의 기일이 매년 돌아올 때마다 우리는 비탄에 빠진다. 의식적으로는 시간이 지나면서 대처하기 쉬워지지만, 잠재의식은 그 사건이 우리 몸에 일으킨 충격을 계속 기억한다. 이런 식으로 우리 몸에 영향을 주는 사건들은 많지만 대개 훨씬 사소하고 우리가 삶을 되짚어보더라도 기억하기 힘들다.

아직 태어나지 않은 아기의 엄마가 아이를 원치 않고, 외롭고 두려워하고, 임신한 자기 모습을 싫어하고, 남편이 떠나고, 임신당뇨병에 걸리고, 도둑맞고, 교통사고를 당하고, 임신 중에 사랑하는 이가 죽는 경험을 했을 때 아이에게 일어나는 심리적 외상에 대해 생각해보라. 그런 일들이 지금 우리 삶에 얼마나 중요한지 이해하는 것은 고사하고 태어나기 전에 이런 일이 있었는지 알지도 못할 것이다.

어린아이가 처음 놀림을 받았을 때, 체육 시간에 토했을 때, 교장실로 불려갔을 때, 키우던 개가 차에 치였을 때, 혹은 누군가가 "너는 쓸모없어."라고 말했을 때 받았을 정신적 외상을 잠시 생각해보라. 짝사랑하던 남자아이가 자기와 가장 친한 친구에게 졸업식 파티 댄스 파트너가 되어달라고 제안했다는 사실을 알게 된 10대 소녀, 짝사랑하던 사람에게 댄스 파트너가 되어달라고 부탁했는데 거절당한 청년, 딴 곳에 정신이 팔려있을 때 선생님이 자신을 지목한 소녀, 운전면허를 딴 직후에 교통사고를 당한 10대, 친구들 앞에서 망신을 당하고 비웃음당한 10대 소년을 생각해보라. 애인에게서 헤어지자는 말을 들었던 날, 신혼부부가 아이가 유산되었음을 알게 된 날, 어떤 사람이 신분증이 도난당하거나 집이 털렸음을 알게 된 날, 가족이 불치병으로 진단받은 날에 받을 감정적 외상을 생각해보라. 이 모든 상황은 그 사건이 일어난 바로 그날은 처참하겠지만 그 사건이 일어난 날짜는 우리 마음에 별로 남아 있지 않을 것이다.

이 모든 감정적 사건들은 우리의 세포 기억에 각인된다. 믿기 어렵겠지만 제3장의 '중요한 날' 항목에 대해 작업을 할 것을 권한다. 이 주제는 불행한 사건이 일어났던 특정한 날짜에 대한 모든 잠재의식적 연관을 해소하는 데에 도움이 될 것이다.

부정적 사건의 날짜를 알고 있다면 두드림을 하면서 그 날짜를 말하면 된다. 날짜를 모른다면 당신에게 충격을 주었던 인생 사건을 생각해보고 그 사건의 기억을 되살려라. 이 경우 '사고가 났던/진단을 받았던/~라는 것을 알게 된/수술을 받은/실직한/도둑을 맞은/이혼한/유산이 된 (혹은 그 외에 당신에게 상처가 된 혹은 당신을 비참하게 만든 사건이 일어난) 날짜'라고 말하라. 그 날짜와 관련된 모든 잠재의식적 연관을 제거하고 그날 일어났던 사건의 결과로 잠재의식에 프로그래밍되었던 모든 부정적 효과의 악순환이 끊어지도록 도와줄 것이다.

두드리는 법

이 책에는 사람들이 흔히 겪는 83가지 주제와 관련된 항목들이 있다. 두드림 항목은 7개의 장으로 구분되어 있다.

제3장 자신감과 제한 믿음

제4장 일반적 감정과 문제들

제5장 가족과 인간관계
제6장 두려움
제7장 직장 문제와 프로젝트 관리
제8장 재정 문제와 금전 관리
제9장 의학적 문제, 죽음, 임종

지금 겪고 있는 문제나 감정을 가장 잘 설명한다고 느끼는 항목이 어느 것인지 확인할 수 있도록 차례를 다시 살펴볼 것을 권한다. 확신이 없거나 여러 항목이 모두 적합해 보인다면 전부 하도록 하라. 감정자유기법은 너무 많이 한다고 해서 해롭거나 위험하지 않다. 무엇부터 시작할지 모르겠다면 아무 항목이나 골라서 과정을 시작하라. 책의 아무 곳이나 펼쳐서 그 주제에 관해 자신이 어떤 상태인지 생각해보는 독자들도 있다. 아무리 사소한 문제라고 생각하더라도 일단 그 주제에 대해 작업하라. 겟셋™ 접근법의 6단계를 마치고 나면 그 문제에 관한 느낌이 얼마나 달라지는지 확인해보는 것도 재미있다.

우선 작업하고 싶은 항목을 펼쳐라. 다음 여섯 단계를 따라 하라. 강도 평가, 준비작업, 부정적 문구, 용서하기, 확언, 강도 평가이다. 각 항목 끝에는 간단한 숙제도 있다.

강도 평가

이 단계에서는 강도 평가 척도에 따라 문제의 강도를 평가한다. 각 항목의 처음에 해당 문제에 대해 잠시 생각하라. 감정이 얼마나 크게 느껴지는지 10점 척도(0~10)에서 선택하라. 0점은 아무런 감정적 부하가 없는 것이고 10점은 상상할 수 있는 최대한의 감정적 부하나 고통을 뜻한다. 완벽하지 않아도 괜찮다. 기준점일 뿐이다. 지금 어느 상태에 있는지 확인함으로써 이 기법을 마치고 다시 이 단계로 돌아왔을 때 진전이 있었는지 알 수 있다.

점수를 써놓는 것도 좋은 생각이다. 해당 페이지에 직접 점수를 쓰거나 강도 척도에 동그라미를 치고 해당 항목에 대해 작업을 했던 날짜를 기록해놓는 것을 권한다. 이렇게 함으로써 얼마나 진전되었는지 숫자로 파악할 수 있다. 문제나 감정을 해소하고 나면 애초에 그것이 문제였는지조차 '잊어버리기' 쉽다. 문제를 잊어버리는 이런 현상은 '정점 효과'라고 알려져 있다.

경혈

당신이 두드리게 될 점들은 경혈이다. 경혈의 위치와 이름을 익히기 위해 두드림 경혈 도해를 살펴보라.

주로 쓰는 손의 집게손가락과 가운데손가락으로 각 경혈을 5~10회 강하게 두드려라. 얼굴이나 몸의 어느 쪽을 두드리든 상관없다. 소리가 들릴 정도로 세게 두드리되 다치지 않을 정도로만 하라. 정확한 경혈을 두드리는 데에 너무 집착하지 않아도 된다. 정확히 맞는 지점을 두드리지 않더라도 계속 두드리다 보면 그 지점에 진동을 주게 된다. 그저 경혈을 자극하기만 하면 되는 것이다. 경혈 두드리기에는 그에 맞는 대화 문구가 있다. 처음에는 어색하지만 몇 회를 하다 보면 제2의 천성처럼 몸에 익을 것이다. 다음 표는 두드림 경혈을 설명한 목록이다.

표 2.1 경혈과 그 위치

경혈	위치
후계(손날)	새끼손가락과 손목 사이의 살이 두툼한 부분의 가운데.
찬죽(눈썹)	코 바로 위쪽의 눈썹 시작 부분.
동자료(눈가)	눈의 가쪽 경계에 있는 뼈 부분.
승읍(눈 밑)	눈동자에서 약 2.5센티미터 아래에 위치한 눈 밑의 뼈 부분.
수구(코밑)	코 아랫부분과 윗입술의 가운데 부분.
승장(입술 밑)	아랫입술과 턱의 가운데 부분.
수부(빗장뼈 밑)	빗장뼈의 복장끝 아래.
대포(옆구리)	겨드랑이에서 약 10센티미터 정도 아래. 여성의 경우 브래지어 끈이 지나가는 곳에 위치한다.
백회(정수리)	머리를 따라 양쪽 귀 사이를 잇는 선을 긋는다고 하면 그 선의 정산.

각 경혈을 쉽게 찾으려면 아래의 두드림 경혈 도해를 참고하라.

두드림 경혈 도해

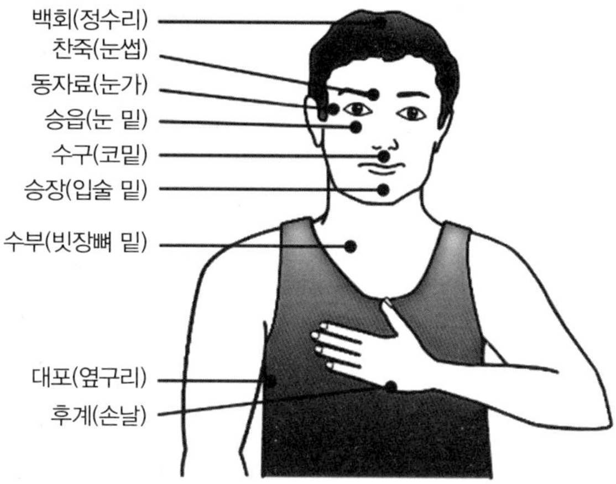

준비작업

몸은 부정적 감정의 에너지에 적응한다. 우리가 부정적 패턴에서 벗어나지 못하고 붙잡혀 있는 느낌을 자주 느끼는 것도 그 때문이다. 마음은 변화를 거부한다. '비록' 문구는 이 저항을 아주 미묘한 방식으로 해소한다. 준비작업은 문제를 인정하고 자기 수용 문구를 제시한다.

계속 후계(손날)를 두드리면서 '비록' 문구를 되풀이한다. 문구를 믿지 않더라도 그냥 말하라. 이 항목에서 빈칸으로 되어 있는 모든 부분에는 가장 적당하다고 생각하는 단어나 이름을 채워 넣으면 된다.

부정적 문구

이 단계에서는 문제의 부정적 측면을 인정함으로써 경락에서 이것들을 제거할 수 있게 해 준다.

부정적 문구 단계에서는 경혈을 두드리면서 문제의 부정적 측면을 말로 한다. 이번에도 주로 쓰는 손의 집게손가락과 가운데손가락으로 각 경혈을 5~10회 두드리면서 해당하는 문구를 말한다. 몸의 어느 쪽이든 상관없다. 더 자연스러운 쪽을 두드려

라. 찬죽(눈썹)부터 두드리기 시작하면서 첫 문구를 말하라. 그런 다음 아래로 내려가면서 각 경혈에 맞는 문구를 말하라.

순서 두드리기가 끝날 때마다 심호흡을 하는 것이 중요하다. 두드림 대본에는 언제 숨을 쉬어야 하는지 상기시켜주는 부분이 있다. 숨을 내쉴 때는 끝까지 내쉬도록 하라. 부정적인 것들을 모두 내보내고 경락이 변화에 적응할 수 있게 도와줄 것이다.

용서하기

용서하기는 매우 중요한 단계다. 전통적인 감정자유기법 과정에는 없는 단계이다. 이 단계에서는 자신은 물론이고 관련된 다른 사람들이나 사건을 용서하게 된다. 과거의 상황은 바꿀 수 없다는 것을 우리 모두 알기 때문에 앞으로 나아가려면 반드시 용서해야만 한다. 누군가가 당신을 배신하거나 실망시킨다면 그 분노, 슬픔, 분개는 당신 내면의 평화를 앗아간다. 용서하지 않으면 부정적 감정 패턴에 사로잡히게 된다. 비난, 책망, 분개, 때로는 증오에 집착하면 앞으로 나아가기 힘들다. 우리의 육체적, 감정적 안녕에 당연히 좋지 않다. 당신 자신, 그리고 상처에 어떻게든 책임이 있는 모든 사람을 용서하지 않으면 감정적 상처는 낫지 않는다. 이 단계를 통해 우리는 자유로워진다. 진정한 평화는 당신이 용서하기로 결심할 때 내면에서 일어난다. 용서하겠다는 의지에서 치유 과정이 시작된다.

당신이 느끼거나 했던 모든 것들에 대해 자신을 용서하는 것이 중요하다. 그렇게 하면 당신은 그 책임을 질 수 있고, 화해할 수 있고, 앞으로 나아갈 수 있다. 자신을 용서하지 않으면 앞으로 나아가지 못한다. 과거에 갇혀서 그곳에서 벗어나지 못하게 만드는 패턴을 만들게 된다. 우리는 과거를 바꾸지 못한다. 우리는 누구나 실수를 했고 무책임하게 행동하기도 했으며 타인에게 상처를 주거나 실망시킨 적이 있다. 우리는 만족스럽지 않은 선택을 했으며 스스로 벌을 주어야 한다고 느낀다. 타인이 당신에게 상처를 주었다면 그들을 용서해야 할 뿐만 아니라 그들이 당신에게 상처를 주도록 내버려 둔 당신 자신도 용서해야 한다. 이렇게 해야 최선의 결과를 얻을 수 있다. 자신을 용서하면 큰 힘이 생긴다. 자신을 용서하면 타인을 용서하기도 더 쉬워진다. 자신을 용서할 때이다.

당신이 받은 고통이나 괴로움, 그리고 그것을 준 모든 사람을 용서하는 것도 중요하다. 어떤 문제와 관련해 특정한 역할을 했던 사람을 용서할 수가 없다면 용서가 당신에게 줄 힘을 자각하고자 노력하라. 지금은 아무리 힘들어 보여도 당신에게 결국은 득이 될 것이다. 예를 들어, 누군가가 악의적으로 당신에게 상처를 주려고 했다면 기계적으로 이 단계를 진행하면서 그냥 그들을 용서한다고 말하라. 의식적으로나 에너지적으로 준비가 되면 진정한 용서가 일어날 것이다. 원한에 사로잡혀 있으면 당신에게만 해로울 뿐이다. 다른 사람들을 용서하지 않으면 계속 자신에게 벌을 주는 셈이다. 때로 우리는 다른 사람들이 용서받을 자격이 없다고 느낀다. 그들을 용서하면 그들이 저지른 잘못에 대한 책임을 면해주는 것이다. 그들이 저지른 일은 우리가 받아들일 만했던 일이다. 우리는 예전 우리의 반응을 바꿀 수 없고 그들이 우리에게 상처를 주게 내버려 두었다는 사실도 바꾸지 못한다. 그들의 행동에 관한 판단은 우리 몫이 아니다. 우리가 마음대로 할 수 있는 것은 놓아버리는 시점을 정하는 것뿐이다.

용서하기 단계에서는 심장 위에 얹은 손을 어느 방향으로든 동그랗게 돌린다. 가능하면 소리 내어 용서 문구를 되풀이한다.

확언

확언은 부정적 문구를 대체하는 긍정적 문구다. 에너지 요법에는 여러 형태가 있는데 이것은 리프레이밍이라고 하는 것이다. 리프레이밍은 우리가 우리 문제를 바라보는 방식을 바꾼다. 앞 단계에서 해소한 부정적 에너지를 대신해 긍정적이고 건강한 에너지를 두드림으로 넣어 주는 것이다.

확언 단계에서는 부정적 문구 단계와 같은 경혈 일부를 같은 형식을 사용해서 두드린다. 부록 3을 참고해 자신만의 확언 문구를 만들 것을 권한다. 확언은 두드림 단계뿐만 아니라 그 자체로도 어느 맥락에서나 매우 강력하다.

강도 평가

나는 전체 과정 중에서 이 부분을 가장 좋아한다. 나는 두드림으로 문제를 털어버리고 난 다음 내담자들의 얼굴에 떠오르는 즐거움을 보는 것이 좋다. 내담자들이 작업했던 감정적 문제의 강도를 재측정할 때 그토록 심대한 변화가 일어났다는 사실을 믿지 못하는 경우가 흔하다. 과거의 무거운 감정적 짐은 대개 단순한 기억으로 바뀐다.

이 단계에서 우리는 과정을 시작할 때 했던 것과 같은 형식을 따라간다. 첫 단계에서 했던 것처럼 점수를 직접 해당 페이지에 적거나 강도 척도에서 점수에 동그라미를 치고 날짜를 기록해둘 것을 권한다. 이렇게 하면 전과 후의 경과를 기록으로 확인할 수 있다. 두드림 후에 문제의 강도를 측정하면 문제의 감정적 강도가 상당히 낮아졌을 가능성이 크다. 강도 척도에서 0점이나 1점으로 낮아지지 않았다면 해당 항목을 되풀이하라. 대개 에너지가 변화하면서 다른 감정이 일어날 것이다. 우리의 감정 패턴은 대개 여러 층으로 되어 있다. 이 경우 차례를 확인하고 책의 다른 항목에 대해 작업을 하는 편이 낫다. 1~2주 동안 매일 작업을 되풀이하면서 1차 문제와 모든 2차 문제를 완전히 해소하고 에너지를 확보하라. 진전이 없다면 자격을 갖춘 시술자를 만나기 바란다. 당신은 이런 문제에서 벗어날 자격이 있다.

숙제

숙제는 작업하고 있는 항목에 따라 다르다. 문제를 확실히 해결했다는 확신이 들 때까지 항목을 되풀이하는 것이 중요하다. 여기에서는 다음에 무엇을 할지에 대한 약간의 지침과 함께 작업할 만한 다른 항목들에 대한 제안이 나온다. 꾸준히 하면 성과를 볼 것이다.

"우리가 직면하는 모든 일을 바꿀 수는 없지만
직면하지 않으면 아무것도 바뀌지 않는다"
— 제임스 볼드윈

마치기에 앞서

이 지침을 일단 활용하기 시작하면 점점 더 쉬워질 것이다. 과정의 모든 부분을 처음부터 완벽하게 해야 한다고 걱정하지 마라. 이 지침은 일과처럼 활용할 수 있도록 설계되었다. 각 항목은 같은 말을 되풀이하는 것처럼 보일 것이다. 과정이 제2의 천성처럼 익숙해질 수 있도록 일부러 그렇게 한 것이다. 한 항목을 마무리하는 데에는 2분에서 3분이면 충분하다.

자주 두드려라. 우리는 끊임없이 부정적 생각, 감정, 외부의 영향을 받는다. 두드림은 모든 부정적인 것들을 중화시킨다. 작업하는 쪽에 기록을 하고 그 항목을 작업했던 날짜도 적어놓도록 하라. 과거에 작업했던 항목을 다시 찾아서 남은 감정적 짐이 있는지 확인하라. 감정자유기법은 평생 해야 하는 과정이다. 더 자주 두드릴수록 감정적 혼란이 당신에게 미치는 힘은 약해질 것이다. 덜 자주 두드려도 괜찮아질 수는 있지만 두드림의 혜택을 끊을 일은 없을 것이다.

진행하는 과정에서 매 단계 당신의 진전을 잊지 말고 축하하라. 시간을 내서 당신 주변의 모든 좋은 것들에 감사하고 앞으로 할 일에 집중하기보다 지금까지 걸어온 과정에 감사하라. 지금 현재 당신이 있는 자리를 축하하고 감사하라. 부록 2에 있는 '감사 일지'에 당신의 진전에 대한 문구를 추가해도 좋다. 후기를 써서 당신의 진전을 공유해도 좋다. 겟셋™ 접근법으로 도움을 받고 있다면 다른 사람들과 그 혜택을 나누는 것만큼 큰 선물은 없다. 각자가 치유되고 다른 사람이 치유되도록 돕는 과정에서 우리는 세상의 치유에 기여하고 있는 것이다.

자기 평가 워크북

이 책의 자기 평가 워크북 항목에는 직접 평가할 수 있는 설문지와 표가 나온다. 이를 활용하면 어느 두드림 항목이 당신에게 가장 도움이 되는지 확인할 수 있고 당신의 진전 상황도 평가할 수 있다. 또한, 당신이 꾸준히 과정을 진행할 수 있게 해 줄 것이다. 이 책에서 제시하고 있는 전체 과정은 석 달이 걸리지만, 감정자유기법 대본은 무한히 사용할 수 있다. 차례나 표 2.2를 주기적으로 찾아보면서 작업해야 할 항목이 있는지, 즐겁고 평화로 가득한 삶을 살고 있는지 확인하기를 권한다. 작업하는 어떤 두드림 항목에서든 즉각적인 효과를 경험할 것이기 때문에 혜택을 볼 수 있을 것이다.

과정을 꾸준히 하려면 책임감을 갖고 시간을 정해 작업하는 것이 중요하다. 달력에 1개월 후와 3개월 후 날짜를 찾아 표시해 두라. 자기 평가 검사지 1일 차와 표 2.2의 '초기 평점'란을 작성하는 데에는 60분 정도 걸린다. 달력에서 30일 후 날짜를 찾아 표시하고 그날 30일차 자기 평가 검사지를 작성할 수 있도록 30분 정도 시간을 비워둬라. 마찬가지로 달력에서 90일 후 날짜를 찾아 표시하고 그날 90일차 자기 평가 검사지와 표 2.2를 작성할 수 있도록 45분 정도 시간을 비워두도록 하라.

검사지에 평점을 매기거나 질문에 답하기가 어렵더라도 최선을 다해 머리에 떠오르는 대로 적어두도록 하라. 여백을 활용해 떠오르는 생각들을 모두 적어보라. 온종일 생각해보면서 또 다른 생각이 떠오르면 적어두라. 당신이 얻는 명료함과 통찰에 당신도 놀랄 것이다. 아무런 답도 할 수가 없다면 몇 개 정도는 건너뛰어도 되지만 그 이상은 안 된다. 몇몇 질문은 곰곰이 숙고해야 할 수도 있다. 공을 들여서 답해야 하는 질문들이 아니다. 질문에 답을 하다 보면 불쾌한 감정이 들 수도 있지만 두드림 과정에서 이런 감정 강도는 빠르게 줄어들 것이다. 그런 부정적 감정의 짐을 곧 벗어버릴 수 있을 것이라고 생각하고 지금의 불편함은 일단 제쳐두기 바란다. 검사지를 작성하는 것만으로도 당신의 장애물을 인식할 수 있다. 이것만으로도 장애물들의 힘은 조금 줄어든다. 당신이 만든 자기 패배적 패턴을 인식하고, 그것들의 목적을 이해하고, 그것들로부터 영원히 벗어나는 것보다 더 큰 해방을 주는 것은 없다.

다음 질문에 대한 답을 할 때 당신이 잔인할 정도로 자신에 대해 솔직해지기를 바란다. 자신을 막아서지 말고 내면의 소리를 들어라. 그 목소리는 당신의 주의를 끌려고 필사적일 것이다. 그 목소리를 침묵시키지 마라. 흔히 내담자와 작업을 하다 보면 내담자가 어떤 문제에 대한 근원적 문제에 관해 이런 말을 할 때가 있다. "근데 그게 이 문제랑 관련이 있을 리가 없잖아요?" 여기 나오는 질문들에 대한 답을 생각할 때 당신이 잠깐 의식하게 되는 단순한 생각들이 사실은 대체로 매우 중요하고 해당 문제를 빠르게 해소하는 데에 큰 도움이 된다.

매일 3분 정도 시간을 내어 두드림 활동에 전념하라. 하고 싶다면 어떤 날은 더 많은 시간을 들여 두드려도 좋지만, 대체로는 3분만 전념하기를 부탁한다. 이따금 건너뛰어도 상관없다. 더 많은 항목을 작업해나가면서 당신은 더 큰 내면의 평화를 얻을 것이다.

이어지는 검사지에 나오는 질문에 답을 하고 나면, 표 2.2를 살펴보고 당신이 생각하고 있는 답에 비추어 어느 항목을 작업하는 것이 좋을지 결정하라. 어느 항목들이 오래 묵은 감정적 장애물을 해소해줄지 결정하라. 작업하고 싶은 모든 항목을 표시하라. 이 책에 나오는 모든 활동을 한다고 해도 전혀 해롭지 않다. 감정자유기법은 아무리 많이 해도 위험하지 않다.

너무 많아서 어디부터 시작해야 할지 모르겠다면 작업하기 가장 편하게 느껴지는 항목부터 시작하라. 검사지와 표 2.2를 보면 이 책의 어느 항목이 당신이 해결해야 할 중요한 주제인지 확인할 수 있다. 이 책의 '매일 두드림 루틴' 항목을 작업하는 것부터 시작해도 좋다.

"성격은 편하고 조용한 곳에서 길러지지 않는다.
오직 시련과 고난의 경험을 통해서만 영혼이 단련되고,
야망이 고취되고, 성공이 달성된다."
— 헬렌 켈러

자기 평가: 1일 날짜: ____________

다음에 나와 있는 모든 질문에 답하라.
표 2.2의 '초기 평점'란을 완성하라.

다음 열두 질문에 10점 척도(0~10)로 평가하라.
0점은 척도에서 가장 낮은 혹은 최소한의 수준이며 10점은 최대한의 평점이다.

1. 당신의 전반적 행복 수준은 몇 점입니까?

2. 당신이 성공하고자 하는 전반적 동기 수준 혹은 열망은 몇 점입니까?

3. 당신은 당신 자신과의 관계는 얼마나 좋다고 느낍니까?

4. 다른 사람들과의 사이는 얼마나 좋다고 느낍니까?

5. 다른 사람들을 통제하거나 바꾸고 싶은 마음이 얼마나 강합니까?

6. 자신을 얼마나 믿고 있습니까?

7. 당신의 전반적 좌절감 수준은 몇 점입니까?

8. 자신에게 온전한 즐거움을 경험할 능력이 얼마나 있는 것 같습니까?

9. 자신이 완벽한 행복을 누릴 만한 가치가 얼마나 있다고 느낍니까?

10. 당신이 사랑받을 자격이 얼마나 있다고 느낍니까?

11. 당신은 당신 자신과 다른 사람들을 사랑할 능력이 얼마나 됩니까?

12. 당신 자신의 현재 모습이 얼마나 마음에 듭니까?

위의 질문들에 대한 당신의 답을 다시 읽어보라. 어떤 기분이 드는가? 그 기분을 느껴 보라. 그 감정들을 인식하고 음미하라. 당신에게 많은 것들을 가르쳐줄 것이다. 당신 삶의 모든 영역에서 당신이 나아질 수 있게 자신을 허락하라.

당신을 지금까지도 감정적으로 고통스럽게 만드는, 당신이 지금까지 겪어 온 경험들의 목록을 만들어라. 감정적 외상, 슬픔, 두려움에 대해 생각하면 처음 떠오르는 사건들을 포함시켜라. 그러면 아마도 당신 마음속에서 가장 생생한 경험들이 생각날 것이다.
이런 경험들에 대해 생각할 때 느껴지는 감정들을 목록으로 만들어라. 각각의 경험에 대해 생각할 때 가장 강렬하게 느껴지는 감정은 어떤 것인가?

1.

2.

3.

4.

5.

6.

7.

8.

9.

10.

11.

12.

당신을 감정적으로 고통스럽게 만들었던 예전의 다른 경험들의 목록을 만들어라. 아동기를 떠올려보라. 아이였을 때 고통스러웠던 경험들이나 일어나지 말았으면 하는 경험들의 목록을 만들어라. 지금은 별로 중요하게 느껴지지 않는 경험들도 떠오를 수 있다. 그래도 머릿속에 떠오르는 모든 것들을 반드시 목록에 적도록 하라. 이성적으로는 그런 경험들이 이미 지난 일이라고 할 수 있지만, 감정적인 측면에서는 우리가 이런 경험을 통해 자라나고 형성되었다. 당신이 그 경험을 얼마나 '넘어섰다'라고 느끼건 간에 그 경험에 대한 작업을 끝까지 해내는 것은 중요한 일이다. 성인으로서 우리가 마주하는 여러 문제는 아동기에 그 기원을 두고 있다. 이런 경험들에 대해 생각할 때 느껴지는 감정들을 목록으로 만들어라. 이런 기분이 들었던 다른 때가 또 있었는지 기억나는가?

1.

2.

3.

4.

5.

6.

7.

8.

9.

10.

11.

12.

다음 질문에 답하시오.

나는 무엇이 후회되는가?

내 삶에서 후회하게 될까 봐 두려운 것은 무엇인가?

이 후회가 지금 내 삶에 얼마나 큰 영향을 미치는가?

내 삶에서 다시 할 수 있는 것이 있다면 그것은 무엇일까?

무엇을 바꾸고 싶은가?

삶이 공평하지 않다고 믿게 만든 사건들은 무엇인가?

나 자신이나 내 삶에 대해 바꾸고 싶은 것은 무엇인가?

무엇이 나를 막고 있는가?

무엇 때문에 그런 변화가 불안하고 위험하게 느껴지는가?

이런 변화를 일으키지 않음으로써 나는 어떤 이득을 얻고 있는가?

이런 변화를 일으키면 무엇이 잘못되거나 어떤 최악의 상황이 발생할 수 있는가?

그 문제는 언제 시작되었는가?

나의 존엄성이 상처를 입었다고 느꼈던 적이 있는가?

나 자신에 대해 무엇이 의심스러운가?

나는 무엇을 가장 두려워하는가?

내 삶의 어떤 영역에서 앞이 막혔다는 느낌이 드는가?

내 삶의 어떤 영역에서 내가 잘못하고 있다는 느낌이 드는가?

내 몸에 대해 부끄러운 기분이 들었거나 내 몸에 대해 부정적 관심이나 혹평을 받았던 첫 기억은 무엇인가?

다른 사람들이 나에 대해 왈가왈부한다고 느꼈던 기억 중 첫 번째 기억은 무엇인가?

나의 가장 비생산적인 행동 양식이나 습관은 무엇인가?

그 행동 양식이나 습관들 때문에 나는 무엇을 못 하고 있는가?

그것 때문에 나는 시간, 에너지, 돈, 감정적 고통, 신체적 괴로움과 같은 측면에서 얼마나 손해를 보았는가?

그것은 어떤 식으로 내가 달라지지 못하게 하는가?

내 내면의 어떤 것들이 이런 습관이나 행동 양식을 지속하도록 몰아가는가?

그것이 나를 어떤 식으로든 보호해 주는가?

무엇으로부터 보호해 주는가?

이런 습관이나 행동 양식이 없다면 나는 무엇을 할 수 있을까?

이런 습관이나 행동 양식을 버리지 않음으로써 생기는 이득은 무엇인가?

이런 습관이나 행동 양식이 없다면 잘못될 수도 있는 것은 무엇인가?

이런 습관이나 행동 양식에 대한 내 첫 기억은 무엇인가?

내 습관이나 행동 양식이 세상과 동화되기를 기피하는 내 행동을 어떤 식으로 조장하는 것 같은가?

그 기억이 나에게 가르쳐주는 교훈이 있다면 무엇인가?

나는 무엇을 이루고자 하는가? (여기에는 감정 상태, 개인적 발전, 사업, 직업 경력, 재정, 건강, 인간관계에 대한 어떤 것이든 포함될 수 있다.)

위에 적은 것들을 성취한다고 생각하면 어떤 기분이 드는가?

그렇게 하는 데 있어 가장 큰 장애물은 무엇인가?

어떤 부분에서 거부감이 드는가?

나는 어떻게 그 노력을 스스로 방해할 것 같은가?

나의 부정적인 자기 대화(self-talk)는 무엇인가?

이 목표를 이루는 데에 따르는 위험이 있는가?

내가 원하는 것을 가지게 되는 것에 어떤 단점이나 불리한 점이 있는가?

지금 상태에 그대로 머무르면 어떤 이점이 있는가?

다른 사람들을 언짢게 하거나 질투를 일으킬까 봐 걱정되는가?

내가 변화하는 모습을 보면 다른 사람들은 어떤 기분일까? 변화에 대해 또 다른 어떤 두려움이 있는가?

나를 가로막고 있는 장애물들은 무엇인가?

어떤 믿음을 버리면 그 목표를 성취하는 데에 도움이 될까?

나는 어떤 핑계를 대고 있는가? (의식적으로든 무의식적으로든 당신이 대고 있는 모든 핑계를 생각해보라.)

어떤 믿음으로 이런 믿음을 대신해야 나에게 더 도움이 될까? 문장으로 만들어라.

이 문장을 보면 거부감이 느껴지는가? 느껴진다면 어떤 거부감인가?

지금 나의 목적 혹은 나만의 가장 큰 소망은 무엇이라고 느끼는가? (세계 평화와 같은 거창한 것이어야 할 필요는 없다. 더 긍정적인 태도, 다른 사람에게서 그리고 상황에서 좋은 점을 보는 것, 인간관계나 자신과의 관계에서 더 큰 평화를 얻는 것일 수도 있다.)

그 목적을 이루려면 무엇이 필요한가?

나에게 어떤 제약도 없다면 나는 무엇을 할 것인가?

나를 살아 있게 만드는 것은 무엇인가?

오늘이 삶의 마지막 날이라면 무엇을 바라는가?

어떤 식으로 다르게 살았으면 하고 바라는가?

무엇을 하지 않았던 것을 후회하는가?

왜 하지 않았는가?

이 과정이 효과가 있을 것이라고 얼마나 확신하는가?

나에게 효과가 있다는 것을 어떻게 알 수 있을 것인가?

이 믿음이 바뀌었다는 것을 어떻게 알 수 있을까?

어떻게 두드림을 내 일과에 포함시키고 습관으로 만들 수 있을까?

위의 질문에 대한 답변을 염두에 두고, 표 2.2를 살펴보면서 이어서 작업하기에 알맞다고 느끼는 항목들을 모두 찾아라. 표에서 당신에게 와 닿거나 당신이 찾아낸 모든 문제를 해결해 줄 것이라는 느낌이 드는 모든 항목을 표시하라. 한 항목을 완료하는 데에는 고작 2분 정도밖에 걸리지 않기 때문에 대부분을 다 표시하게 되었다고 해도 겁먹을 필요가 없다. 일단 당신의 제한 믿음을 제거해 나가기 시작하면 그 작업이 얼마나 쉬운지 알게 될 것이다. 이 장의 끝에 있는 표 2.2의 '초기 평점'란을 완성하라.

자기 평가: 30일　　날짜: ____________

1. 다음에 나와 있는 모든 질문에 답하라.
2. 1일에 답했던 질문들에 어떻게 답했는지 다시 살펴보라.

다음 열두 질문에 10점 척도(0~10)로 평가하라.
0점은 척도에서 가장 낮은 혹은 최소한의 수준이며 10점은 최대한의 평점이다.

1. 당신의 전반적 행복 수준은 몇 점입니까?

2. 당신이 성공하고자 하는 전반적 동기 수준 혹은 열망은 몇 점입니까?

3. 당신은 당신 자신과의 관계는 얼마나 좋다고 느낍니까?

4. 다른 사람들과의 사이는 얼마나 좋다고 느낍니까?

5. 다른 사람들을 통제하거나 바꾸고 싶은 마음이 얼마나 강합니까?

6. 자신을 얼마나 믿고 있습니까?

7. 당신의 전반적 좌절감 수준은 몇 점입니까?

8. 자신에게 온전한 즐거움을 경험할 능력이 얼마나 있는 것 같습니까?

9. 자신이 완벽한 행복을 누릴 만한 가치가 얼마나 있다고 느낍니까?

10. 당신이 사랑받을 자격이 얼마나 있다고 느낍니까?

11. 당신은 당신 자신과 다른 사람들을 사랑할 능력이 얼마나 됩니까?

12. 당신 자신의 현재 모습이 얼마나 마음에 듭니까?

30일 평가의 일환으로 다음 각각의 질문에 답하시오.

1. 어떤 진전이 있었는가?

2. 감정은 어떻게 바뀌었는가?

3. 새로운 감정이 일어나거나 마음에 떠올랐는가?

4. 새로운 기억이나 감정이 촉발되었는가?

5. 이 문제가 당신에게 얼마나 중요한지 이해했는가?

6. 삶의 어떤 영역에서 개선이 있었는가?

7. 당신 삶은 나아졌는가?

8. 감정적 측면에서 기분이 어떻게 나아졌는가?

9. 자신감과 관련하여 어떤 영역에서 가장 많은 개선이 있었는가?

위의 질문에 대한 답변을 염두에 두고, 표 2.2를 살펴보면서 이어서 작업하기에 알맞다고 느끼는 항목들을 모두 찾아라. 표에서 당신에게 와 닿는 모든 항목을 표시하라. 감정 강도가 감소할 때까지 당신이 표시한 모든 항목에 대해 계속해서 작업하라. 당신이 괜찮다면 지금까지 당신의 성공담을 후기로 작성하여 다른 사람들과 공유하는 것도 고려해 보라. 이 책의 뒷부분에는 당신의 후기를 다른 사람들과 공유하는 방법에 대한 지침이 있다.

자기 평가: 90일 날짜: ______________

1. 다음 두 페이지에 나와 있는 모든 질문에 답하라.
2. 표 2.2의 '90일 평점'란을 완성하라.
3. 1일에 답했던 질문들에 어떻게 답했는지 다시 살펴보라.

다음 열두 질문에 10점 척도(0~10)로 평가하라.
0점은 척도에서 가장 낮은 혹은 최소한의 수준이며 10점은 최대한의 평점이다.

1. 당신의 전반적 행복 수준은 몇 점입니까?

2. 당신이 성공하고자 하는 전반적 동기 수준 혹은 열망은 몇 점입니까?

3. 당신은 당신 자신과의 관계는 얼마나 좋다고 느낍니까?

4. 다른 사람들과의 사이는 얼마나 좋다고 느낍니까?

5. 다른 사람들을 통제하거나 바꾸고 싶은 마음이 얼마나 강합니까?

6. 자신을 얼마나 믿고 있습니까?

7. 당신의 전반적 좌절감 수준은 몇 점입니까?

8. 자신에게 온전한 즐거움을 경험할 능력이 얼마나 있는 것 같습니까?

9. 자신이 완벽한 행복을 누릴 만한 가치가 얼마나 있다고 느낍니까?

10. 당신이 사랑받을 자격이 얼마나 있다고 느낍니까?

11. 당신은 당신 자신과 다른 사람들을 사랑할 능력이 얼마나 됩니까?

12. 당신 자신의 현재 모습이 얼마나 마음에 듭니까?

90일 평가의 일환으로 다음 각각의 질문에 답하시오.

1. 어떤 진전이 있었는가?

2. 감정은 어떻게 바뀌었는가?

3. 새로운 감정이 일어나거나 마음에 떠올랐는가?

4. 새로운 기억이나 감정이 촉발되었는가?

5. 이 문제가 당신에게 얼마나 중요한지 이해했는가?

6. 삶의 어떤 영역에서 개선이 있었는가?

7. 당신 삶은 나아졌는가?

8. 감정적 측면에서 기분이 어떻게 나아졌는가?

9. 자신감과 관련하여 어떤 영역에서 가장 많은 개선이 있었는가?

위의 질문에 대한 답변을 염두에 두고, 표 2.2를 살펴보면서 이어서 작업하기에 알맞다고 느끼는 항목들을 모두 찾아라. 표에서 당신에게 와 닿는 모든 항목을 표시하라. 감정 강도가 감소할 때까지 당신이 표시한 모든 항목에 대해 계속해서 작업하라. 당신이 괜찮다면 당신의 성공담을 후기로 작성하여 다른 사람들과 공유하는 것도 고려해 보라. 이 책의 뒷부분에는 당신의 후기를 다른 사람들과 공유하는 방법에 대한 지침이 있다.

자기 평가 검사지

표 2.2의 활동은 이 책에 나오는 모든 주제에 관해 90일 과정을 시작하는 시점에서 당신이 어떤 상태에 있는지를 보여주는 최초 평가다. 시작 날짜를 기록하라. 목록을 훑어가면서 각 주제에 관해 10점 척도(0~10)로 점수를 매겨라. 0점은 주제에 대해 아무런 문제가 없고 아무런 감정도 없다는 뜻이다. 10점은 이 주제에 관해 생각하면 큰 괴로움이나 감정 강도가 느껴지고 개선의 여지가 있다는 뜻이다. 어떤 주제를 평가할 때에도 1분 이상 시간을 쓰지 마라. 그저 마음에 곧바로 떠오르는 점수를 써라. '초기 평점'란에 0에서 10 사이의 숫자를 써라. 0보다 높은 모든 주제에 관해 이 책의 해당 항목을 찾아 작업하는 것이 좋다. 혹시 아직 달력에 표시하지 않았다면 지금으로부터 90일 후의 날짜를 찾아 표시해 두도록 하라. 그렇게 해야 그때 이 표를 다시 찾아서 작업을 마무리하는 것을 잊지 않을 수 있다. 90일이 지나면 이 책의 모든 주제에 관해 직접 다시 평가하면서 얼마나 나아졌고 앞으로 더 노력을 기울여야 할 주제가 무엇인지 확인하기 바란다. 90일째 되는 날의 날짜를 기록하고 각 주제에 관해 0에서 10 사이의 점수를 '90일 평점'란에 기록하라. '비고'란에는 떠오르는 모든 의견이나 생각을 기록하라.

시작 날짜: ________________ 90일 날짜: ________________

표 2.2 자기 평가 검사지

주제	평점		비고
제3장 자신감과 제한 믿음	초기 평점	90일 평점	
1. 신체상			
2. 놀림/괴롭힘			
3. 습관을 깨지 못함			
4. 매일 두드림 루틴			
5. 음식 선택			
6. 성인이 되어서 학교로 돌아가기			
7. 나는 못한다			
8. 나는 어울리지 못한다			
9. 이민/소수자			
10. 우유부단			
11. 험담/뒷말			
12. 실수			
13. 나는 모자란다			
14. 남의 기분 맞춰 주기			
15. 미루기			
16. 중요한 날			
17. 다른 사람이 내 마음을 상하게 했다			
18. 두드림이 효과가 없다			
19. 수면 장애			

주제	평점		비고
제4장 일반적 감정과 문제들	초기 평점	90일 평점	
20. 분노			
21. 불안			
22. 짜증			
23. 죄책감			
24. 슬픔			
제5장 가족과 인간관계	초기 평점	90일 평점	
25. 이별—나의 선택			
26. 이별—상대방의 선택			
27. 말싸움으로 괴로움			
28. 빈 둥지 증후군			
29. 가족 구성원의 증가—출산이나 입양			
30. 명절 스트레스			
31. 성관계—수술, 출산, 중병 이후			
32. 성관계—부모			
33. 성관계—장기간			
34. 성관계—새 관계			
35. 이사			
36. 새 관계			
37. 분리 불안			

주제	평점		비고
제6장 두려움	초기 평점	90일 평점	
38. 변화			
39. 확약			
40. 번잡한 장소			
41. 밀폐된 공간			
42. 실패			
43. 비행			
44. 높은 곳			
45. 수행 불안			
46. 연설			
47. 책임감			
48. 사회 불안			
49. 성공			
50. 피해자			
51. 폭력 사건			

주제	평점		비고
제7장 직장 문제와 프로젝트 관리	초기 평점	90일 평점	
52. 마감 기한을 맞추지 못함			
53. 이직			
54. 목표 설정			
55. 나는 영원히 취직하지 못할 것이다			
56. 일은 내가 다 한다			
57. 동료와의 문제			
58. 구직 면접			
59. 인사 고과에 대한 불안			
60. 무리한 일정			
61. 성희롱			
62. 팀워크			
63. 시간 관리			
제8장 재정 문제와 금전 관리	초기 평점	90일 평점	
64. 예산을 짤 수 없다			
65. 돈을 벌 수 없다/일자리를 지키지 못한다			
66. 빚 관리를 할 수 없다			
67. 내가 하는 일에 비하면 나는 이 돈을 받을 자격이 없다			
68. 가난에 대한 걱정			

주제	평점		비고
제9장 의학적 문제, 죽음, 임종	초기 평점	90일 평점	
69. 병간호			
70. 사랑하는 사람의 증상			
71. 죽음의 두려움			
72. 진단의 두려움			
73. 치과에 갈 때의 두려움			
74. 병원에 갈 때의 두려움			
75. 늙는 것에 대한 두려움			
76. 수술/시술에 대한 두려움			
77. 슬픔—사랑하는 사람의 예정된 죽음			
78. 슬픔—사랑하는 사람의 갑작스러운 죽음			
79. 슬픔—반려동물이 죽음			
80. 일반적 질병			
81. 불치병			
82. 사랑하는 사람의 불치병			
83. 통증이나 신체 증상			

제3장

자신감과 제한 믿음

제한 믿음의 행동 패턴 속에 갇혀 있으면 번영하는 삶을 사는 것이 매우 어렵다. 이 장의 항목들은 자신감, 그리고 자신감을 방해하고 당신에게 도움이 되지 않는 행동 패턴에 머물러 있게 만드는 감정들을 다룬다. 당신은 모든 제약에서 벗어나 마땅하다. 이 장은 당신이 자존감을 향상시키고, 제한 믿음을 극복하며, 과거를 치유하는 데에 도움을 주고 당신이 태어날 때부터 품고 있던 당신의 모습을 온전히 실현하는 데에 필요한 힘을 줄 것이다. 이 순간은 당신 삶에서 아주 흥미진진한 시점이다. 당신이 당신의 미래를 스스로 빚어내기 시작하는 출발점이다. 이 장은 당신이 당신 자신의 잠재력을 최대한 발휘하도록 나아가는 것을 방해하는 모든 장애물을 제거하는 힘을 줄 것이다. 당신이 당신 삶의 모든 영역에서 자신감을 쌓을 수 있게 도와줄 것이다. 당신 삶을 더 즐겁고, 목적과 내면의 평화를 갖고 살 수 있게 해 줄 것이다.

이런 부정적 패턴을 긍정적 감정 패턴으로 대체할 수 있도록 자신과 관련된 항목들을 규칙적으로 되풀이하라.

"당신과 하늘 사이에 있는 저 모든 방해물을 치워 버리면
당신이 얼마나 높이 날아오를 수 있을지 상상해 보라."

— 오프라 윈프리

---

1. 신체상(Body Image)

1) 강도 평가

당신 몸의 어떤 부분이 얼마나 신경 쓰이는지를 10점 척도(0~10)에서 선택한다. 10점은 가장 극심한 수준이며 0점은 아무렇지도 않은 수준이다.

0	1	2	3	4	5	6	7	8	9	10

2) 준비작업

후계(손날)를 계속 두드리면서 다음과 같이 말한다.

나는 비록 내 몸이 싫지만/마음에 들지 않지만, 나는 훌륭한 사람이다.

나는 비록 내 몸이 마음에 안 들고 '나는 나 자신을 깊이, 완전히 받아들인다'라고 말하고 싶지 않지만, 나는 이제 내 관점을 바꿀 생각이 있다.

나는 비록 내 몸이나 내 신체 부분에 대한 이미지가 나쁘고 항상 이렇게 느껴 왔지만, 나는 이제 내가 내 감정의 주인이 되고 내가 내 몸을 있는 그대로 존중할 자격이 있음을 받아들이기로 선택한다.

3) 부정적 문구

각 경혈을 두드리면서 다음과 같이 말한다.

찬죽(눈썹): 나는 내 몸이 마음에 들지 않는다. 나의 가치는 내 신체상에 달려 있다.

동자료(눈가): 나는 특히 내 ________이 마음에 안 든다. 나는 나 자신을 가혹하게 평가한다.

승읍(눈 밑): 나는 거울 속의 내 모습을 보는 것을 참을 수가 없다. 나는 거울 속에서 나 자신/내 ________의 모습을 보면 소스라치게 끔찍하다. 나의 지금 모습은 뭔가 잘못되어 있다. 나는 나 자신이 내 실수라고 여긴다. 나는 ________에 대해 비판적이다. 나는 당황스럽다. 나는 내 몸/________이 부끄럽다.

수구(코밑): 내 몸/________은 별로다. 나는 끊임없이 나 자신을 평가한다.

승장(입술 밑): 나는 내 몸/________을 싫어하는 데에 집착한다. 나 자신을 볼 때면 그것밖에 안 보인다.

수부(빗장뼈 밑): 나는 누군가가 그 부분을 내게 지적했던 때를 기억한다. 상처받았다. 다른 사람들은 그것 때문에 나에 대해 왈가왈부한다.

대포(옆구리): 내 ________은 너무 크고/작고/이상하고/못생겼고, 나는 절대로 그것을 용납할 수가 없다.

백회(정수리): 내 몸에 대해 남아 있는 나쁜 감정들.

두드리기를 멈춘다.
숨을 깊이 들이쉬고 잠시 멈추었다가 내쉰다.

4) 용서하기

심장에 손을 올려 두고서 다음과 같이 말한다.

나는 내 몸을 싫어하는 나 자신을 용서한다. 나는 최선을 다하고 있다.
나는 내 몸이 별로라고 믿게 만든 모든 사람을 용서한다. 그들은 자기가 아는 최선을 다하고 있다.

다시 숨을 깊이 들이쉬고 잠시 멈추었다가 내쉰다.

5) 확언

각 경혈을 두드리면서 다음과 같이 말한다.

찬죽(눈썹): 나는 내 몸을 그토록 가혹하게 비판할 필요를 놓아버린다. 나는 나 자신을 소중히 여긴다.

동자료(눈가): 나는 이제 그것을 놓아 버릴 수 있다. 내가 놓아버리면 나도 다른 사람들도 안전하다.

승읍(눈 밑): 놓아 버려도 괜찮다. 나는 나 자신을 지금 모습 그대로 받아들일 수 있다고 믿기 시작한다. 나는 자신감과 사랑으로 나 자신의 모든 부분을 개선하고 향상할 수 있도록 노력할 수 있다.

수구(코밑): 내 몸과 내 몸의 모든 부분은 완벽해질 수 있도록 만들어졌다. 나는 완벽하고 온전하며 완전하다. 나는 나의 모든 차이점과 외모를 받아들인다.

승장(입술 밑): 나는 내 몸을 사랑하고 받아들인다. 내 몸은 선물이다. 내 몸은 신성하다.

수부(빗장뼈 밑): 나는 이 몸이 있어서, 이 몸에서 내 삶을 살 수 있어서 행복하고 감사한다. 나는 내 몸과 평화롭게 지낸다.

6) 강도 평가

당신 몸의 어떤 부분이 얼마나 신경 쓰이는지를 10점 척도(0~10)에서 선택한다. 10점은 가장 극심한 수준이며 0점은 아무렇지도 않은 수준이다.

0	1	2	3	4	5	6	7	8	9	10

숙제

당신 몸이 편하게 느껴질 때까지 되풀이하라. 욕실 거울 앞에서 일과로 할 것을 권한다. 매직펜으로 거울에 "나는 내 몸을 있는 모습 그대로 사랑하고 받아들인다."라고 확언을 써 놓는 것도 좋다. 볼 때마다 되뇌라. 이 책의 '13. 나는 모자란다' 항목에 대해 작업하는 것도 고려해 보라.

2. 놀림/괴롭힘

1) 강도 평가

당신을 괴롭히거나 놀린 사람이 얼마나 나쁘게 느껴지는지를 10점 척도(0~10)에서 선택한다. 10점은 가장 극심한 수준이며 0점은 아무렇지도 않은 수준이다.

0	1	2	3	4	5	6	7	8	9	10

2) 준비작업

후계(손날)를 계속 두드리면서 다음과 같이 말한다.

나는 비록 놀림을 당했고 자신감이 없지만, 나는 나 자신을 깊이, 완전히 사랑하고 받아들인다.

나는 비록 그런 일이 또 일어날까 봐 두렵지만, 나는 훌륭한 사람이다.

나는 비록 괴롭힘이나 놀림을 당해서 기분이 나쁘지만, 나는 이제 내 감정과 이 사건을 완전히 통제할 힘이 있음을 깨닫기로 선택하고 그것을 놓아버리기로 선택한다.

3) 부정적 문구

각 경혈을 두드리면서 다음과 같이 말한다.

찬죽(눈썹): 사람들은 언제나 나에게 상처를 주었다. 나는 그 상황에 어떻게 대처해야 할지 모르겠다.

동자료(눈가): 나는 이것을 영원히 놓아 버릴 수 없을 것이다. 나는 나 자신이나 다른 사람들을 용서할 수 없다.

승읍(눈 밑): 이 나쁜 감정을 놓아버리면 안전하지 않다. 사람들이 나를 나쁘게 말할 것이다.

수구(코밑): 나는 무력감을 느낀다. 나는 쓸모가 없다. 나는 배신당한 기분이다. 씁쓸하다.

승장(입술 밑): 나는 다른 사람들이 나를 어떻게 생각할지 걱정한다. 나는 그들을 믿었지만, 그들은 내게 상처를 주었다. 나는 다른 사람의 말과 행동을 통제할 수 없다.

수부(빗장뼈 밑): 나에게는 어떤 경계도 없다. 그러니까 스스로 벌을 받아 마땅하다.

대포(옆구리): 나는 화가 나고 분개한다. 나는 다른 사람들이 나를 어떻게 생각할지 걱정한다.

백회(정수리): 괴롭힘이나 놀림을 당한 것에 대한 남아 있는 나쁜 감정들.

두드리기를 멈춘다.
숨을 깊이 들이쉬고 잠시 멈추었다가 내쉰다.

4) 용서하기

심장에 손을 올려 두고서 다음과 같이 말한다.

나는 놀림을 당했던 나 자신을 용서하고 그들이 나를 그렇게 푸대접했던 것을 용서한다. 나는 내 최선을 다했다.

나는 나를 괴롭히고 놀렸던 사람들을 용서한다. 그들은 그들 나름대로 최선을 다하고 있었다.

다시 숨을 깊이 들이쉬고 잠시 멈추었다가 내쉰다.

5) 확언

각 경혈을 두드리면서 다음과 같이 말한다.

찬죽(눈썹): 나는 슬픔과 분노를 놓아버린다. 나는 나를 괴롭혔던 모든 사람을 용서할 수 있다. 그들을 용서하는 것이 나에게 안전하다. 그들을 용서해도 그들이 했던 일이 괜찮다는 것은 아니다. 하지만 이제 그들을 용서하는 것이 나에게는 괜찮다.

동자료(눈가): 모든 슬픔을 놓아버린다. 나를 자신 없게 만드는 모든 두려움을 놓아버린다. 나는 고문 같은 이 감정에 매달려 있는 나 자신을 용서할 자격이 있다.

승읍(눈 밑): 나는 내 감정의 주인이 되기로 선택한다. 나는 나 자신과 화해하기로 한다.

수구(코밑): 나는 나를 가로막고 있는 모든 것들을 놓아버린다. 나는 안전하다.

승장(입술 밑): 나는 나 자신과 내 경계를 존중한다. 나는 행복하다. 나는 소중하다.

수부(빗장뼈 밑): 나는 내 경계를 확실히 정하는 것이 편안하다. 나는 안전하고 힘이 있다고 느낀다.

대포(옆구리): 나는 힘을 얻는다. 내 경계를 세우는 것이 내게 안전하다. 나는 나 자신을 소중히 여긴다. 나는 다른 사람들의 존중을 받을 자격이 있다.

백회(정수리): 내 생각과 행동은 내 자신감을 반영한다.

6) 강도 평가

당신을 괴롭히거나 놀린 사람이 얼마나 나쁘게 느껴지는지를 10점 척도(0~10)에서 선택한다. 10점은 가장 극심한 수준이며 0점은 아무렇지도 않은 수준이다.

0	1	2	3	4	5	6	7	8	9	10

숙제

기분이 나아질 때까지 이 과정을 되풀이하라. 이 장의 '17. 다른 사람이 내 마음을 상하게 했다', '11. 험담/뒷말' 항목에 대해 작업하는 것도 고려해 보라.

3. 습관을 깨지 못함

1) 강도 평가

이 습관[2]을 얼마나 되풀이하고 싶은지, 되풀이해야만 하는지를 10점 척도(0~10)에서 선택한다. 10점은 가장 극심한 수준이며 0점은 아무렇지도 않은 수준이다.

0	1	2	3	4	5	6	7	8	9	10

2) 준비작업

후계(손날)를 계속 두드리면서 다음과 같이 말한다.

> 나에게는 비록 이런 습관이 있지만, 나는 나 자신을 완전히 받아들인다.
>
> 나는 영영 ________을 끊지 못할 것 같아 두렵고 이 습관이 없이는 괜찮지 않을 것 같다고 믿지만, 나는 좋은 사람이고 나는 나 자신이 이 습관에서 벗어나는 것을 허락하기로 선택한다.
>
> 나는 비록 과거에는 내 삶을 바꿀 힘이 없었지만, 나는 이제 내 삶에서 내가 바라는 것을 정확히 이루어 낼 수 있는 힘이 있다는 것을 알기로 선택한다.

3) 부정적 문구

각 경혈을 두드리면서 다음과 같이 말한다.

찬죽(눈썹): 나는 그 습관을 멈출 수가 없다. 통제할 수가 없다. 나는 이 습관에서 벗어날 자격이 없다.

동자료(눈가): 나는 결코 멈추지 못할 것이다. 나는 다른 감정/문제들로부터 주의를 돌리기 위해 ________을 이용해야 한다. 나는 ________해야 한다. 나는 뭔가 모자란다.

승읍(눈 밑): 멈추는 것은 내게 안전하지 않다. 내 감정을 느끼는 것은 내게 안전하지 않다.

수구(코밑): 그 습관이 없으면 내 삶이 어떻게 될지 모르겠다. 나는 사랑 대신

2) 제2장에서 찾아낸 좋지 않은 습관 혹은 지금 떠오르는 자신의 좋지 않은 습관 등 어떤 것이라도 괜찮다. — 옮긴이

이 습관을 갖고 있다. 이 습관은 사랑이다. 나는 이 습관을 영원히 깨지 못할 것이다. 이 습관은 내 정체성의 일부이다.

승장(입술 밑): 내가 ________하지 못하면 나는 무엇을 할까? 나는 그것 없이는 살 수 없다.

수부(빗장뼈 밑): 이 습관은 다른 생각/감정/과제를 해결하는 일이나 과거의 상처로부터 나를 보호해 준다.

대포(옆구리): 이 습관은 내가 현실을 직면하거나 내 최대한의 잠재력을 실현하는 것을 막는다.

백회(정수리): 내가 습관을 멈추지 못할 것이라는 남은 감정들.

두드리기를 멈춘다.

숨을 깊이 들이쉬고 잠시 멈추었다가 내쉰다.

4) 용서하기

심장에 손을 올려 두고서 다음과 같이 말한다.

나는 이 습관이 있는 나 자신을 용서한다. 나는 최선을 다하고 있다.

나는 이 습관을 멈추는 법을 모르는 나 자신을 용서한다. 나는 최선을 다하고 있다.

다시 숨을 깊이 들이쉬고 잠시 멈추었다가 내쉰다.

5) 확언

각 경혈을 두드리면서 다음과 같이 말한다.

찬죽(눈썹): 나는 이 습관을 놓아버린다. 나는 유혹에 저항할 수 있다.

동자료(눈가): 나는 이 습관이 필요 없다. 나는 이 습관에서 벗어나게 될 자격이 있다.

승읍(눈 밑): 나는 더 이상 ________을 할 필요가 없다. 나는 충분하다.

수구(코밑): 나는 이 습관이 없어도 안전하다. 나는 내 감정을 자유롭게 경험한다.

승장(입술 밑): 나는 변화할 준비가 되었다. 나는 힘이 있음을 느끼고 이제 그 습관을 영원히 놓아버린다. 변화는 안전하다.

수부(빗장뼈 밑): 나는 행복하며 나 자신이 자랑스럽다. 나는 그만한 가치가 있다.

대포(옆구리): 나는 지금 정확히 내가 있어야 할 곳에 있다. 나는 성공할 힘이 있다. 나는 내 성공을 환영한다. 나는 내 용기와 힘을 소중히 여긴다.

6) 강도 평가

이 습관을 얼마나 되풀이하고 싶은지, 되풀이해야만 하는지를 10점 척도(0~10)에서 선택한다. 10점은 가장 극심한 수준이며 0점은 아무렇지도 않은 수준이다.

0	1	2	3	4	5	6	7	8	9	10

숙제

이 과정을 3주에 걸쳐 매일 2~3회 되풀이하라. 예전 습관으로 돌아가고 싶은 기분이 들 때마다 이 과정을 되풀이하라. 중독 때문에 씨름하고 있다면 중독이나 습관의 근본적 원인을 찾아라. 대개 공허감이나 우리 삶의 다른 영역에서 충족되지 못한 욕구를 약물이나 습관으로 대신한다. 내 책 『두드리면 성공한다: 감정자유기법을 활용한 대학생활 성공 길잡이』의 '제8장 습관과 중독'을 참고하라.

4. 매일 두드림

1) 강도 평가

당신이 삶을 제대로 살고 있지 못하거나 즐거움을 경험할 자격이 없다고 얼마나 강하게 느끼는지를 10점 척도(0~10)에서 선택한다. 10점은 가장 극심한 수준이며 0점은 아무렇지도 않은 수준이다.

0	1	2	3	4	5	6	7	8	9	10

2) 준비작업

후계(손날)를 계속 두드리면서 다음과 같이 말한다.

> 나는 비록 즐거울 자격/능력이 없지만, 나는 완벽하고 온전하며 완전하다.
> 나는 비록 변화가 두렵지만, 나는 나 자신을 깊이, 완전히 받아들인다.
> 나는 비록 내 삶과 과거의 내 감정에 대한 힘이 없다고 느끼지만, 나는 이제 애쓰기를 그만두고 나에게 변화할 힘이 있으며 내 삶의 모든 영역을 통제할 수 있음을 깨닫기로 선택한다. 내 삶은 완벽하게 펼쳐진다.

3) 부정적 문구

각 경혈을 두드리면서 다음과 같이 말한다.

찬죽(눈썹): 나는 삶의 좋은 것들을 경험할 자격이 없다. 뭔가 항상 잘못된다. 나는 행복하고 성공할 리가 없다. 삶은 힘들다.

동자료(눈가): 나는 두려움에 근거해서 결정을 내린다. 나는 내 삶의 주인이 되기 두렵다.

승읍(눈 밑): 나는 다른 사람들의 의견에 내 삶을 맡긴다. 나는 다른 사람들이 내 삶에 왈가왈부하게 한다.

수구(코밑): 나는 사람들과 섞이고 싶지만/사람들에게 받아들여지고 싶지만/사람들의 호감을 얻고 싶지만/사람들의 사랑을 받고 싶지만, 나에게는 뭔가가 부족하다.

승장(입술 밑): 나는 우유부단하다. 나는 과거에 저지른 일에 대해 부끄러움을 느낀다. 나는 일이 잘못되거나 뭔가 하고 싶지 않을 때 핑계를 댄다.

수부(빗장뼈 밑): 나는 변화에 저항한다. 나는 책임지기가 두렵다. 나는 나 자신을 의심한다.

대포(옆구리): 나는 자신감이 부족하다. 나는 즐거움을 누릴 능력이 없다. 나는 다른 사람들을 탓한다. 내가 변하면 다른 사람들은 나를 받아들이지 않을 것이다.

백회(정수리): 내가 태어난 목적에 맞는 사람이 되고 경험하는 것을 가로막는 남은 감정과 믿음들.

두드리기를 멈춘다.
숨을 깊이 들이쉬고 잠시 멈추었다가 내쉰다.

4) 용서하기

심장에 손을 올려 두고서 다음과 같이 말한다.

나는 불완전한 나의 모든 면에 대해 나 자신을 용서한다. 나는 최선을 다하고 있다.

나는 나를 아프게 하고 실망시켰던 내 삶의 모든 사람을 용서한다. 그들은 자기 최선을 다했다.

다시 숨을 깊이 들이쉬고 잠시 멈추었다가 내쉰다.

5) 확언

각 경혈을 두드리면서 다음과 같이 말한다.

찬죽(눈썹): 나는 내가 만들고 현실이라고 받아들였던 모든 환상을 놓아 버릴 수 있다. 자기 패배적인 모든 행동 패턴을 놓아 버려도 괜찮다. 나는 긍정적인 변화의 과정에 있다.

동자료(눈가): 더 이상 나를 지지하지 않는 것들을 내가 놓아 버려도 나와 다른 사람들은 안전하다.

승읍(눈 밑): 나는 가치가 있는 사람이다. 나는 지금 내 모습에 걸맞은 선택을 한다. 나는 내 관점과 다른 이들의 관점을 존중한다. 나는 우리의 차이를 존중한다. 나는 내 감정을 소중히 여긴다. 나는 나 자신을 깊이, 완전히 받아들인다.

수구(코밑): 나는 변화의 책임을 받아들인다. 나는 나답게 산다. 나는 내 육감을 믿는다. 나는 내 삶에서 일어나고 있는 모든 변화를 기쁘게 받아들인다. 나는 집중하고 있다.

승장(입술 밑): 나는 결정을 내리고 그것을 추구하며 모든 문제와 직면해서 고치기로 선택한다. 내 삶의 모든 경험은 내 성장에 완벽하다.

수부(빗장뼈 밑): 나는 내 삶의 모든 사람과 모든 것들에 감사한다. 나는 삶을 사랑한다. 나는 삶을 믿는다. 나는 지금 내 모습 그대로 나 자신을 사랑한다. 나는 기꺼이 내 삶과 내 행복의 주인이 된다. 나는 삶을 허락한다.

6) 강도 평가

당신이 삶을 제대로 살고 있지 못하거나 즐거움을 경험할 자격이 없다고 얼마나 강하게 느끼는지를 10점 척도(0~10)에서 선택한다. 10점은 가장 극심한 수준이며 0점은 아무렇지도 않은 수준이다.

0	1	2	3	4	5	6	7	8	9	10

숙제

내면의 평화에 도달해서 더 이상 필요가 없다고 느낄 때까지 이 항목을 매일 되풀이하라. 그런 다음 내면의 평화를 유지하기 위해 정기적으로 이 항목을 사용하라.

5. 음식 선택

1) 강도 평가

좋은 음식을 선택하기가 얼마나 힘든지를 10점 척도(0~10)에서 선택한다. 10점은 가장 극심한 수준이며 0점은 아무렇지도 않은 수준이다.

0	1	2	3	4	5	6	7	8	9	10

2) 준비작업

후계(손날)를 계속 두드리면서 다음과 같이 말한다.

비록 좋은 음식을 선택하기는 어렵지만, 나는 좋은 사람이다.
비록 정크푸드를 거부하기는 힘들지만 나는 내 모습을 그대로 받아들인다.
나는 비록 과거에 내 식단에 대해 나쁜 선택을 했고 무력함을 느꼈지만, 나는 이제 내가 더 이상 음식 선택에 대해 무력하지 않음을 깨닫는다.

3) 부정적 문구

각 경혈을 두드리면서 다음과 같이 말한다.

찬죽(눈썹): 나는 좋은 선택을 할 수 없다. 그 생각은 안 하기가 쉽다.
동자료(눈가): 나는 건강한 음식 맛이 싫다. 너무 비싸다. 건강한 음식을 준비하려면 손이 너무 많이 간다. 건강하지 않아도 상관없다. 나는 나의 나쁜 식습관에 집착한다.
승읍(눈 밑): 건강한 음식은 너무 따분하다. 나는 내 건강에 주의를 기울이지 않는다.
수구(코밑): 내 친구들은 모두 정크푸드를 먹는다. 내가 먹지 않으면 같이 낄 수 없을 것이다.
승장(입술 밑): 정크푸드는 맛있다. 나는 정크푸드를 먹는다. 나는 제대로 먹지 않음으로써 나 자신을 망친다. 사랑을 대신해 음식을 먹는다.
수부(빗장뼈 밑): 나는 음식이 몸에 좋지 않아도 상관없다. 나는 내 식습관을 바꾸지 못한다. 나는 그럴 가치가 없다.
대포(옆구리): 나는 음식을 먹을 때 분개한다. 나는 건강하지 않아도 상관없다.

백회(정수리): 남아 있는 나쁜 음식 선택.

두드리기를 멈춘다.
숨을 깊이 들이쉬고 잠시 멈추었다가 내쉰다.

4) 용서하기

심장에 손을 올려 두고서 다음과 같이 말한다.

나는 좋은 음식을 선택하지 못하는 나 자신을 용서한다. 나는 최선을 다했고 이제는 좋은 선택을 하는 것이 내게 중요함을 알고 있다.

다시 숨을 깊이 들이쉬고 잠시 멈추었다가 내쉰다.

5) 확언

각 경혈을 두드리면서 다음과 같이 말한다.

찬죽(눈썹): 나는 내가 먹는 것을 의식하고 있다. 나는 내 몸에 영양분을 공급할 가치가 있다. 나는 그런 수고를 할 만한 가치가 있다. 나는 가치 있는 사람이다.
동자료(눈가): 건강한 음식은 내 면역체계를 강하게 만든다.
승읍(눈 밑): 나는 좋은 음식을 선택할 수 있다. 내 몸은 영양분을 받아 마땅하다.
수구(코밑): 나는 과일과 채소에 영양분이 많다는 것을 안다.
승장(입술 밑): 나는 건강한 선택을 하고 있다. 내 몸은 내가 좋은 선택을 하는 것에 대해 내게 감사한다. 나는 건강한 방식으로 음식을 준비한다.
수부(빗장뼈 밑): 내가 먹는 모든 것들은 나를 더 건강하게 하거나 내 건강을 해칠 것이다.
대포(옆구리): 나는 탄산음료/주스/커피 대신 물을 마시기로 선택한다.
백회(정수리): 나는 내가 몸에 좋은 음식을 선택할 때마다 자랑스럽다! 나는 건강에 좋은 양만큼만 먹는다. 나는 영양가 있는 음식을 반긴다.
찬죽(눈썹): 나는 어떤 음식이 나에게 맞는지 알고 있다. 나는 좋은 선택을 하기 쉽다고 생각한다. 나는 맛있고 영양학적 가치가 높은 음식에 감사한다.

6) 강도 평가

좋은 음식을 선택하기가 얼마나 힘든지를 10점 척도(0~10)에서 선택한다. 10점은 가장 극심한 수준이며 0점은 아무렇지도 않은 수준이다.

0	1	2	3	4	5	6	7	8	9	10

숙제

스스로 더 건강한 음식을 선택함을 느낄 때까지 이 과정을 되풀이하라. 먹고 있는 음식과 그 음식이 몸에 미치는 영향에 주의하라. 좋은 식단은 당신이 삶에서 능력을 충분히 발휘하는 데에 결정적이다. 정크푸드, 색소, 방부제, 인공감미료, 유전자 조작 식품, 지나친 당분을 반드시 피하라. 좋은 식사에 대해 제언을 하는 내 책 『좋은 기운: 당신의 기운을 북돋아 주는 48가지 비법—건강한 생활방식을 만들고 원하는 것을 얻는 비법』을 읽을 것을 권한다.

6. 성인이 되어서 학교로 돌아가기

1) 강도 평가

다시 학교로 돌아가기가 얼마나 힘든지를 10점 척도(0~10)에서 선택한다. 10점은 가장 극심한 수준이며 0점은 아무렇지도 않은 수준이다.

0	1	2	3	4	5	6	7	8	9	10

2) 준비작업

후계(손날)를 계속 두드리면서 다음과 같이 말한다.

> 나는 비록 학교로 돌아가는 것이 걱정되고 그럴 수 없을 것 같지만, 나는 나 자신을 깊이, 완전히 받아들인다.
>
> 나는 비록 학교생활을 시작하기 겁나지만, 나는 내가 이룬 모든 것들을 자랑스럽게 생각하고 모든 두려움을 놓아버리는 것을 선택한다.
>
> 나는 비록 이 과도기가 너무 힘들 것 같아 두렵지만, 나는 좋은 사람이다.

3) 부정적 문구

각 경혈을 두드리면서 다음과 같이 말한다.

찬죽(눈썹): 학교로 돌아가기는 정말 힘들다. 나는 자신이 없다.

동자료(눈가): 나는 과도기가 걱정된다. 할 수 없을 것 같다.

승읍(눈 밑): 나는 무섭다. 너무 많은 변화가 일어날 것이다. 나는 따라잡지 못할 것이다.

수구(코밑): 내가 모르는 것들이 너무 많다. 나는 너무나 오래 학교에서 떨어져 있었다. 나는 어울리지 못할 것이다.

승장(입술 밑): 나는 이럴 준비가 되지 않았다. 내 일상을 바꿔놓을 것이다. 나 자신을 위한 시간이 전혀 없을 것이다. 내가 직장을 구하는 데에 도움이 되지 않으면 어떡하나?

수부(빗장뼈 밑): 나는 가기 싫다. 나는 실패할까 봐 두렵다. 너무 어려울 것이다.

대포(옆구리): 나는 무엇을 기대해야 할지 모르겠다. 내가 어떤 기대를 받을지도 모르겠다.

백회(정수리): 학교로 돌아가는 것에 대한 남은 두려움.

두드리기를 멈춘다.
숨을 깊이 들이쉬고 잠시 멈추었다가 내쉰다.

4) 용서하기

심장에 손을 올려 두고서 다음과 같이 말한다.

나는 학교로 돌아가는 것에 조심스러워서 하는 나 자신을 용서한다. 나는 최선을 다하고 있다.

나는 불안해하는 나 자신을 용서한다. 나는 내가 아는 방식으로 최선을 다하고 있다.

나는 나를 믿지 않는 다른 사람들을 용서한다. 그들은 나름대로 최선을 다하고 있다.

다시 숨을 깊이 들이쉬고 잠시 멈추었다가 내쉰다.

5) 확언

각 경혈을 두드리면서 다음과 같이 말한다.

찬죽(눈썹): 나는 나를 붙잡고 있는 모든 것들을 놓아버린다.

동자료(눈가): 나는 모든 부정적 생각들을 놓아버린다. 나는 나를 제약하는 모든 생각을 놓아버린다. 나의 제약을 놓아버리는 것이 나에게 안전하다. 나는 내가 할 수 없을 것이라고 말하는 다른 사람들의 말을 들어야 할 모든 욕구를 놓아버린다.

승읍(눈 밑): 나는 할 수 있다! 나는 능력이 있다. 나는 새 기술을 얻을 힘이 있음을 느낀다.

수구(코밑): 나는 대학교/학교로 복귀할 수 있다.

승장(입술 밑): 나는 성공할 것이다. 나는 성공할 능력이 있다. 나는 성공할 가치가 있다.

수부(빗장뼈 밑): 나는 실천하는 나 자신이 자랑스럽다. 나는 내가 할 수 있음을 증명하는 기회에 감사한다. 자신감이 내 주변에 넘친다.

6) 강도 평가

다시 학교로 돌아가기가 얼마나 힘든지를 10점 척도(0~10)에서 선택한다. 10점은 가장 극심한 수준이며 0점은 아무렇지도 않은 수준이다.

0	1	2	3	4	5	6	7	8	9	10

숙제

변화하는 과도기가 편하게 느껴질 때까지 이 과정을 매일 되풀이하라. 학생을 위한 다양한 감정자유기법 대본이 나오는 『두드리면 성공한다: 감정자유기법을 활용한 대학생활 성공 길잡이』를 구매해도 좋다. 해당 책에서 부록 1에 나오는 주제들의 목록을 참고하라. 이 책의 '7. 나는 못한다'와 '8. 나는 어울리지 못한다' 항목을 사용해 보는 것도 좋은 생각이다.

7. 나는 못한다

1) 강도 평가

당신이 할 수 없다고 얼마나 강하게 느끼는지를 10점 척도(0~10)에서 선택한다. 10점은 가장 극심한 수준이며 0점은 아무렇지도 않은 수준이다.

0	1	2	3	4	5	6	7	8	9	10

2) 준비작업

후계(손날)를 계속 두드리면서 다음과 같이 말한다.

> 나는 비록 내가 할 수 없다고 느끼지만, 나는 지금 내 모든 제약 조건에도 불구하고 나 자신을 깊이, 완전히 받아들인다.
>
> 나는 비록 내가 할 수 없다고 생각하지만, 나는 ________을 이루는 데 필요한 모든 것들을 할 수 있도록 선택한다.
>
> 나는 비록 그것을 해낼 자신이 없지만, 나는 내가 하기로 한 것을 달성할 수 있도록 선택한다.

3) 부정적 문구

각 경혈을 두드리면서 다음과 같이 말한다.

찬죽(눈썹): 나는 못한다! 나는 실패할까 봐 두렵다. 나는 절대로 그것을 할 수 없을 것이다.

동자료(눈가): 너무 힘들다. 나는 도무지 ________을 할 수 없을 것이다. 나는 진전이 없는 것 같은 기분이다. 나는 무력한 기분이다.

승읍(눈 밑): 불가능하다. 나는 모자란다. 나는 못한다. 나는 자신이 없다.

수구(코밑): 시도조차 하지 않을 것이다. 나는 능력이 안 된다. 나는 절대 그것을 할 수 없을 것이다.

승장(입술 밑): 나는 나 자신에게 너무 큰 것을 바라고 있다. 나는 성공할 가치가 없다.

수부(빗장뼈 밑): 나는 한편으로 내가 이 일을 달성하면 무슨 일이 일어날지 겁이 난다.

대포(옆구리): 나는 안락지대를 넘어섰다. 나는 절대로 성공하지 못할 것이다. 나는 그 문제에 대처하지 않아도 되도록 물러서거나 계속 핑계를 댄다. 나는 풀이 죽었다. 나의 부정적인 자기 대화가 내 성공을 망친다.

백회(정수리): 내가 할 수 없다는 남은 느낌들.

두드리기를 멈춘다.

숨을 깊이 들이쉬고 잠시 멈추었다가 내쉰다.

4) 용서하기

심장에 손을 올려 두고서 다음과 같이 말한다.

> 나는 할 수 없다고 생각하는 나 자신을 용서한다. 나는 내가 할 수 있음을 안다.
> 나는 자신감이 없고 그 일이 너무 어려울 것이라고 생각하는 나 자신을 용서한다.
> 나는 내가 아는 방식으로 최선을 다하고 있다.

다시 숨을 깊이 들이쉬고 잠시 멈추었다가 내쉰다.

5) 확언

각 경혈을 두드리면서 다음과 같이 말한다.

찬죽(눈썹): 나는 할 수 없을 것이라고 더 이상 두려워하지 않는다. 나는 모든 제약과 부정적 자기 대화를 놓아버린다. 나는 모든 자기 패배적 행동을 놓아버린다.

동자료(눈가): 나는 할 수 있다. 나는 나를 믿는다. 나는 자신 있다! 나는 집중한다.

승읍(눈 밑): 나는 방법을 찾을 수 있다. 나는 나를 붙잡는 모든 것들을 놓아버린다.

수구(코밑): 나는 안전하고 편안하다. 나는 나 자신이 성공할 수 있게 선택한다.

승장(입술 밑): 나는 성공할 자신이 있다. 나는 성공할 자격이 있다. 나는 가치가 있다.

수부(빗장뼈 밑): 나는 할 수 있다. 나는 해낼 것이다! 나에게는 놀라운 잠재력이 있다. 나는 내가 하기로 한 것을 이룰 수 있는 자신감이 있어서 이제 행복하고 감사한다. 나는 기회를 환영하고 내 능력을 받아들인다.

6) 강도 평가

당신이 할 수 없다고 얼마나 강하게 느끼는지를 10점 척도(0~10)에서 선택한다. 10점은 가장 극심한 수준이며 0점은 아무렇지도 않은 수준이다.

0	1	2	3	4	5	6	7	8	9	10

숙제

마음속 깊이 당신이 할 수 있음을 깨닫게 될 때까지 매일 두세 번 이 과정을 되풀이하라. 당신은 당신이 성취하기로 한 모든 것을 이룰 수 있다. 부정적 문구 단계에서 당신은 '그것' 대신에 자신이 할 수 없다고 느끼는 어떤 것이든지 구체적인 표현을 써서 넣을 수 있다. 이 책의 '13. 나는 모자란다', '42. 실패', '49. 성공' 항목에 대해서 작업해도 좋다.

8. 나는 어울리지 못한다

1) 강도 평가

당신이 다른 사람들과 어울리지 못한다고 얼마나 강하게 느끼는지를 10점 척도(0~10)에서 선택한다. 10점은 가장 극심한 수준이며 0점은 아무렇지도 않은 수준이다.

0	1	2	3	4	5	6	7	8	9	10

2) 준비작업

후계(손날)를 계속 두드리면서 다음과 같이 말한다.

> 나는 비록 어울리지 못하지만, 나는 나 자신을 깊이, 완전히 사랑하고 받아들인다.
> 나는 비록 다른 사람과 다른 것 같은 기분이지만, 나는 좋은 사람이다.
> 나는 비록 무리의 나머지 사람들과 너무 다른 것 같은 느낌이지만, 나는 이제 어색하게 느껴지는 모든 것들을 놓아 버릴 수 있도록 선택한다.

3) 부정적 문구

각 경혈을 두드리면서 다음과 같이 말한다.

찬죽(눈썹): 나는 어울리지 못한다. 나는 불편하다. 나는 무리에 속하지 않은 것 같은 기분이다. 나는 무리에서 튄다.

동자료(눈가): 아무도 나를 좋아하지 않는다. 내 자리가 아닌 곳에 있는 것 같다. 나는 이곳에 어울리지 않는다.

승읍(눈 밑): 나는 다른 사람들이 나를 어떻게 생각할지 걱정된다. 나는 어울리지 못한다.

수구(코밑): 모두가 내 말과 행동에 엄청나게 주의를 기울인다.

승장(입술 밑): 나는 내 말과 행동이 걱정된다. 어색하다.

수부(빗장뼈 밑): 나는 제자리가 아닌 것 같다. 나는 아무래도 어울리지 못한다. 아무도 나를 이해하지 못한다.

대포(옆구리): 나는 내 원래 모습대로 있기가 불편하다.

백회(정수리): 내가 어울리지 못한다는 남은 느낌들.

두드리기를 멈춘다.
숨을 깊이 들이쉬고 잠시 멈추었다가 내쉰다.

4) 용서하기

심장에 손을 올려 두고서 다음과 같이 말한다.

나는 어울리지 못한다는 느낌이 드는 나 자신을 용서한다. 나는 내가 아는 방법으로 최선을 다하고 있다.
나는 내가 어울리지 못한다는 느낌이 들게 하는 모든 사람을 용서한다. 그들은 나름대로 최선을 다하고 있다.

다시 숨을 깊이 들이쉬고 잠시 멈추었다가 내쉰다.

5) 확언

각 경혈을 두드리면서 다음과 같이 말한다.

찬죽(눈썹): 나는 이 기분을 놓아버린다. 나는 모든 사람을 만족시킬 필요가 없다. 나는 나만의 독특한 성격을 소중히 여긴다. 내가 잘 어울리는 것이 나와 다른 사람들에게도 안전하다.
동자료(눈가): 나는 모든 생각과 걱정에서 벗어난다.
승읍(눈 밑): 나는 내 모습 그대로 완벽하다. 나는 평화롭다. 나는 무리에서 나 혼자 있을 때 느끼는 고요함에 감사한다. 나는 내면의 평화를 느낀다. 나는 내면의 평화를 느낄 때 편안하다.
수구(코밑): 나는 나 스스로 생각한다. 다른 사람들의 생각은 중요치 않다.
승장(입술 밑): 나는 잘 어울린다. 나는 지금 내 모습과 나만의 특성에 행복하고 감사한다. 나는 다른 사람들과 교류할 때에도 평온하다.
수부(빗장뼈 밑): 나는 지금 내 모습으로 있어도 편안하다. 내 모습대로 있는 것은 안전하다. 내 말과 행동은 내 자신감을 반영한다.

6) 강도 평가

당신이 다른 사람들과 어울리지 못한다고 얼마나 강하게 느끼는지를 10점 척도(0~10)에서 선택한다. 10점은 가장 극심한 수준이며 0점은 아무렇지도 않은 수준이다.

0	1	2	3	4	5	6	7	8	9	10

숙제

당신 자신이 괜찮다고 느껴질 때까지, 그리고 다른 사람과 어울리는 당신의 능력이 괜찮다고 느껴질 때까지 매일 두 번씩 이 과정을 되풀이하라. 당신 모습 그대로 있을 때 편안하다고 항상 느껴야 한다. 이 책의 '14. 남의 기분 맞춰 주기'나 '48. 사회 불안' 항목에 대해 작업하는 것도 좋다.

9. 이민/소수자

1) 강도 평가

당신의 배경 때문에 당신이 걸맞지 않은 곳에 있다고 얼마나 강하게 느끼는지를 10점 척도(0~10)에서 선택한다. 10점은 가장 극심한 수준이며 0점은 아무렇지도 않은 수준이다.

0	1	2	3	4	5	6	7	8	9	10

2) 준비작업

후계(손날)를 계속 두드리면서 다음과 같이 말한다.

나는 비록 차별받고 있는 기분이 들지만, 나는 나 자신을 깊이, 완전히 받아들인다.
나는 비록 남들과 다르지만, 나는 모든 두려움, 혼란, 제약을 놓아버리는 것을 선택한다.
나는 비록 다른 사람들과 달라서 그들이 나를 이해하지 못하지만, 나는 완벽하고 온전하며 완전하다.

3) 부정적 문구

각 경혈을 두드리면서 다음과 같이 말한다.

찬죽(눈썹): 나는 어울리지 못한다. 다른 사람들은 나를 깔본다. 나는 이런 대우를 예상하지 못했다.
동자료(눈가): 나는 끼지 못한다. 아무도 나를 이해하지 못한다. 나는 다른 사람들을 이해하지 못한다. 나는 다른 사람들이 곱게 보이지 않는다. 나는 그들이 나를 곱지 않게 볼까 봐 두렵다.
승읍(눈 밑): 나는 내 자리가 아닌 곳에 있는 것 같다. 사람들이 나를 의심한다. 어울리려면 다른 사람들처럼 행동해야 한다. 나는 피해자다.
수구(코밑): 나는 문화적 정체성 때문에 고생하고 있다.
승장(입술 밑): 나는 나 자신일 수가 없다. 나는 의사소통하기가 힘들다.
수부(빗장뼈 밑): 나는 내 잠재력을 최대한으로 발휘할 수 없다.

대포(옆구리): 나는 다른 사람들과 내 감정을 나누기가 두렵다.
백회(정수리): 내 자리가 아닌 곳에 있는 것 같은 남은 느낌들.

두드리기를 멈춘다.
숨을 깊이 들이쉬고 잠시 멈추었다가 내쉰다.

4) 용서하기

심장에 손을 올려 두고서 다음과 같이 말한다.

나는 불편하게 느끼는 나 자신을 용서한다. 나는 내 최선을 다하고 있다.
나는 다른 사람들이 나를 어떻게 보더라도, 나를 이해하지 못하더라도 그들을 용서한다. 그들은 자기가 아는 방식으로 최선을 다하고 있다.

다시 숨을 깊이 들이쉬고 잠시 멈추었다가 내쉰다.

5) 확언

각 경혈을 두드리면서 다음과 같이 말한다.

찬죽(눈썹): 나는 이 두려움을 놓아버린다. 나는 모든 두려움과 편견을 놓아버린다.
동자료(눈가): 나는 모든 의심을 놓아 버릴 수 있다. 이제 그런 것들을 놓아버리는 것이 내게 안전하다.
승읍(눈 밑): 나는 나 자신이 내 문화와 믿음을 존중하면서도 다른 사람들과 친구가 될 수 있도록 할 것이다. 나는 나 자신과 다른 사람들을 존중한다.
수구(코밑): 나는 자신감을 얻고 있다. 나는 용기를 느낀다. 나는 마음을 열어 다른 사람들의 믿음과 전통을 이해하고 존중한다.
승장(입술 밑): 내 잠재력은 무한하다. 편안하게 느껴도 안전하다.
수부(빗장뼈 밑): 나는 편하고 안전하며 마음을 열어 이 문화를 이해한다.

6) 강도 평가

당신의 배경 때문에 당신이 걸맞지 않은 곳에 있다고 얼마나 강하게 느끼는지를 10점 척도(0~10)에서 선택한다. 10점은 가장 극심한 수준이며 0점은 아무렇지도 않은 수준이다.

0	1	2	3	4	5	6	7	8	9	10

숙제

편안하게 느껴질 때까지 이 과정을 되풀이하라. 이 책의 '8. 나는 어울리지 못한다', '11. 험담/뒷말', '50. 피해자' 항목에 대해 작업하는 것도 좋다.

10. 우유부단

1) 강도 평가

무엇을 하고 싶은지 잘 모르겠다고 얼마나 강하게 느끼는지를 10점 척도(0~10)에서 선택한다. 10점은 가장 극심한 수준이며 0점은 아무렇지도 않은 수준이다.

0	1	2	3	4	5	6	7	8	9	10

2) 준비작업

후계(손날)를 계속 두드리면서 다음과 같이 말한다.

나는 비록 결정을 내리지 못하지만, 나는 지금 내 모습 그대로 나 자신을 깊이, 완전히 받아들인다.

나는 비록 내가 생각해 내지 못할까 봐 두렵지만, 나는 이런 압박, 두려움, 혼란을 놓아버리고 분명하게 결정하는 것을 선택한다.

비록 과거의 나는 우유부단했지만, 나는 완벽하고 온전하며 완전하다. 나는 이제 내 판단을 믿고 최선의 결정을 내리는 것을 선택한다.

3) 부정적 문구

각 경혈을 두드리면서 다음과 같이 말한다.

찬죽(눈썹): 나는 내가 무엇을 하고 싶은지 모르겠다. 나는 이 문제를 마주하고 싶지 않다.

동자료(눈가): 나는 결정하지 못하겠다. 나는 스스로 너무 부담을 주기 때문에 결정을 내릴 수가 없다. 나는 내 의견을 어떻게 표현할지 모르겠다.

승읍(눈 밑): 나는 틀린 결정을 내릴 것이다. 나는 그 결과에 대해 아무것도 못할 것이다. 나는 내 앞에 있는 여러 선택에 정신이 팔렸다.

수구(코밑): 내가 답을 영영 찾지 못하면 어떻게 될까? 나는 결정해야 한다는 부담을 너무 크게 느끼고 있다. 내가 결과에 만족하지 못하면 어떻게 될까?

승장(입술 밑): 나는 결정하지 못하겠다. 나는 과거의 나쁜 선택 때문에 불행을 겪어 왔다. 그런 위험을 감수할 가치가 없다. 나는 멍하다.

수부(빗장뼈 밑): 나는 어딘가에 전념하고 싶지 않다. 내가 결정을 내리면 돌아올 수 없을 것이다. 나는 그 결과를 받아들이고 살아야 한다는 것이 두렵다.

대포(옆구리): 이것은 나에게 절대로 도움이 될 수 없다. 옳은 선택을 해야 한다는 압박감이 너무 크다.

백회(정수리): 무엇을 하고 싶은지 알아낼 수 없을 것이라는 남은 느낌들.

두드리기를 멈춘다.

숨을 깊이 들이쉬고 잠시 멈추었다가 내쉰다.

4) 용서하기

심장에 손을 올려 두고서 다음과 같이 말한다.

나는 무엇을 해야 할지 모르는 나 자신을 용서한다. 나는 최선을 다하고 있다.

나는 내가 무엇을 원하는지 모르는 나 자신을 용서한다. 나는 내가 아는 방식으로 최선을 다하고 있다.

다시 숨을 깊이 들이쉬고 잠시 멈추었다가 내쉰다.

5) 확언

각 경혈을 두드리면서 다음과 같이 말한다.

찬죽(눈썹): 나는 틀린 선택을 하거나 혹평받는 것에 대한 모든 두려움을 놓아 버린다. 나는 모든 의구심을 놓아 버릴 수 있다. 결정을 쉽게 내릴 수 있음을 알아 가고 있다.

동자료(눈가): 나는 결정을 내릴 때 편안하고 자신이 있다.

승읍(눈 밑): 내가 바라는 것, 나에게 옳다고 생각하는 것에 근거해서 결정을 내리는 것이 나에게 안전하다. 나는 내 결정에 대해 평화롭다. 나는 그 결과를 받아들인다.

수구(코밑): 나는 자신감을 얻고 있다. 나는 나에게 옳다고 생각하는 것을 선택한다.

승장(입술 밑): 내 길은 분명해지고 있다. 내가 바라는 것을 선택하는 것이 안전하다. 나는 내가 바라는 것을 할 가치와 자격이 있다. 나는 내 선택에서 편안함을 느낀다.

수부(빗장뼈 밑): 나는 내 분명함, 자신감, 결단력에 감사한다.

6) 강도 평가

무엇을 하고 싶은지 잘 모르겠다고 얼마나 강하게 느끼는지를 10점 척도(0~10)에서 선택한다. 10점은 가장 극심한 수준이며 0점은 아무렇지도 않은 수준이다.

0	1	2	3	4	5	6	7	8	9	10

숙제

당신이 하고 싶은 것이나 결정을 내리는 것에 대해 자신감을 느낄 때까지 이 과정을 되풀이하라. 다른 사람들이 해 주는 말 때문에 부담을 느낀다면 이 책의 '14. 남의 기분 맞춰 주기', '38. 변화', '15. 미루기' 항목에 대해 작업하는 것도 좋다. 잘못될까 봐 걱정하는 것이 무엇인지 생각해보고 이 책에서 적당한 항목을 찾아 작업하라.

11. 험담/뒷말

1) 강도 평가

남의 뒷말 혹은 험담을 얼마나 하고 싶은지를 10점 척도(0~10)에서 선택한다. 10점은 가장 극심한 수준이며 0점은 아무렇지도 않은 수준이다.

0	1	2	3	4	5	6	7	8	9	10

2) 준비작업

후계(손날)를 계속 두드리면서 다음과 같이 말한다.

> 나는 비록 남의 험담을 하는 데에 빠져 살지만, 나는 그것을 놓아버리고 다른 사람들에게서 좋은 점을 찾는 것을 선택한다.
>
> 나는 비록 다른 사람들을 혹평했지만, 나는 나 자신을 깊이, 완전히 받아들인다.
>
> 나는 비록 뒷말하는 경향이 있지만, 나는 좋은 사람이다.

3) 부정적 문구

각 경혈을 두드리면서 다음과 같이 말한다.

찬죽(눈썹): 나는 남을 험담하는 나 자신의 모습을 본다. 나는 남들을 깔볼 때 힘이 있다고 느낀다.

동자료(눈가): 내가 사람들과 잘 어울리는 것 같은 기분이 든다. 다른 사람을 관찰해서 흠을 잡으면 내가 더 나은 사람이 되는 것 같은 기분이 든다.

승읍(눈 밑): 뒷말은 사람들과 어울리고 연결되는 방식이다.

수구(코밑): 다른 사람들과 어울리려면 뒷말을 해야 한다. 다른 사람들은 예전에 나에게 혹평을 했다. 다른 사람들은 나를 놀렸다. 인간 본성이다. 누구나 그렇게 한다.

승장(입술 밑): 뭔가에 대해 말을 하면 나는 거부당할 것이다. 나는 거부당하는 것이 두렵다.

수부(빗장뼈 밑): 나는 사람들이 말하는 것을 무시할 수가 없다. 나도 거기에 동참해야 한다.

대포(옆구리): 나는 그런 짓을 멈출 수가 없다. 나도 즐긴다.

백회(정수리): 뒷말, 험담, 남 말을 계속하고 싶은 남은 욕구.

두드리기를 멈춘다.
숨을 깊이 들이쉬고 잠시 멈추었다가 내쉰다.

4) 용서하기

심장에 손을 올려 두고서 다음과 같이 말한다.

나는 남의 험담을 하는 나 자신을 용서한다. 나는 최선을 다하고 있다.
나는 뒷말을 하는 나 자신을 용서한다. 나는 내가 아는 방식으로 최선을 다하고 있다.

다시 숨을 깊이 들이쉬고 잠시 멈추었다가 내쉰다.

5) 확언

각 경혈을 두드리면서 다음과 같이 말한다.

찬죽(눈썹): 나는 어울리기 위해 남의 험담과 뒷말을 하는 이런 욕구를 놓아버린다.
동자료(눈가): 나는 다른 사람들에게서 내 마음에 드는 점들을 찾을 수 있다. 뒷말을 자제하는 것이 나에게 안전하다. 나는 다른 사람들의 험담을 하는 내 모습을 인정하고 뭔가 긍정적인 것으로 바꾼다. 나는 내 일에나 신경 쓴다. 나는 모든 사람의 좋은 점을 본다. 나는 다른 사람들의 선택을 존중한다. 나는 다른 사람들을 긍정적인 방식으로 바라본다.
승읍(눈 밑): 나는 그런 것들을 놓아 버릴 힘과 용기가 있다. 나는 변화를 환영한다. 나는 나 자신을 용서한다. 옳은 것을 옳다고 당당히 말하는 것이 나에게 안전하다.
수구(코밑): 나는 나 자신을 존중한다. 나는 타인을 존중한다. 나는 우리 차이를 존중한다.
승장(입술 밑): 나는 자신이 있다. 나는 지금 내 모습과 내가 하는 선택에 기분이 좋다.

수부(빗장뼈 밑): 나는 남을 험담하고 사람들을 비교하고 싶은 이 욕구에서 벗어
난다.

6) 강도 평가

남의 뒷말 혹은 험담을 얼마나 하고 싶은지를 10점 척도(0~10)에서 선택한다. 10점은 가장 극심한 수준이며 0점은 아무렇지도 않은 수준이다.

0	1	2	3	4	5	6	7	8	9	10

숙제

기분이 나아질 때까지 두세 번 이 과정을 되풀이하라. 이 책의 '23. 죄책감', '12. 실수' 항목에 대해 작업하는 것도 고려해 보라.

12. 실수

1) 강도 평가

실수하거나 이미 저지른 실수에 대해 생각하면 얼마나 신경 쓰이는지를 10점 척도(0~10)에서 선택한다. 10점은 가장 극심한 수준이며 0점은 아무렇지도 않은 수준이다.

0	1	2	3	4	5	6	7	8	9	10

2) 준비작업

후계(손날)를 계속 두드리면서 다음과 같이 말한다.

> 나는 비록 과거에 실수했지만, 나는 좋은 사람이다.
> 나는 비록 또 다른 실수를 할까 봐 두렵지만, 나는 나 자신을 깊이, 완전히 받아들이고 과거의 내 행동에 대해 나 자신을 용서한다.
> 나는 비록 실수하고 과거의 내 행동에 대해 무력함을 느꼈지만, 나는 실수하는 것에 대한 모든 두려움을 놓아버리기로 선택한다.

3) 부정적 문구

각 경혈을 두드리면서 다음과 같이 말한다.

찬죽(눈썹): 나는 실수를 했다. 나는 멍청한/슬픈/후회되는/분노하는 기분이 든다.

동자료(눈가): 나는 내 행동의 결과에 대해 나 자신을 용서할 수 없다. 어떻게 그럴 수 있는가? 내 선택이 다른 사람들에게 상처를 주었다. 나는 이 후회에서 벗어날 자격이 없다. 나는 나를 실망시켰다.

승읍(눈 밑): 나는 그럴 생각이 아니었다. 나는 그 생각을 하면 끔찍한 기분이 든다. 나는 과거에 실수했고 나는 내가 실패할까 봐 두렵다. 나는 나 자신을 혼내야 할 필요가 있다. 나는 이런 생각을 놓아 버릴 수 없다.

수구(코밑): 나는 내가 실수해서 기분 나쁘다. 나는 죄책감을 느낀다.

승장(입술 밑): 나는 다시는 절대로 그러고 싶지 않다. 나는 다시 망칠까 봐 두렵다.

수부(빗장뼈 밑): 내가 나빴다. 나는 당황스럽다. 나는 바보 같은 기분이 든다.

대포(옆구리): 큰 실수였다. 나는 결과를 대면하고 싶지 않다.
백회(정수리): 실수를 하는 것에 대한 남은 나쁜 기분들.

두드리기를 멈춘다.
숨을 깊이 들이쉬고 잠시 멈추었다가 내쉰다.

4) 용서하기

심장에 손을 올려 두고서 다음과 같이 말한다.

나는 실수를 한 나 자신을 용서한다. 나는 다시는 그렇게 하지 말아야 한다고 배웠다.
나는 또 다른 실수를 할까 봐 두려워하는 나 자신을 용서한다. 나는 최선을 다하고 있다.

다시 숨을 깊이 들이쉬고 잠시 멈추었다가 내쉰다.

5) 확언

각 경혈을 두드리면서 다음과 같이 말한다.

찬죽(눈썹): 누구나 실수를 했다. 나는 나 자신을 그만 혼낼 수 있다.
동자료(눈가): 나는 나 자신을 용서할 수 있다. 나는 다시 그렇게 하지 않을 것이다. 나는 여기에서 해방될 자격이 있다.
승읍(눈 밑): 나는 이제 그것을 놓아 버릴 수 있다. 이제 내가 그것을 놓아 버려도 나와 다른 사람들은 안전하다. 나는 나 자신을 용서한다. 나는 그 두려움에서 벗어난다. 나는 내가 좋은 선택을 하리라고 믿는다.
수구(코밑): 나는 그 실수 때문에 느끼는 나쁜 기분을 놓아 버릴 것이다. 나는 평화롭다. 과거는 지나갔고 나는 앞으로 나아갈 준비가 되어 있다.
승장(입술 밑): 나는 내 실수에서 배웠다. 나는 이제 더 똑똑하고 더 지혜롭다. 나는 내 경험이 가르쳐준 것들에 행복하고 감사한다. 나는 성장하고 변화할 용기가 있다. 나는 지금 정확히 내가 있어야 할 곳에 있다.
수부(빗장뼈 밑): 나는 나 자신을 믿어도 안전하다. 나는 완벽하고 온전하며 완전하다.

6) 강도 평가

실수한다고 생각하면 얼마나 신경 쓰이는지를 10점 척도(0~10)에서 선택한다. 10점은 가장 극심한 수준이며 0점은 아무렇지도 않은 수준이다.

0	1	2	3	4	5	6	7	8	9	10

숙제

실수한 것에 대해 스스로 용서할 수 있을 때까지 이 과정을 되풀이하라. 이 책의 '23. 죄책감', '24. 슬픔', '42. 실패' 항목에 대해 작업하는 것도 고려해 보라.

13. 나는 모자란다

1) 강도 평가

'나는 모자란다'라고 얼마나 강하게 느끼는지 10점 척도(0~10)에서 선택한다. 10점은 가장 극심한 수준이며 0점은 아무렇지도 않은 수준이다.

0	1	2	3	4	5	6	7	8	9	10

2) 준비작업

후계(손날)를 계속 두드리면서 다음과 같이 말한다.

> 나는 비록 과거에 내가 모자란다고 믿게 하는 여러 조건을 갖추었지만, 나는 내가 훌륭하고 능력 있는 사람임을 깨닫기로 선택한다.
>
> 나는 비록 ________을 잘하지 못하지만, 나는 대단한 사람이다.
>
> 나는 비록 ________만큼 훌륭하지는 않지만, 나는 똑똑하다.
>
> 나는 비록 ________을 달성할 수 없겠지만, 나는 나 자신을 있는 그대로 깊이, 완전히 받아들인다.

3) 부정적 문구

각 경혈을 두드리면서 다음과 같이 말한다.

찬죽(눈썹): 나는 모자란다. 나는 열등하다. 나는 내가 모자란다고 믿도록 길들여졌다. 나는 모자란다. 나는 무가치하다. 나는 희망이 없다. 희망이 없다.

동자료(눈가): 다른 사람들이 모두 나보다 잘한다. 나는 의욕이 없다.

승읍(눈 밑): 나는 가치가 없다. 나는 도무지 ________을 달성할 수 없을 것이다. 나는 절대로 성공하지 못할 것이다. 나는 성공할 자격이 없다. 나는 그럴 가치가 없다. 성공은 두렵다. 내가 성공하면 사람들은 나를 좋아하지 않을 것이다. 나는 이것을 할 수 없다. 나는 정말 이것을 하고 싶지 않다. 나는 머리가 모자란다.

수구(코밑): 나는 ________을 잘하지 못한다. 나는 능력이 없다. 나는 내게서 흠을 찾는다.

승장(입술 밑): 나는 내 흠에 집중한다. 내 결점이 내가 성공하지 못하게 한다.

수부(빗장뼈 밑): 나는 그것을 더 잘해 볼 수 없다. 나는 결코 더 잘할 수 없을 것이다.

대포(옆구리): 나는 절대 충분치 않을 것이다. 나는 충분한 능력이 생기는 것이 두렵다.

백회(정수리): 모자란다는 남은 느낌들.

두드리기를 멈춘다.

숨을 깊이 들이쉬고 잠시 멈추었다가 내쉰다.

4) 용서하기

심장에 손을 올려 두고서 다음과 같이 말한다.

나는 내가 모자란다고 느끼는 나 자신을 용서한다. 나는 최선을 다하고 있다.

나는 모자란 나 자신을 용서한다. 나는 내가 아는 한 최선을 다하고 있다.

나는 내가 그들보다 모자란다고 느끼게 하는 다른 사람들을 용서한다. 그들도 나름대로 최선을 다하고 있다!

다시 숨을 깊이 들이쉬고 잠시 멈추었다가 내쉰다.

5) 확언

각 경혈을 두드리면서 다음과 같이 말한다.

찬죽(눈썹): 나는 모자란다는 기분을 놓아버린다. 나는 내가 아주 괜찮다고 믿음으로써 혜택을 본다. 나는 훌륭하다.

동자료(눈가): 나는 영원히 그 기분을 놓아 버릴 수 있다. 나는 이 제한 믿음을 놓아버리는 것이 안전하다.

승읍(눈 밑): 나는 내가 하는 모든 것을 잘한다. 나는 칭찬받을 가치가 있다.

수구(코밑): 나는 최대한 열심히 하려고 하고 있고 잘하고 있다. 나는 내가 이룬 것들이 자랑스럽다.

승장(입술 밑): 나는 내가 나아지고 있음을 안다. 나는 나를 붙잡고 있는 모든 것들을 놓아 버릴 수 있다.

수부(빗장뼈 밑): 나는 자신이 있고 내가 하려고 한 모든 것을 할 수 있다. 나는 나를 무조건 받아들인다. 나는 나의 가치와 자신감에 감사한다.

6) 강도 평가

'나는 모자란다'라고 얼마나 강하게 느끼는지 10점 척도(0~10)에서 선택한다. 10점은 가장 극심한 수준이며 0점은 아무렇지도 않은 수준이다.

0	1	2	3	4	5	6	7	8	9	10

숙제

당신이 바라는 만큼 ________을 잘한다고 스스로 느끼게 될 때까지 매일 이 과정을 되풀이하라. 이 항목은 운동 수행에 대한 제한 믿음에 매우 효과가 좋다. 위의 준비작업 문구 '나는 비록 ________을 달성할 수 없겠지만'에서 깨고 싶은 성적, 시간, 기록을 써넣어라. 이 책의 '24. 슬픔', '42. 실패', '49. 성공' 항목에 대해 작업하는 것도 고려해 보라.

14. 남의 기분 맞춰 주기

1) 강도 평가

다른 사람의 기분을 맞춰 줘야 한다고 얼마나 강하게 느끼는지를 10점 척도(0~10)에서 선택한다. 10점은 가장 극심한 수준이며 0점은 아무렇지도 않은 수준이다.

0	1	2	3	4	5	6	7	8	9	10

2) 준비작업

후계(손날)를 계속 두드리면서 다음과 같이 말한다.

> 나는 비록 나를 제외한 모든 사람의 기분을 맞춰 주어야 하고, 다른 사람들이 나를 인정해 주어야 하지만, 나는 나 자신을 깊이, 완전히 받아들인다.
>
> 나는 비록 다른 사람들이 나를 좋아하도록 그들의 기분을 맞춰 주어야 하고, 과거에는 이 문제 때문에 무력감을 느꼈지만, 나는 스스로 이런 욕구를 놓아 버릴 수 있다.
>
> 나는 비록 내 결정에서 다른 모든 사람을 고려해야 하지만, 나는 가치 있는 사람이다.

3) 부정적 문구

각 경혈을 두드리면서 다음과 같이 말한다.

찬죽(눈썹): 나는 모든 사람을 만족시켜야 한다. 나는 중요치 않다. 나는 내 가족, 친구, 동료들을 무슨 수를 써서라도 만족시켜야 한다. 나는 그들의 기대에 맞춰야만 한다.

동자료(눈가): 나는 나만의 결정을 결코 내리지 못할 것이다. 나는 부담을 너무 많이 느낀다.

승읍(눈 밑): 결정을 내리기가 너무 힘들다. 나는 모든 사람에게 인정을 받아야 한다.

수구(코밑): 나는 다른 사람들을 만족시켜야 한다. 내가 잘못된 결정을 내리면 다른 사람들은 나를 싫어할 것이다. 나는 내 결정이 다른 모든 사람에게 어떤 영향을 미칠지 판단해야만 한다.

승장(입술 밑): 내 생각은 중요하지 않다. 나는 내가 무슨 생각을 하는지도 모르겠다.

수부(빗장뼈 밑): 나는 나의 모든 언행에 대해 다른 사람들이 어떻게 생각하는지 걱정해야만 한다.

대포(옆구리): 나는 나 자신을 결코 만족시키지 못할 것이다. 나는 행복할 자격이 없다.

백회(정수리): 나는 다른 사람들이 나를 어떻게 생각할지 두렵다. 나는 그들이 무슨 생각을 하고 있는지 안다.

찬죽(눈썹): 남의 기분을 맞춰야 한다는 것에 대한 남은 느낌들.

두드리기를 멈춘다.

숨을 깊이 들이쉬고 잠시 멈추었다가 내쉰다.

4) 용서하기

심장에 손을 올려 두고서 다음과 같이 말한다.

나는 모든 사람의 기분을 맞춰 주어야 한다고 느끼는 나 자신을 용서한다. 나는 최선을 다하고 있다.

나는 내 기분이 중요하지 않다고 생각하는 나 자신을 용서한다. 나는 내가 아는 방식으로 최선을 다하고 있다.

나는 나만을 위한 결정을 하고 싶지 않은 나 자신을 용서한다. 나는 최선을 다하고 있고 변화를 일으키는 것에 기분이 좋을 수 있다.

다시 숨을 깊이 들이쉬고 잠시 멈추었다가 내쉰다.

5) 확언

각 경혈을 두드리면서 다음과 같이 말한다.

찬죽(눈썹): 나는 다른 사람들의 기분을 맞춰 주어야 한다는 욕구를 놓아버린다. 나는 죄책감을 놓아버린다.

동자료(눈가): 나는 나 자신을 만족시킬 수 있다. 나는 자신이 있다! 내 행복에 책임을 질 사람은 나 하나뿐이다. 나는 내 욕구를 충족시킬 가치가 있다. 내 경계를 설정하고 지키는 것이 나에게 안전하다. 나는 나에 대한 남들의 의견을 놓아버린다. 나는 다른 사람들이 나나 내 선택을 인정하지 않을 수 있다는 사실을 받아들인다.

승읍(눈 밑): 나는 다른 모든 사람을 생각지 않고 나만을 위한 결정을 내릴 수 있다.

수구(코밑): 나는 내가 믿는 것을 위해 나서고 나만을 위한 결정을 하기로 선택한다.

승장(입술 밑): 나는 자유롭게 나만을 위한 선택을 한다. 나는 나에게 최선인 것을 한다. 나는 내 꿈을 좇는다. 나는 다른 사람들이 뭐라고 말하고 생각하든 기회를 본다.

수부(빗장뼈 밑): 나는 행복하게 나만의 삶을 살 자격이 있다! 나는 내 선택에 자신이 있다.

6) 강도 평가

다른 사람의 기분을 맞춰 줘야 한다고 얼마나 강하게 느끼는지를 10점 척도(0~10)에서 선택한다. 10점은 가장 극심한 수준이며 0점은 아무렇지도 않은 수준이다.

0	1	2	3	4	5	6	7	8	9	10

숙제

다른 사람들을 만족시키는 이런 패턴을 계속할 필요가 없음을 깨닫게 될 때까지 하루에 두세 번 이 과정을 되풀이하라.

15. 미루기

1) 강도 평가

할 일을 미뤄야 한다고 얼마나 강하게 느끼는지 10점 척도(0~10)에서 선택한다. 10점은 가장 극심한 수준이며 0점은 아무렇지도 않은 수준이다.

0	1	2	3	4	5	6	7	8	9	10

2) 준비작업

후계(손날)를 계속 두드리면서 다음과 같이 말한다.

비록 미루기는 내 불안을 직면하지 않는 나만의 방법이며 과거에 나는 아무런 통제력도 없었지만, 나는 나 자신을 깊이, 완전히 받아들인다.

나는 비록 내가 해야 할 일에 동기부여가 되지 않고 과거에 내 기대에 부응하지 못했던 것에 죄책감을 느끼지만, 나는 지금 내 모습이 괜찮다.

나는 비록 아무것도 마무리하지 못하지만, 나는 완벽하고 온전하며 완전하다.

3) 부정적 문구

각 경혈을 두드리면서 다음과 같이 말한다.

찬죽(눈썹): 나는 해낼 수 없다. 나는 임무를 완료하지 못한다. 나는 임무를 완료하는 만족감을 느낄 자격이 없다. 나는 시작한 것을 끝내지 못한다.

동자료(눈가): 나는 쉽게 다른 곳에 정신이 팔린다. 회피가 통제력을 얻는 나만의 방식이다.

승읍(눈 밑): 나는 성공을 어떻게 다루어야 할지 모르겠다. 나는 결정을 내릴 수 없다. 나는 내 성장을 방해한다. 미룸으로써 내 불안으로부터 보호받는다.

수구(코밑): 나는 나 자신에게 비합리적인 기대를 하고 있다. 나는 내 기준에 부합하지 못한다. 나는 완벽해지기 위해 애쓴다. 내 완벽주의가 나를 마비시킨다.

승장(입술 밑): 나는 늘 이런 식이었다. 나는 결코 바뀌지 못할 것이다. 나는 목표를 세우지 않는다.

수부(빗장뼈 밑): 나는 책임지기 싫다. 나는 이 문제에 통제력이 없다.

대포(옆구리): 나는 내가 해야 할 일을 피하기 위해 무슨 짓이라도 할 것이다. 나는 계속 핑계를 댄다.

백회(정수리): 계속 미루고 싶은 남은 욕구.

두드리기를 멈춘다.

숨을 깊이 들이쉬고 잠시 멈추었다가 내쉰다.

4) 용서하기

심장에 손을 올려 두고서 다음과 같이 말한다.

나는 미루는 나 자신을 용서한다. 나는 최선을 다하고 있다.

나는 내가 성공할 자격이 없다고 생각하는 나 자신을 용서한다. 나는 내가 아는 방식으로 최선을 다하고 있다.

다시 숨을 깊이 들이쉬고 잠시 멈추었다가 내쉰다.

5) 확언

각 경혈을 두드리면서 다음과 같이 말한다.

찬죽(눈썹): 나는 이 행동 패턴을 놓아 버린다. 나는 핑계를 놓아 버린다. 나는 목표를 세운다.

동자료(눈가): 나는 놓아 버릴 수 있다. 나는 이렇게 미루는 패턴을 놓아 버린다. 나는 나에게 잘못된 믿음을 만들었던 과거의 모든 것들을 놓아 버린다.

승읍(눈 밑): 나는 내 선택에 책임을 진다. 나는 내 행동을 통제한다.

수구(코밑): 놓아 버리는 것이 나에게 안전하다. 더 이상 아무 도움이 되지 않는다.

승장(입술 밑): 나는 마음껏 책임지고 내 마감 기한을 맞춘다. 나는 행동한다.

수부(빗장뼈 밑): 나는 성공할 자격이 있다. 나는 성공을 즐길 수 있다. 나는 가치가 있다.

대포(옆구리): 나는 과제를 완료하는 만족감을 누린다.

백회(정수리): 나는 내 성취가 자랑스럽다. 나는 과제를 완료해서 행복하고 감사한다.

6) 강도 평가

할 일을 미뤄야 한다고 얼마나 강하게 느끼는지 10점 척도(0~10)에서 선택한다. 10점은 가장 극심한 수준이며 0점은 아무렇지도 않은 수준이다.

0	1	2	3	4	5	6	7	8	9	10

숙제

미루는 행동 패턴에 빠져 있다고 생각한다면 미루지 않고도 과제를 완료할 수 있다고 느낄 때까지 이 과정을 되풀이하라. 이 책의 '42. 실패', '49. 성공', '14. 남의 기분 맞춰주기', '23. 죄책감', '13. 나는 모자란다' 항목에 대해 작업하는 것도 좋다.

16. 중요한 날

1) 강도 평가

당신에게 힘들었던 특정한 날에 대해 생각하면 얼마나 괴롭게 느껴지는지를 10점 척도(0~10)에서 선택한다. 10점은 가장 극심한 수준이며 0점은 아무렇지도 않은 수준이다.

0	1	2	3	4	5	6	7	8	9	10

2) 준비작업

후계(손날)를 계속 두드리면서 다음과 같이 말한다.

비록 이날은 나에게 감정적, 에너지적, 신체적으로 괴로움을 일으키기도 하지만, 나는 나 자신을 깊이, 완전히 받아들인다.

비록 이날은 엄청나게 중요하지만, 나는 이제 놓아 버리고 그날이 일으키는 모든 감정적, 신체적 영향에서 자유로워지기로 선택한다.

비록 이날은 내 몸의 모든 부분에 각인되어 있고 과거에 나는 이날에 대해 아무런 힘도 없었지만, 나는 이제 통제력을 갖기로 선택한다.

3) 부정적 문구

각 경혈을 두드리면서 다음과 같이 말한다.

찬죽(눈썹): 이날은 아주 깊은 잠재의식 차원에서 나에게 영향을 미친다. 내 신체적, 에너지적, 감정적, 영적 안녕에 이날이 미치는 모든 영향.

동자료(눈가): 이날 때문에 내가 믿게 된 모든 환상들. 이런 믿음을 강화시켜 주는 모든 사건들. 삶이 공평하지 않다는 생각을 만든 모든 믿음들. 이날 내 몸에 일어났던 모든 충격.

승읍(눈 밑): 이날에 대한 모든 잠재의식적 연상 작용들. 이날에 일어난 모든 사건의 결과로 내 잠재의식에 프로그래밍된 모든 부정적 영향의 악순환.

수구(코밑): 이날이 내 신체에 일으킨 모든 심리적 외상.

승장(입술 밑): 이날의 결과 일어난 모든 프로그래밍.

수부(빗장뼈 밑): 내가 태어나기 전부터 나에게 각인된 모든 날들.

대포(옆구리): 나는 이 사건과 이 사건에 대한 내 몸의 반응에 대해 무력하다.

백회(정수리): 이날이 일으킨 모든 남아 있는 두려움, 불안, 감정적 상처.

두드리기를 멈춘다.

숨을 깊이 들이쉬고 잠시 멈추었다가 내쉰다.

4) 용서하기

심장에 손을 올려 두고서 다음과 같이 말한다.

나는 이날이 그렇게 힘을 발휘하게 내버려 둔 나 자신을 용서한다. 나는 최선을 다하고 있다.

나는 이 경험에 집착하는 내 몸을 용서한다. 나는 최선을 다하고 있다.

다시 숨을 깊이 들이쉬고 잠시 멈추었다가 내쉰다.

5) 확언

각 경혈을 두드리면서 다음과 같이 말한다.

찬죽(눈썹): 나는 이날과 관련해 내 신체가 만든 모든 연상 작용을 놓아 버린다.

동자료(눈가): 나는 모든 부정적인 것들을 놓아 버린다. 나는 나의 모든 제한 생각을 놓아 버릴 수 있다.

승읍(눈 밑): 나는 이날에서 비롯되었으며, 즐거움과 내면의 평화를 경험할 내 능력과 나 자신에 부정적 영향을 미치는 모든 방어적 프로그래밍을 놓아 버린다.

수구(코밑): 이날은 더 이상 나에게 힘을 발휘하지 못한다. 매일이 축복이다.

승장(입술 밑): 나는 내 마음의 평화에 감사한다. 나는 이 짐에서 해방된다.

수부(빗장뼈 밑): 나는 내 삶을 매일 하루하루 오롯이 경험함에 감사한다.

6) 강도 평가

당신에게 힘들었던 특정한 날에 대해 생각하면 얼마나 괴롭게 느껴지는지를 10점 척도(0~10)에서 선택한다. 10점은 가장 극심한 수준이며 0점은 아무렇지도 않은 수준이다.

0	1	2	3	4	5	6	7	8	9	10

숙제

당신에게 어떤 식으로든 괴로움을 일으키는 모든 특정 날짜에 대해 이 항목을 사용하라. 괴로운 소식, 심리적 외상 경험, 진단, 수술, 죽음에 관한 날일 수도 있다. 날짜를 알고 있다면 대본에 포함시켜라. 날짜를 모른다면 두드리는 동안 그날의 기억을 마음속에 계속 떠올려라. 당신이 생각할 수 있는 모든 날과 날짜들에 대해 두드려라. 이 과제에 대해서는 강도를 평가하기 어려울 수도 있다. 강도를 도무지 평가할 수 없다고 해도 이 과제를 진행하라. 이 항목의 중요성에 대해서는 제2장에서 보다 자세히 설명하고 있다.

17. 다른 사람이 내 마음을 상하게 했다

1) 강도 평가

누군가가 당신의 마음을 상하게 한 것 때문에 얼마나 신경이 쓰이는지를 10점 척도(0~10)에서 선택한다. 10점은 가장 극심한 수준이며 0점은 아무렇지도 않은 수준이다.

0	1	2	3	4	5	6	7	8	9	10

2) 준비작업

후계(손날)를 계속 두드리면서 다음과 같이 말한다.

비록 ________이 내 마음을 상하게 했지만, 나는 나 자신을 깊이, 완전히 받아들인다.

나는 비록 그/그녀가 일부러 그렇게 했다고 생각하지만, 나는 분노와 씁쓸함을 놓아 버리기로 선택한다.

나는 비록 내 기분이 상할 때가 싫고 과거에 나는 그 문제에 무력함을 느꼈지만, 나는 이제 내 기분과 믿음에 책임을 져야 함을 깨닫기로 선택한다.

3) 부정적 문구

각 경혈을 두드리면서 다음과 같이 말한다.

찬죽(눈썹): ________이 내 마음에 상처를 주었다! 나는 슬프다. 마음이 너무 아프다.

동자료(눈가): 나는 왜 그/그녀가 그렇게 했는지 이해할 수 없다. 나는 화가 나고 씁쓸하고 분개한다.

승읍(눈 밑): 나는 그/그녀가 나를 신경 쓰지 않아서 걱정된다. 나에게 무슨 문제가 있는가?

수구(코밑): 나는 고독하고 외롭다. 나는 남들이 나를 해치지 못하게 벽을 친다.

승장(입술 밑): 나는 나를 아프게 한 ________을 절대 용서할 수 없다. 나는 나를 아프게 한 ________을 항상 벌할 것이다. 나는 항상 분개할 것이다.

수부(빗장뼈 밑): 나는 그/그녀가 했던 말과 행동을 절대 잊지 않을 것이다. 나는 놓아 버리지 못한다.

대포(옆구리): 그/그녀는 내가 얼마나 아픈지 알지 못한다.

백회(정수리): ________이 내 마음을 아프게 했다는 것에 대한 남은 슬픔.

두드리기를 멈춘다.

숨을 깊이 들이쉬고 잠시 멈추었다가 내쉰다.

4) 용서하기

심장에 손을 올려 두고서 다음과 같이 말한다.

나는 상처받은 내 기분을 용서한다. 나는 할 수 있는 한 최선을 다하고 있다.

나는 내 마음을 상하게 한 ________을 용서한다. 그/그녀는 자기 최선을 다하고 있다.

다시 숨을 깊이 들이쉬고 잠시 멈추었다가 내쉰다.

5) 확언

각 경혈을 두드리면서 다음과 같이 말한다.

찬죽(눈썹): 나는 더 이상 마음을 다치지 않는다. 나는 더 이상 두렵지 않다. 이 분노에 집착하는 것은 나에게 도움이 되지 않는다. 나는 나를 아프게 한 사람들을 용서할 자격이 있다.

동자료(눈가): 나는 아픈 기분을 모두 놓아 버린다. 나는 그 기분에서 자유롭다.

승읍(눈 밑): 과거에 나를 아프게 한 사람들을 용서하는 것이 안전하다.

수구(코밑): 나는 내 경계를 설정하고 나쁜 마음을 가졌던 모든 사람으로부터 나 자신을 보호할 자격이 있다. 나는 내 육감을 믿는다. 나는 부정적인 것들로부터 나 자신을 보호한다. 나는 나에게 최선이 무엇인지 계속 집중한다.

승장(입술 밑): 나는 나 자신을 소중히 여긴다. 나의 가치는 그 누구도 아닌 나 자신에게서 비롯된다.

수부(빗장뼈 밑): 나는 내 자신감과 내면의 평화에 행복하고 감사한다.

6) 강도 평가

누군가가 당신의 마음을 상하게 한 것 때문에 얼마나 신경이 쓰이는지를 10점 척도(0~10)에서 선택한다. 10점은 가장 극심한 수준이며 0점은 아무렇지도 않은 수준이다.

0	1	2	3	4	5	6	7	8	9	10

숙제

기분이 나아질 때까지 이 과정을 두세 번 되풀이하라. 이 책의 '20. 분노', '24. 슬픔', '2. 놀림/괴롭힘' 항목에 대해 작업하는 것도 고려해 보라.

18. 두드림이 효과가 없다

1) 강도 평가

두드림이 효과가 없다고 얼마나 강하게 느끼는지를 10점 척도(0~10)에서 선택한다. 10점은 가장 극심한 수준이며 0점은 아무렇지도 않은 수준이다.

0	1	2	3	4	5	6	7	8	9	10

2) 준비작업

후계(손날)를 계속 두드리면서 다음과 같이 말한다.

나는 비록 회의적이고 두드림이 효과가 있을 것이라고 믿지 않지만, 나는 나 자신을 깊이, 완전히 받아들이고 한번 해 볼 생각이 있다.

나는 비록 두드림이 나에게 도움이 되지 않을까 봐 걱정되지만, 나는 내가 괜찮다는 것을 안다.

나는 비록 두드림이 나에게 효과가 없고 이 과정이 모두 시간 낭비라는 것을 알지만, 나는 완벽하고 온전하며 완전하다.

3) 부정적 문구

각 경혈을 두드리면서 다음과 같이 말한다.

찬죽(눈썹): 두드림은 효과가 없다. 나는 회의적이다. 시간 낭비다.

동자료(눈가): 너무 좋아서 말이 안 된다. 그렇게 간단한 게 어떻게 내게 도움이 되는가?

승읍(눈 밑): 나는 이것이 효과가 있다는 것을 믿을 수가 없다. 도저히 효과가 있을 수가 없다.

수구(코밑): 내 몸을 두드린다고 어떻게 기분이 좋아질 수 있는가?

승장(입술 밑): 효과가 있을 것 같지 않다. 미친 짓이다. 해 보기가 망설여진다. 내가 이걸 하면 다른 사람들은 내가 미쳤다고 생각할 것이다. 바보 같아 보인다.

수부(빗장뼈 밑): 절대로 내게는 통하지 않을 것이다. 내가 이런 걸 한다니 믿을 수 없다.

대포(옆구리): 이것이 내게 도움이 될 리가 없다. 내 문제는 현실이다.

백회(정수리): 두드림의 효과에 대한 남은 두려움과 의심.

두드리기를 멈춘다.

숨을 깊이 들이쉬고 잠시 멈추었다가 내쉰다.

4) 용서하기

심장에 손을 올려 두고서 다음과 같이 말한다.

나는 두드림을 믿지 못하는 나 자신을 용서한다. 나는 최선을 다하고 있다.

나는 이것이 내게 도움이 되지 않으리라고 생각하는 나 자신을 용서한다. 나는 내가 아는 방식으로 최선을 다하고 있다.

다시 숨을 깊이 들이쉬고 잠시 멈추었다가 내쉰다.

5) 확언

각 경혈을 두드리면서 다음과 같이 말한다.

찬죽(눈썹): 나는 이 두려움을 놓아 버린다. 나는 모든 의심을 놓아 버릴 수 있다.

동자료(눈가): 이게 효과가 있다면 나는 남은 평생 동안 내가 마주할 모든 장애물을 극복하는 데에 도움이 될 도구를 갖게 되는 것이다. 몇 분밖에 안 걸린다. 약도 아니고, 통증도 없고, 돈도 들지 않는다. 잃을 게 뭐가 있는가? 이것이 효과가 있다면 나에게도 남들에게도 안전하다. 안전하고 확실하다.

승읍(눈 밑): 나는 두드림이 나의 막힌 에너지를 모두 뚫어 주게 한다.

수구(코밑): 두드림은 쉽고 안전하다. 해 볼 만한 가치가 있다.

승장(입술 밑): 나는 내 부정적 감정과 제약을 해소하도록 도와줄 도구가 있어서 감사하고 자신이 있다.

수부(빗장뼈 밑): 나는 두드림이 내게 효과가 있다는 것을 알아서 마음이 놓인다.

6) 강도 평가

두드림이 효과가 없다고 얼마나 강하게 느끼는지를 10점 척도(0~10)에서 선택한다. 10점은 가장 극심한 수준이며 0점은 아무렇지도 않은 수준이다.

0	1	2	3	4	5	6	7	8	9	10

숙제

한번 해 볼 만한 자신감이 생길 때까지 이 과정을 되풀이하라.

19. 수면 장애

1) 강도 평가

잠자기가 얼마나 힘든지를 10점 척도(0~10)에서 선택한다. 10점은 가장 극심한 수준이며 0점은 아무렇지도 않은 수준이다.

0	1	2	3	4	5	6	7	8	9	10

2) 준비작업

후계(손날)를 계속 두드리면서 다음과 같이 말한다.

나는 비록 잠자기가 힘들고 지금 당장은 자는 문제에 무력함을 느끼지만, 나는 나 자신을 깊이, 완전히 받아들인다.

나는 비록 잘 수 없지만, 나는 내가 해야 하는 모든 것들을 놓아 버리기로 선택한다.

나는 비록 머릿속에 생각이 너무 많지만, 나는 좋은 사람이다.

3) 부정적 문구

각 경혈을 두드리면서 다음과 같이 말한다.

찬죽(눈썹): 나는 잘 수가 없다. 나는 나 자신을 놓아 버릴 수가 없다. 나는 너무 짜증난다.

동자료(눈가): 너무 짜증난다. 나는 할 일이 너무 많다. 나는 마음을 이완할 수가 없다.

승읍(눈 밑): 나는 잠들 수가 없다. 나는 머리에 생각이 너무 많다. 나는 내 몸을 이완할 수가 없다. 나는 내 몸 전체에 긴장을 느낀다.

수구(코밑): 나는 한 번 깨면 다시 잠들 수가 없다. 자는 것은 내게 안전하지 않다.

승장(입술 밑): 나는 이완할 수가 없다. 나는 할 일이 너무 많아서 잠자기가 죄책감이 든다. 나는 잠잘 자격이 없다. 나는 너무 많이 잘까 봐 두렵다.

수부(빗장뼈 밑): 왜 조금도 잠자지 못하는가? 나에게 무슨 문제가 있는가?

대포(옆구리): 나는 밤새 시계만 바라본다. 왜 잠을 못 자는가? 나는 짜증나고 화가 난다. 잠이 들면 절대로 제때 일어나지 못할 것이다.
백회(정수리): 잠들지 못하는 것에 대한 남은 스트레스와 짜증.

두드리기를 멈춘다.
숨을 깊이 들이쉬고 잠시 멈추었다가 내쉰다.

4) 용서하기

심장에 손을 올려 두고서 다음과 같이 말한다.

나는 잠들지 못하는 나 자신을 용서한다. 나는 할 수 있는 한 최선을 다하고 있다. 나는 잠이 깬 나 자신을 용서한다. 나는 최선을 다하고 있다.

다시 숨을 깊이 들이쉬고 잠시 멈추었다가 내쉰다.

5) 확언

각 경혈을 두드리면서 다음과 같이 말한다.

찬죽(눈썹): 나는 스트레스와 걱정을 놓아 버릴 수 있다. 내 마음은 머릿속의 수다를 놓아 버린다.
동자료(눈가): 나는 나를 깨어 있게 하는 모든 것들을 놓아 버린다. 불면증은 나에게 도움이 되지 않으며 나에게 어떤 소용도 없다. 모든 핑계를 놓아 버린다. 놓아 버림은 내게 안전하다.
승읍(눈 밑): 나는 이제 기분이 좋다. 나는 편안하다. 나는 평화롭고 침착하다.
수구(코밑): 나는 이완하기로 선택한다. 나는 내가 잠을 잘 잘 수 없게 방해하는 모든 것들을 놓아 버려서 행복하고 감사한다. 나는 푹 잘 자격이 있다.
승장(입술 밑): 푹 쉬면 기분이 좋다. 내 몸은 이완하고 놓아 버린다.
수부(빗장뼈 밑): 나는 안전하고 편안하다. 모든 조건이 내게 완벽하다. 나는 삶을 믿는다.

6) 강도 평가

잠자기가 얼마나 힘들 것 같은 느낌이 드는지를 10점 척도(0~10)에서 선택한다. 10점은 가장 극심한 수준이며 0점은 아무렇지도 않은 수준이다.

0	1	2	3	4	5	6	7	8	9	10

숙제

기분이 나아질 때까지 이 과정을 두세 번 되풀이하라. 이 책의 '63. 시간 관리', '21. 불안', '20. 분노' 항목에 대해서 작업하는 것도 좋다.

제4장

일반적 감정과 문제들

이 장의 항목들은 당신 삶에서 내내 되풀이해서 경험하게 되는 일반적 감정과 문제들을 다룬다. 모두 당신이 인식하자마자 쉽게 해소할 수 있는 감정들이다.

이 장은 당신 감정의 구급약 상자와 같다. 필요할 때마다 최대한 자주 사용하라. 감정의 위기가 오거나 큰 불안이 일어나는 시기에는 자신의 생각과 감정을 다잡아 주는 것보다 자신에게 큰 선물은 없다. 각 항목을 한 번 마무리하고 감정 강도를 줄이는 데에는 고작 몇 분밖에 걸리지 않는다. 잠깐 사이에 2~3분을 들이는 것은 그만한 가치가 있다. 언제든 시간이 되면 다시 돌아와서 그 감정을 더 깊이 다스릴 수 있다.

20. 분노

1) 강도 평가

얼마나 큰 분노를 느끼는지를 10점 척도(0~10)에서 선택한다. 10점은 가장 극심한 수준이며 0점은 아무렇지도 않은 수준이다.

0	1	2	3	4	5	6	7	8	9	10

2) 준비작업

후계(손날)를 계속 두드리면서 다음과 같이 말한다.

나는 비록 정말 화가 나지만, 나는 나 자신을 깊이, 완전히 받아들인다.

나는 비록 나 자신이나 다른 누군가에게 열불이 나지만, 나는 내 감정에 대해 완전한 통제력을 갖고 있으며 분노를 놓아 버리기로 선택할 수 있음을 나 자신이 깨닫게 한다.

나는 비록 너무나 큰 분노를 느끼며 과거에는 이 분노에 속수무책이라고 느꼈지만, 이제는 그 분노를 놓아 버리는 것이 나에게 안전하다.

3) 부정적 문구

각 경혈을 두드리면서 다음과 같이 말한다.

찬죽(눈썹): 나는 화가 난다. 나는 과거에 이 분노에 대해 아무런 통제력도 없었다.

동자료(눈가): 나는 열이 받는다. 나는 나를 분노하게 한 상황에 대해 아무런 통제력도 없다.

승읍(눈 밑): 나는 내 기분을 다른 사람들에게 탓한다. 나는 분노와 분개를 느낀다.

수구(코밑): 나는 분노와 분개를 놓아 버리기가 두렵다. 내가 분노와 분개를 놓아 버리면 이 사람이 저질렀던 일이 나에게는 괜찮다고 말하는 것과 같다.

승장(입술 밑): 지금 이 모든 일이 일어나고 있는 상황에서 집중하는 것은 불가능하다. 이 분노가 나를 갉아먹는다. 이 분노를 놓아 버리기는 나에게 안전하지 않다.

수부(빗장뼈 밑): 나는 상대방이나 나 자신 혹은 그 상황을 벌하기 위해 이 분노에 집착해야 한다.

대포(옆구리): 나는 너무나 큰 분노를 느낀다. 나는 그 분노를 놓아 버릴 수가 없다.

백회(정수리): 그리고 남은 모든 분노.

두드리기를 멈춘다.
숨을 깊이 들이쉬고 잠시 멈추었다가 내쉰다.

4) 용서하기

심장에 손을 올려 두고서 다음과 같이 말한다.

나는 분노를 느끼는 나 자신을 용서한다. 나는 최선을 다하고 있다.

나는 나를 화나게 한 모든 사람들을 용서한다. 그들은 그들이 아는 한 최선을 다하고 있다.

다시 숨을 깊이 들이쉬고 잠시 멈추었다가 내쉰다.

5) 확언

각 경혈을 두드리면서 다음과 같이 말한다.

찬죽(눈썹): 나는 더 이상 분노가 나를 지배하게 내버려 두지 않는다.

동자료(눈가): 아마도 내 삶에서 이런 갈등이 일어나는 데에는 이유가 있을 것이다.

승읍(눈 밑): 나는 이제 이 분노에 집착하는 것이 나에게 해로움을 깨닫기로 선택한다.

수구(코밑): 이제 그것을 놓아 버리는 것이 나에게 안전하다. 어떤 판단도 놓아 버리는 것이 나에게 안전하다. 나는 충분히 오랫동안 그런 것에 집착했고 이제 거기에서 벗어날 자격이 있다.

승장(입술 밑): 나는 모든 분노와 분개를 놓아 버릴 만하다.

수부(빗장뼈 밑): 나는 축복받았으며 이제 넘치는 기쁨을 경험하기로 선택한다.

6) 강도 평가

얼마나 큰 분노를 느끼는지를 10점 척도(0~10)에서 선택한다. 10점은 가장 극심한 수준이며 0점은 아무렇지도 않은 수준이다.

0	1	2	3	4	5	6	7	8	9	10

숙제

분노를 느낄 때마다 이 과정을 되풀이하라.

21. 불안

1) 강도 평가

불안이나 스트레스를 얼마나 느끼고 있는지를 10점 척도(0~10)에서 선택한다. 10점은 가장 극심한 수준이며 0점은 아무렇지도 않은 수준이다.

0	1	2	3	4	5	6	7	8	9	10

2) 준비작업

후계(손날)를 계속 두드리면서 다음과 같이 말한다.

나는 비록 불안함을 느끼지만, 나는 나 자신을 깊이, 완전히 받아들인다.

나는 비록 너무나 큰 불안을 느끼고 과거에는 이 불안에 대해 무력함을 느꼈지만, 나는 이제 스스로 불안을 놓아 버리도록 선택한다.

나는 비록 너무 불안하지만, 나는 이제 이 불안을 일으키고 있는 모든 부정적 감정들을 놓아 버릴 힘이 있음을 깨닫기로 선택한다.

3) 부정적 문구

각 경혈을 두드리면서 다음과 같이 말한다.

찬죽(눈썹): 나는 너무 불안하다. 나는 이 불안에 대해 무력함을 느낀다.

동자료(눈가): 나는 이 불안을 전혀 통제할 수 없다. 나는 스트레스를 너무 많이 받아서 힘들다.

승읍(눈 밑): 나는 이 상황을 전혀 통제할 수 없다. 나는 무력하다.

수구(코밑): 늘 그 생각이 내 머릿속에 있다. 나는 내 몸에서 긴장을 느낀다.

승장(입술 밑): 나는 감당할 수가 없다. 나는 너무나 큰 부담을 느낀다.

수부(빗장뼈 밑): 스트레스가 너무 심하다. 속수무책이다. 나는 이완할 수 없다.

대포(옆구리): 나는 이 불안이 내 생각과 행동을 지배하게 내버려두고 있다.

백회(정수리): 남아 있는 불안, 좌절, 스트레스.

두드리기를 멈춘다.

숨을 깊이 들이쉬고 잠시 멈추었다가 내쉰다.

4) 용서하기

심장에 손을 올려 두고서 다음과 같이 말한다.

> 나는 불안해하는 나 자신을 용서한다. 나는 할 수 있는 한 최선을 다하고 있다.
> 나는 나를 불안하게 하는 모든 사람들을 용서한다. 그들은 그들 나름대로 최선을 다하고 있다.

다시 숨을 깊이 들이쉬고 잠시 멈추었다가 내쉰다.

5) 확언

각 경혈을 두드리면서 다음과 같이 말한다.

찬죽(눈썹): 나는 이 불안을 놓아 버린다. 이 짐을 놓아 버리면 기분이 좋다.

동자료(눈가): 나는 모든 부정적 감정들을 놓아 버린다.

승읍(눈 밑): 이 불안은 내게 더 이상 소용이 없다. 이제 불안을 놓아 버려도 안전하다. 나는 모든 불안을 남김없이 놓아 버린다. 나는 힘이 있음을 느낀다.

수구(코밑): 나는 이제 차분하고 평온하다. 나는 내 생각과 감정을 통제할 수 있다. 나는 평화롭다.

승장(입술 밑): 나는 삶을 사랑한다. 내 삶은 완벽하게 펼쳐지고 있다.

수부(빗장뼈 밑): 나는 나의 넘치는 행복에 감사한다.

6) 강도 평가

불안이나 스트레스를 얼마나 느끼고 있는지를 10점 척도(0~10)에서 선택한다. 10점은 가장 극심한 수준이며 0점은 아무렇지도 않은 수준이다.

0	1	2	3	4	5	6	7	8	9	10

숙제

불안을 느낄 때마다 이 과정을 되풀이하라. 규칙적으로 혹은 매일 활용하기 유용한 항목이다. 스트레스가 많았던 날을 마무리할 때 이 항목으로 작업을 할 것을 권한다. 스트레스의 근본 원인을 찾아낼 수 있다면 이 책에서 관련 있는 항목을 찾아서 작업하거나 감정자유기법 일대일 회기를 해 보는 것도 고려해 보라.

22. 짜증

1) 강도 평가

얼마나 짜증나는지를 10점 척도(0~10)에서 선택한다. 10점은 가장 극심한 수준이며 0점은 아무렇지도 않은 수준이다.

0	1	2	3	4	5	6	7	8	9	10

2) 준비작업

후계(손날)를 계속 두드리면서 다음과 같이 말한다.

나는 비록 짜증나지만, 나는 나 자신을 깊이, 완전히 받아들인다.

나는 비록 짜증나고 과거에는 이 짜증에 대해 무력함을 느꼈지만, 나는 이제 스스로 짜증을 놓아 버릴 힘이 있음을 깨닫기로 선택한다.

나는 비록 너무 짜증나지만, 나는 이제 짜증을 놓아 버리는 것이 안전함을 깨닫기로 선택한다.

3) 부정적 문구

각 경혈을 두드리면서 다음과 같이 말한다.

찬죽(눈썹): 나는 너무 짜증난다. 나는 이 짜증에 대해 너무나 무력하다.

동자료(눈가): 나는 더 이상 참을 수가 없다. 이 짜증 때문에 나는 나아갈 수 없다. 나는 이 짜증을 나 자신, 다른 사람들, 주변 상황의 탓으로 돌린다.

승읍(눈 밑): 나는 무력하다. 나는 이 감정을 통제할 수 없다.

수구(코밑): 나는 이 상황에 대해 아무런 통제력도 없다.

승장(입술 밑): 나는 이겨낼 수 없다. 내 온몸에 혼란이 느껴진다.

수부(빗장뼈 밑): 나는 짜증나고 화가 나며 자제할 수가 없다.

대포(옆구리): 나는 극복할 수 없다. 나는 놓아 버릴 수가 없을 것이다.

백회(정수리): 남아 있는 짜증.

두드리기를 멈춘다.

숨을 깊이 들이쉬고 잠시 멈추었다가 내쉰다.

4) 용서하기

심장에 손을 올려 두고서 다음과 같이 말한다.

> 나는 짜증내는 나 자신을 용서한다. 나는 내가 할 수 있는 한 최선을 다하고 있다. 나는 나를 짜증나게 만든 모든 것들과 모든 이들을 용서한다. 그들은 그들이 아는 한 최선을 다하고 있다.

다시 숨을 깊이 들이쉬고 잠시 멈추었다가 내쉰다.

5) 확언

각 경혈을 두드리면서 다음과 같이 말한다.

찬죽(눈썹): 나는 이 짜증을 놓아 버린다.
동자료(눈가): 내가 이 짜증을 놓아 버리는 것이 나에게도 다른 사람들에게도 안전하다. 너그러워지는 것이 나에게 안전하다. 나는 모든 감정을 버리고 상황을 객관적으로 바라볼 수 있다.
승읍(눈 밑): 나는 짜증을 놓아 버릴 수 있는 힘과 용기가 있다.
수구(코밑): 나는 내 온몸에 평화를 느낀다. 나는 내 참을성의 혜택을 느낀다.
승장(입술 밑): 나는 자신 있다. 나는 내 삶의 모든 선물에 감사한다.
수부(빗장뼈 밑): 나는 내 삶의 과정을 믿는다.

6) 강도 평가

얼마나 짜증나는지를 10점 척도(0~10)에서 선택한다. 10점은 가장 극심한 수준이며 0점은 아무렇지도 않은 수준이다.

0	1	2	3	4	5	6	7	8	9	10

숙제

기분이 나아질 때까지 이 항목을 되풀이하라.

23. 죄책감

1) 강도 평가

이 죄책감이 당신을 얼마나 괴롭히는지를 10점 척도(0~10)에서 선택한다. 10점은 가장 극심한 수준이며 0점은 아무렇지도 않은 수준이다.

0	1	2	3	4	5	6	7	8	9	10

2) 준비작업

후계(손날)를 계속 두드리면서 다음과 같이 말한다.

> 나는 비록 죄책감을 느끼지만, 나는 나 자신을 깊이, 완전히 받아들인다.
>
> 나는 비록 잘못을 저질렀다고 느끼지만, 어쨌든 나는 나 자신을 깊이, 완전히 받아들인다.
>
> 나는 비록 심하게 죄책감을 느끼지만, 나는 이제 이 죄책감을 내가 놓아 버릴 자격이 있음을 깨닫기로 선택한다.

3) 부정적 문구

각 경혈을 두드리면서 다음과 같이 말한다.

찬죽(눈썹): 나는 심하게 죄책감을 느낀다.

동자료(눈가): 나는 부끄럽고 당혹스럽다. 나는 나 자신을 존경할 수 없다.

승읍(눈 밑): 나는 잘못된 판단을 내렸다. 아무도 결코 나를 용서하지 않을 것이다.

수구(코밑): 나는 죄송함을 느낀다. 나는 내가 저지른 일에 미안하다. 나는 슬프다.

승장(입술 밑): 나는 내가 저지른 일이 있으니 끔찍한 기분이 들어 마땅하다.

수부(빗장뼈 밑): 나는 다른 사람들이 나를 어떻게 생각할지 두렵다. 나에게 무슨 문제가 있는 것인가?

대포(옆구리): 나는 나 자신을 결코 용서하지 못한다. 나는 내가 지지른 일에 대해 나 자신을 벌해야 한다.

백회(정수리): 남아 있는 모든 죄책감.

두드리기를 멈춘다.
숨을 깊이 들이쉬고 잠시 멈추었다가 내쉰다.

4) 용서하기

심장에 손을 올려 두고서 다음과 같이 말한다.

나는 그런 일을 하고 그런 말을 했던 나 자신을 용서한다. 나는 내가 할 수 있는 한 최선을 다하고 있다.
나는 죄책감을 느끼는 나 자신을 용서한다. 나는 내가 아는 한 최선을 다하고 있다.

다시 숨을 깊이 들이쉬고 잠시 멈추었다가 내쉰다.

5) 확언

각 경혈을 두드리면서 다음과 같이 말한다.

찬죽(눈썹): 나는 나 자신이 죄책감을 놓아 버리는 것을 허락한다. 나는 죄책감을 놓아 버린다. 나는 이제 충분히 나 자신에게 벌을 주었다. 나는 이제 앞으로 나아갈 자격이 있다.
동자료(눈가): 나는 내가 저지른 일에 책임을 진다. 나는 이 문제를 바로잡기로 선택한다. 나는 내가 과거에 했던 일을 바꿀 수 없다는 것을 안다.
승읍(눈 밑): 나는 이 죄책감을 놓아 버릴 가치가 있다. 나는 놓아 버릴 자격이 있다.
수구(코밑): 나 자신을 용서하는 것이 나에게 안전하다. 나는 나 자신을 존중한다.
승장(입술 밑): 나는 내가 이 경험을 바탕으로 미래에 더 좋은 선택을 내리게 한다. 나는 배워야 할 것들을 배웠다. 나는 내 삶에서 기쁨을 경험할 가치가 있다. 나는 나 자신을 무조건 사랑한다.
수부(빗장뼈 밑): 나는 이 상황과 내가 화해하게 되어서 행복하고 감사한다.

6) 강도 평가

이 죄책감이 당신을 얼마나 괴롭히는지를 10점 척도(0~10)에서 선택한다. 10점은 가장 극심한 수준이며 0점은 아무렇지도 않은 수준이다.

0	1	2	3	4	5	6	7	8	9	10

숙제

기분이 나아질 때까지 이 과정을 되풀이하라.

24. 슬픔

1) 강도 평가

얼마나 슬픔을 많이 느끼는지를 10점 척도(0~10)에서 선택한다. 10점은 가장 극심한 수준이며 0점은 아무렇지도 않은 수준이다.

0	1	2	3	4	5	6	7	8	9	10

2) 준비작업

후계(손날)를 계속 두드리면서 다음과 같이 말한다.

나는 비록 슬프지만, 나는 나 자신을 깊이, 완전히 받아들인다.

나는 비록 슬픔을 느끼고 과거에는 이 슬픔에 대해 무력함을 느꼈지만, 나는 이제 스스로 슬픔을 놓아 버리도록 선택한다.

나는 비록 깊은 슬픔을 느끼지만, 나는 이제 이 슬픔을 놓아 버리는 것이 나에게 안전함을 인정하기로 선택한다.

3) 부정적 문구

각 경혈을 두드리면서 다음과 같이 말한다.

찬죽(눈썹): 나는 슬프다. 나는 슬픔을 놓아 버릴 수 없다.

동자료(눈가): 이 슬픔을 놓아 버리는 것은 내게 안전하지 않다.

승읍(눈 밑): 슬픈 채로 있는 것에 이득이 있다. 나는 슬퍼야만 한다.

수구(코밑): 내가 이 슬픔을 놓아 버리면 누군가를 실망시킬 것이다.

승장(입술 밑): 나는 슬퍼 마땅하다. 내 벌이다. 다른 사람들은 내가 슬프기를 기대한다. 나는 어쩔 수가 없다. 나는 이 상황을 어떻게 이겨내야 할지 모르겠다.

수부(빗장뼈 밑): 나는 이 사건에 대해 아무런 통제력도 없다.

대포(옆구리): 나는 이 슬픔에 대해 무력함을 느낀다.

백회(정수리): 남은 슬픔.

두드리기를 멈춘다.

숨을 깊이 들이쉬고 잠시 멈추었다가 내쉰다.

4) 용서하기

심장에 손을 올려 두고서 다음과 같이 말한다.

> 나는 슬퍼하는 나 자신을 용서한다. 나는 내가 할 수 있는 한 최선을 다하고 있다.
> 나는 나를 슬프게 한 다른 사람들을 용서한다. 그들은 할 수 있는 한 최선을 다했다.

다시 숨을 깊이 들이쉬고 잠시 멈추었다가 내쉰다.

5) 확언

각 경혈을 두드리면서 다음과 같이 말한다.

찬죽(눈썹): 슬픔을 놓아 버리는 것이 나에게 안전하다. 나는 슬픔을 놓아 버릴 수 있다.

동자료(눈가): 나는 슬픔을 놓아 버리라고 나에게 허락한다.

승읍(눈 밑): 이 슬픔을 놓아 버리는 것이 다른 사람들에게도 안전하다. 내가 이 슬픔에 매달려 있어 봤자 나에게도 다른 사람들에게도 더 이상 소용이 없다. 나는 내 삶의 모든 좋은 것들에 감사한다.

수구(코밑): 나는 스스로 행복하도록 허락한다. 나는 내 행복을 지지한다. 나는 모든 상황에서 가장 좋은 점들을 찾는다.

승장(입술 밑): 나는 행복하며 내 삶에서 기쁨을 찾으며 살아갈 자격이 있다.

수부(빗장뼈 밑): 나는 차분하고 평온하다. 나는 내 삶의 모든 좋은 것들에 감사한다.

6) 강도 평가

얼마나 슬픔을 많이 느끼는지를 10점 척도(0~10)에서 선택한다. 10점은 가장 극심한 수준이며 0점은 아무렇지도 않은 수준이다.

0	1	2	3	4	5	6	7	8	9	10

숙제

기분이 나아질 때까지 이 과정을 두세 번 되풀이하라. 슬픔을 놓아 버리면서 떠오르는 감정, 예를 들면 죄책감이나 분노와 같은 다른 감정들에 작업하고 싶어질 수도 있다.

제5장

가족과 인간관계

이 장의 항목들은 가족 구성의 변화, 인간관계 문제, 육체관계, 연애를 다룬다.

우리가 행동하게 되는 프로그램의 대부분은 우리 가족 그리고 타인과의 관계에서 비롯된다. 우리는 모두 생존을 위해 적응해 왔다. 우리 부모와 조부모도 모두 나름의 고난을 겪었다. 자신의 경험에 기초하여 그들은 자신의 믿음을 형성했고 우리에게도 그런 믿음을 물려주었다. 그것들 중 일부는 우리의 핵심 믿음이 되었고 우리의 감정적 부담의 일부가 되기도 했다. 이런 믿음들은 대개 우리도 모르는 이유로 우리를 가로막는다. 그런 믿음들은 우리가 본 적도 없는 몇 대 전의 조상에게서부터 비롯되었을 수도 있다.

남의 믿음에 기초하여 믿음을 형성하는 사례는 다음 시나리오에서 잘 묘사되어 있다. 흔히 있는 비행공포증을 해결하기 위해 나와 작업하러 나에게 오는 내담자들이 많이 있었다. 이런 사례의 대부분에서 나는 내담자의 부모나 가족 중에도 역시 비행공포증이 있는 경우를 보게 된다. 사람들은 어릴 때 부모나 누군가가 비행기에서 긴장하고 두려워하는 모습을 보게 되면 즉시 이 상황에서 편안하게 느끼면 안 된다고 믿게 된다. 그 사람이 왜 무서워하는지 이해하지도 못하고 이런 두려움을 갖게 되는 이유가 무엇인지에 대해 알지도 못하겠지만 같은 불안감을 경험하기 시작하는 것이다. 나이가 들고 비행의 위험성과 잘못될 가능성에 대한 지식이 많아지면서 당신은 자기 두려움을 더 구체화하고 당신이 왜 두려워하는지를 다양한 사례로 뒷받침한다. 하지만 당신이 원래 그 두려움을 갖게 되었을 때에는 이런 지식은 하나도 없었다. 정비를 주먹구구로 했을 수 있다는 것도, 조류충돌(bird strike) 때문에 엔진이 꺼질 수 있다는 것도, 테러리스트가 비행기에 타고 있을지 모른다는 것도, 조종사가 술에 취했을지 모른다는 것도, 착륙장치가 작동하지 않을 수 있다는 것도, 혹은 그 밖의 이유로 비행기에 탄 사람들이 통제를 벗어날 수 있다는 것도 몰랐지만 이제 그 모든 것들이 당신의 두려움을 강화하는 이유가 된다.

우리가 감정적 부담을 덜고 우리의 생기와 자존감을 증진시키면 배우자와 가족, 연인, 동료, 이웃, 지인, 잠시 스치는 사람들을 포함한 우리의 인간관계도 나아진다. 우리가 우리의 진정한 자기를 존중하면 다른 사람들도 있는 그대로 존중할 수 있게 된다. 자기 수용은 타인에 대한 수용으로 이어지며 남을 재단하고 비난할 필요를 없애 준다.

인간관계에 있어서 우리가 존중받고 존경받는다는 느낌이 들지 않는 방식으로 누군가가 우리를 대우한다는 것은 우리가 그것을 허락했기 때문이다. 우리가 의식적으로 푸대접받기를 바라지는 않는다. 대개는 우리가 더 나은 대접을 받을 만한 자격이 없다고 느끼기 때문에 어떤 차원에서 그런 대접을 예상한다. 그렇기 때문에 그런 일이 일어난다. 아마도 살면서 우리가 바라는 대우에 걸맞지 않은 방식으로 대우받는 것을 받아들여야 하는 환경을 경험해 본 적이 있을 것이다. 누군가의 푸대접을 받아들이기로 하면서 우리는 그 경험을 살아 내고 결국에는 우리가 그런 식의 대접을 받게 내버려두는 것도 받아들일 만하다고 믿게 된다. 아마 우리는 그런 대접이 당연하다거나 더 나은 대접을 받을 자격이 없다고 믿게 되는 것이다.

우리 자신과 타인에 대해 갖게 되는 믿음은 비생산적이며 우리 삶의 모든 영역에 장애를 일으킬 수 있다. 우리는 흔히 타인에게 비친 우리 모습을 본다. 잠시 시간을 내어 다른 사람들의 무엇 때문에 신경이 거슬리는지 생각해보라. 그 문제들에 대해서도 작업하는 것이 어떨지 생각해보라.

아이가 있다면 우리 아이들이 대개 우리의 가장 훌륭한 스승임을 깨달아라. 아이 때문에 실수하게 될 때에는 대개 우리 내면에 있는 해결해야 할 근본적 문제가 있는 경우이다.

당신의 인간관계에서 고의로 갈등을 일으키는 사람이 있다면 그 관계의 권력 관계가 어떠하든 간에 당신이 통제할 수 없음을 깨달아라. 그들은 자기 내면에서 전쟁을 벌이고 있기 때문에 당신이 바꿀 수 없다. 당신 내면은 무엇이든 당신이 바꿀 수 있다. 하지만 다른 사람의 믿음은 바꿀 수 없다. 그들에게 영감을 주고 가르칠 수는 있지만 그들은 듣고 싶은 것만 들을 것이다. 다른 사람을 바꾸기 위해 당신의 시간과 에너지를 낭비하지 마라.

'가족과 인간관계' 장의 항목들은 가족 및 연인과의 관계를 다룬다. 흔히 일어나는 상황들에서 비롯되는 모든 감정들을 다스리는 데에 도움이 될 것이다.

이 장은 우리의 개인적인 경계를 이해하고 확실히 함으로써 가장 먼저 우리 자신과의 관계를 개선시키며 나아가 타인들과의 관계도 개선시키는 데에 도움이 될 것이다. 우리에게 도움이 되지 않는 믿음들을 만들어 내는 데에 일조한 다른 사람들을 용서할 수 있게 될 것이다. 또한 우리 자신과 화해하고 타인과 보다 평화롭게 교류할 수 있는 힘을 얻게 될 것이다. 사랑하는 사람들, 친구들, 동료들과 보다 튼튼하고 보람 있는 관계를 맺는 데에 도움이 될 것이다.

25. 이별 — 나의 선택

1) 강도 평가

관계를 끝내기로 한 당신의 결정이 얼마나 괴로운지를 10점 척도(0~10)에서 선택한다. 10점은 가장 극심한 수준이며 0점은 아무렇지도 않은 수준이다.

0	1	2	3	4	5	6	7	8	9	10

2) 준비작업

후계(손날)를 계속 두드리면서 다음과 같이 말한다.

> 나는 비록 우리 관계를 끝내는 것이 너무 끔찍하지만, 나는 훌륭한 사람이다.
> 나는 비록 상대방을 아프게 할까 봐 슬프고 두렵지만, 나는 나 자신을 깊이, 완전히 받아들인다.
> 나는 비록 너무 불안하지만, 나는 이제 내가 행복할 자격이 있음을 깨닫고 관계를 끝내는 것이 우리에게 최선임을 믿기로 선택한다.

3) 부정적 문구

각 경혈을 두드리면서 다음과 같이 말한다.

찬죽(눈썹): 나는 짜증난다/슬프다/분노한다/죄책감을 느낀다. 나는 한계에 몰렸다.

동자료(눈가): 나는 도망친 것 같다. 나는 내 연인/가족/친구에게 미안하다.

승읍(눈 밑): 나는 어찌할 바를 모르겠다/공허하다/남은 것이 아무 것도 없는 것 같다. 이 관계를 웃으며 끝낼 방법이 없다.

수구(코밑): 후회할까 봐 두렵다. 나는 행복할 자격이 없다. 나는 그럴 가치가 없다.

승장(입술 밑): 나는 다른 이유 때문에 이 관계를 유지해야 할 것 같은 기분이 든다. 나는 변화가 두렵다. 나는 변화가 겁난다. 나는 앞으로 나아갈 자신이 없다.

수부(빗장뼈 밑): 나는 이렇게 뻔한 일상이 더 편안하다. 나는 이 관계가 제대로 돌아가게 하려고 온갖 노력을 다했다. 나는 이 관계가 제대로 돌아가도록 모든 수단을 다 써 보았다. 상대를 다치게 할까 봐 두렵다. 이 상태대로 그냥 있어야 한다.

대포(옆구리): 나는 내 상대방이 또 다른 거짓 약속들을 하게 될까 봐 두렵다. 나는 그/그녀가 약속을 지킬 것이라고 더 이상 믿지 않는다. 나는 실망했다/배신당했다.

백회(정수리): 남은 슬픔/짜증/죄책감.

두드리기를 멈춘다.

숨을 깊이 들이쉬고 잠시 멈추었다가 내쉰다.

4) 용서하기

심장에 손을 올려 두고서 다음과 같이 말한다.

나는 불행한 나 자신을 용서한다. 나는 할 수 있는 한 최선을 다하고 있다.

나는 나를 실망시킨 상대를 용서한다. 그/그녀는 자신의 최선을 다하고 있다.

다시 숨을 깊이 들이쉬고 잠시 멈추었다가 내쉰다.

5) 확언

각 경혈을 두드리면서 다음과 같이 말한다.

찬죽(눈썹): 나는 슬픔을 놓아 버린다. 나는 짜증을 놓아 버릴 수 있다.

동자료(눈가): 이 죄책감을 놓아 버리는 것이 나와 상대에게 안전하다.

승읍(눈 밑): 모든 두려움을 놓아 버려도 괜찮다. 나는 단호하다.

수구(코밑): 내 말과 행동이 내 자신감을 반영한다. 나는 내 경계와 판단력을 존중하고 존경한다. 나는 참된 삶을 산다. 나는 삶을 즐긴다.

승장(입술 밑): 나는 행복할 가치가 있다. 나는 내 선택에 평온함을 느낀다.

수부(빗장뼈 밑): 나는 미래의 내 자신감에 감사한다. 나는 삶을 믿는다.

6) 강도 평가

관계를 끝내기로 한 당신의 결정이 얼마나 괴로운지를 10점 척도(0~10)에서 선택한다. 10점은 가장 극심한 수준이며 0점은 아무렇지도 않은 수준이다.

0	1	2	3	4	5	6	7	8	9	10

숙제

기분이 나아질 때까지 이 항목을 되풀이하라. 이 책의 '20. 분노', '24. 슬픔', '23. 죄책감', '22. 짜증', '10. 우유부단' 항목에 대해 작업하는 것도 고려해 보라.

26. 이별 — 상대방의 선택

1) 강도 평가

이 이별이 얼마나 괴로운지를 10점 척도(0~10)에서 선택한다. 10점은 가장 극심한 수준이며 0점은 아무렇지도 않은 수준이다.

0	1	2	3	4	5	6	7	8	9	10

2) 준비작업

후계(손날)를 계속 두드리면서 다음과 같이 말한다.

나는 비록 만신창이가 되었지만, 나는 훌륭한 사람이다.
나는 비록 너무 슬프지만, 나는 나 자신을 깊이, 완전히 받아들인다.
나는 비록 이런 일을 예상치 못했고 미래가 어떻게 될지 너무 두렵지만, 나는 이제 내가 내 생각과 감정을 통제하며 내 삶을 바로잡고 행복할 가치가 있음을 깨닫기로 선택한다.

3) 부정적 문구

각 경혈을 두드리면서 다음과 같이 말한다.

찬죽(눈썹): 나는 만신창이다. 나는 너무 실망했다. 나는 고독하고 외롭다.
동자료(눈가): 나는 미지의 것들이 두렵다. 미래가 어찌될지 모르겠다.
승읍(눈 밑): 나는 이제 어떻게 되는 것일까? 수습할 수가 없다. 나는 내 삶을 영영 제대로 살 수 없을 것이다. 모든 것이 혼란스럽다. 나는 희생양이 된 것 같은 기분이다. 나는 왜 이런 일이 일어나는지 이해할 수가 없다.
수구(코밑): 나는 혼자다. 나는 역겹다/피곤하다/보이지 않는 곳에 내버려졌다/멍하다.
승장(입술 밑): 나는 먹을/잠잘/일할/제대로 살 수가 없다. 나는 슬프다/화가 난다/짜증난다/멍하다.
수부(빗장뼈 밑): 이런 일을 예상치 못했다. 어떻게 그/그녀가 나에게 이럴 수 있는가? 나는 최선을 다했다. 내가 부족한가?

대포(옆구리): 나는 내가 이런 상황에 있으리라고는 한 번도 생각지 못했다. 내가 통제할 수 있는 것이 없다. 나는 통제해야만 한다. 이 모든 게 내 문제다. 나는 피해자다. 내가 어떻게 살아갈 수 있는가? 나는 이제 아무도 사랑하지 못할 것이다. 나는 분노와 분개를 안고 살아가야 한다.

백회(정수리): 남은 슬픔, 분노, 짜증.

두드리기를 멈춘다.
숨을 깊이 들이쉬고 잠시 멈추었다가 내쉰다.

4) 용서하기

심장에 손을 올려 두고서 다음과 같이 말한다.

> 나는 슬픔을 느끼는 나 자신을 용서한다. 나는 할 수 있는 한 최선을 다하고 있다. 나는 나와 헤어지기를 원하는 상대방을 용서한다. 그/그녀는 최선을 다하고 있다.

다시 숨을 깊이 들이쉬고 잠시 멈추었다가 내쉰다.

5) 확언

각 경혈을 두드리면서 다음과 같이 말한다.

찬죽(눈썹): 나는 슬픔을 놓아 버린다. 이제 슬픔을 놓아 버리는 것이 나에게 안전하다.

동자료(눈가): 나는 나의 행복에 책임을 진다. 나는 이런 결정을 내린 ________을 용서하고 그/그녀의 감정을 존중한다. 나는 우리가 다음 단계로 나아가야 할 시간이 되었음을 받아들인다. 모든 분개를 놓아 버리는 것이 나에게 안전하다.

승읍(눈 밑): 나는 행복할 가치가 있다. 나는 내 삶을 즐길 자격이 있다.

수구(코밑): 나는 삶을 믿는다. 나는 내 삶이 완벽하게 펼쳐질 것이라고 믿는다.

승장(입술 밑): 나는 이 관계가 나에게 가르쳐줄 교훈들을 이해하도록 마음을 연다. 나는 변화를 받아들이며 어떻게든 잘 풀리리라고 믿는다.

수부(빗장뼈 밑): 나는 이런 경험을 하게 된 것에 감사한다. 나는 이 경험과 화해할 준비가 되었다. 나는 행복하고 평온하다.

6) 강도 평가

이 이별이 얼마나 괴로운지를 10점 척도(0~10)에서 선택한다. 10점은 가장 극심한 수준이며 0점은 아무렇지도 않은 수준이다.

0	1	2	3	4	5	6	7	8	9	10

숙제

이 관계를 끝내는 것을 평온하게 받아들일 수 있을 때까지 이 항목과 연관 항목을 되풀이하라. 누군가가 당신과의 관계를 끝내고 싶어 한다면 긍정적인 기분이 들기는 결코 쉽지 않지만 이 항목에 대해 그리고 인간으로서 당신의 성숙에 대해 작업하다 보면 이 관계에 어떤 목적이 있었음을 알게 될 것이다. 미래에는 잘될 수도 있고 아닐 수도 있다. 일단 지금은 변화를 받아들이기 위해 필요한 일들을 함으로써 삶에서 앞으로 나아갈 수 있는 힘이 있다고 느끼는 것이 모든 사람에게 이득이다. 이 책의 '38. 변화'와 '50. 피해자' 항목에 대해 작업하는 것도 고려해 보라.

27. 말싸움으로 괴로움

1) 강도 평가

말싸움 때문에 얼마나 괴로운지를 10점 척도(0~10)에서 선택한다. 10점은 가장 극심한 수준이며 0점은 아무렇지도 않은 수준이다.

0	1	2	3	4	5	6	7	8	9	10

2) 준비작업

후계(손날)를 계속 두드리면서 다음과 같이 말한다.

나는 비록 말싸움으로 괴롭지만, 나는 나 자신을 사랑하고 받아들인다.
나는 비록 누군가 따지고 드는 소리를 들을 때 기분이 나빠지지만, 나는 좋은 사람이다.
나는 비록 누가 말싸움을 시작할 때 짜증이 나고 정신적 충격을 받지만, 나는 나 자신을 깊이, 완전히 받아들인다.

3) 부정적 문구

각 경혈을 두드리면서 다음과 같이 말한다.

찬죽(눈썹): 나는 화가 난다. 다른 사람들이 화내는 모습을 보기가 힘들다. 나는 공포를 느낀다.
동자료(눈가): 말싸움은 정말 나를 괴롭힌다. 나는 갈등이 싫다. 나는 상처받는다.
승읍(눈 밑): 나는 죄책감을 느낀다. 나는 기분이 나쁘다. 나는 내 마음과 다른 말들을 한다. 나는 편을 정해야만 한다.
수구(코밑): 그/그녀가 틀렸다. 나는 결코 틀리지 않는다. 내가 틀렸다면 어떡하지? 나는 내가 틀릴 수 있다는 것을 인정할 수가 없다. 나는 다른 사람들의 관점에 마음을 열 수가 없다.
승장(입술 밑): 그/그녀는 이해하지 못한다. 나는 다른 사람의 생각이나 감정에 대한 통제력이 없다. 아무도 내 관점에 동의하지 않는다. 그/그녀는 내 말을 듣지 않는다. 나는 배신당한 기분이다.

수부(빗장뼈 밑): 너무 스트레스를 받는다. 모든 것들이 결코 예전과 같지 않을 것이다.

대포(옆구리): 나는 이런 말싸움을 손쓸 수가 없다. 나는 짜증나고, 분노하고, 무시당하는 기분이다.

백회(정수리): 남은 스트레스와 불안.

두드리기를 멈춘다.

숨을 깊이 들이쉬고 잠시 멈추었다가 내쉰다.

4) 용서하기

심장에 손을 올려 두고서 다음과 같이 말한다.

나는 말싸움으로 괴로운 나 자신을 용서한다. 나는 최선을 다하고 있다.

나는 말싸움을 하는 ________을 용서한다. 그/그녀는 자기가 아는 한 최선을 다하고 있다.

다시 숨을 깊이 들이쉬고 잠시 멈추었다가 내쉰다.

5) 확언

각 경혈을 두드리면서 다음과 같이 말한다.

찬죽(눈썹): 나는 긴장을 놓아 버린다. 나는 분노를 놓아 버린다. 나는 내가 통제할 수 없는 것들을 놓아 버린다. 내가 놓아 버리면 우리 모두에게 안전하다. 나는 판단을 놓아 버린다.

동자료(눈가): 나는 짜증을 놓아 버린다. 내가 내 의견을 갖는 것은 나에게 안전하다.

승읍(눈 밑): 나는 관련된 모든 사람들을 용서할 수 있다. 나는 갈등을 놓아 버릴 수 있다.

수구(코밑): 나는 그들의 감정과 관점을 고려한다. 의견이 달라도 괜찮다.

승장(입술 밑): 나는 안전하고 편안하다. 나는 교양 있는 태도로 소통할 수 있다. 나는 이 문제를 풀어 나가는 과정에서 가치를 찾는다.

수부(빗장뼈 밑): 나는 괴롭고 걱정스러운 기분에서 벗어난다. 나는 판단력을 활용한다. 나는 유연하고 자신 있다. 나는 다른 사람들의 차이점을 긍정 한다. 나는 그들의 관점과 의견을 존중한다.

대포(옆구리): 나는 평온하고 차분하다. 나는 내 생각과 감정을 통제하고 있다.

6) 강도 평가

말싸움 때문에 얼마나 괴로운지를 10점 척도(0~10)에서 선택한다. 10점은 가장 극심한 수준이며 0점은 아무렇지도 않은 수준이다.

0	1	2	3	4	5	6	7	8	9	10

숙제

말싸움에 대해 불편함을 느낄 때마다 이 과정을 되풀이하라. '17. 다른 사람이 내 마음을 상하게 했다', '24. 슬픔', '50. 피해자' 항목에 대해 작업하는 것도 고려해 보라.

28. 빈 둥지 증후군

1) 강도 평가

아이나 가족 구성원이 집을 떠나는 것 때문에 얼마나 괴로운지 10점 척도(0~10)에서 선택한다. 10점은 가장 극심한 수준이며 0점은 아무렇지도 않은 수준이다.

0	1	2	3	4	5	6	7	8	9	10

2) 준비작업

후계(손날)를 계속 두드리면서 다음과 같이 말한다.

> 나는 비록 내 아이가 집을 떠나서 슬프지만, 나는 좋은 사람이다.
>
> 나는 비록 우리가 헤어져야 한다고 생각해서 비참하고 아이의 삶에 아무런 힘도 쓸 수 없는 기분이 들지만, 나는 지금 내 모습 그대로 나 자신을 깊이, 완전히 받아들인다.
>
> 나는 비록 이 이별에 대해 많이 두렵지만, 나는 모든 것이 잘 풀릴 것이라는 것을 알고 나 자신이 평화와 만족감을 경험하는 것을 허락하기로 선택한다.

3) 부정적 문구

각 경혈을 두드리면서 다음과 같이 말한다.

찬죽(눈썹): 나는 너무 불안하다. 견딜 수가 없다. 놓아 버리기 너무 힘들다. 나는 놓아 버릴 수가 없다. 나는 너무 허전하고 외롭다.

동자료(눈가): 나는 이기적인 것 같은 기분이다. 나는 아이들을 놓아 버리고 싶지 않다. 잘 풀리지 않으면 어떡할까? 나는 아들/딸 때문에 겁이 난다. 나는 아이들이 혼자서 선택하게 내버려둘 수가 없다.

승읍(눈 밑): 나는 아들/딸이 나 없이는 살아남지 못할 것 같아서 두렵다. 그 아이에게는 내가 필요하다.

수구(코밑): 나는 우리가 서로 멀어질까 봐 두렵다. 나는 아들/딸의 삶을 더 통제해야 한다.

승장(입술 밑): 나는 오로지 아이를 다시 만날 생각뿐이다. ________이 나를 필요로 하지 않으면 어떡하지? 아들/딸은 나 없이는 안전하지 않다. 나는 항상 아들/딸이 어디에서 무엇을 하고 있는지 알아야 한다.

수부(빗장뼈 밑): 이것이 나의 다른 인간관계에는 어떤 영향을 미칠까? 모든 것이 바뀌고 있다. 변화는 두렵다.

대포(옆구리): 나는 다른 것은 아무 것도 생각할 수가 없다.

백회(정수리): 아이가 집을 떠나는 것에 대한 남은 슬픔과 불안.

두드리기를 멈춘다.

숨을 깊이 들이쉬고 잠시 멈추었다가 내쉰다.

4) 용서하기

심장에 손을 올려 두고서 다음과 같이 말한다.

나는 이런 기분을 느끼는 나 자신을 용서한다. 나는 내가 할 수 있는 한 최선을 다하고 있다.

나는 앞으로 나아갈 준비가 되어 있는 내 아이를 용서한다. 아이는 자기 최선을 다하고 있다.

다시 숨을 깊이 들이쉬고 잠시 멈추었다가 내쉰다.

5) 확언

각 경혈을 두드리면서 다음과 같이 말한다.

찬죽(눈썹): 나는 슬픈 기분을 놓아 버린다. 나는 아들/딸을 통제하고픈 욕구를 놓아 버린다.

동자료(눈가): 나는 내 생각과 행동을 통제한다. 나는 그런 집착을 멈출 수 있다. 나는 그 문제가 잘 풀리리라는 것을 안다. 나는 ________이 성장하게 해 준다.

승읍(눈 밑): 우리 관계는 새로운 방식으로 계속 자라날 것이다. 나는 아들/딸의 판단력을 믿는다. 안전하다. 나는 아들/딸의 지금 모습에 감사한다.

수구(코밑): 나는 아이를 보며 신이 나고 아이들의 삶이 펼쳐지는 모습에 기쁘다.

승장(입술 밑): 나는 내 아이가 성장하는 것을 허락하기로 선택한다. 나는 아이의 삶을 통제하려고 하기보다는 스스로 성장하게 해 주는 것이 아이들을 더 도와주는 것임을 깨닫기로 선택한다. 나는 ________이 독립할 수 있게 한다. 나는 아들/딸의 사생활을 존중한다. 나는 우리가 공유하는 관계에 감사한다.

수부(빗장뼈 밑): 나는 행복하고 만족한다. 나는 아이들이 성장하는 모습을 즐거운 마음으로 지켜본다.

6) 강도 평가

아이나 가족 구성원이 집을 떠나는 것 때문에 얼마나 괴로운지 10점 척도(0~10)에서 선택한다. 10점은 가장 극심한 수준이며 0점은 아무렇지도 않은 수준이다.

0	1	2	3	4	5	6	7	8	9	10

숙제

기분이 나아질 때까지 이 과정을 되풀이하라.

29. 가족 구성원의 증가 — 출산이나 입양

1) 강도 평가

가족 구성원이 늘어나는 것에 대해 얼마나 불안함을 느끼는지를 10점 척도(0~10)에서 선택한다. 10점은 가장 극심한 수준이며 0점은 아무렇지도 않은 수준이다.

0	1	2	3	4	5	6	7	8	9	10

2) 준비작업

후계(손날)를 계속 두드리면서 다음과 같이 말한다.

> 나는 비록 가족 구성원이 늘어나는 것에 불안함을 느끼지만, 나는 훌륭한 사람이다.
>
> 나는 비록 나 자신을 의심하지만, 나는 나 자신을 깊이, 완전히 받아들인다.
>
> 나는 비록 이 불안감에 대해 아무 힘도 없는 것 같은 기분이 들지만, 나는 이제 내 감정에 대해 힘이 있고, 내 의심을 놓아 버리는 것이 나에게 안전하다는 것을 깨닫기로 선택한다.

3) 부정적 문구

각 경혈을 두드리면서 다음과 같이 말한다.

찬죽(눈썹): 나는 ________ 때문에 불안함을 느낀다.

동자료(눈가): 나는 좋은 부모가 되지 못할까 봐 두렵다. 나는 내 가족을 충분히 먹여 살리지 못할 것이다. 나는 이 아이에게 필요한 모든 것들을 해주지 못할 것이다. 내가/내 배우자가 준비가 되지 않았다면 어떡할까? 나는 어쩔 줄을 모르겠다.

승읍(눈 밑): 나는 늘어난 책임을 감당할 능력이 없을까 봐 두렵다. 나는 겁이 난다. 내가 부족하면 어떡할까?

수구(코밑): 나는 더 이상 내 배우자/동반자의 관심의 중심이 아닐 것이다.

승장(입술 밑): 늘어난 시간 투자/금전적 부담/형제간 경쟁/관계에서 시간과 관심을 얻기 위한 경쟁 때문에 생기는 모든 불안과 두려움. 나는 이런 것들이 다른 인간관계에 부담을 줄까 봐 두렵다.

수부(빗장뼈 밑): 나는 염려스럽다. 나는 이 일을 감당할 준비가 되었는가? 적절한 시점인가?

대포(옆구리): 나는 내 능력을 의심한다.

백회(정수리): 가족 구성원이 늘어나는 것에 대한 남은 불안감과 두려움.

두드리기를 멈춘다.

숨을 깊이 들이쉬고 잠시 멈추었다가 내쉰다.

4) 용서하기

심장에 손을 올려 두고서 다음과 같이 말한다.

나는 두려워하는 나 자신을 용서한다. 나는 내가 할 수 있는 한 최선을 다하고 있다.

나는 내가 이런 두려움과 불안감을 느끼게 하는 조건을 제공한 모든 사람들을 용서한다. 그들은 그들의 최선을 다하고 있다.

다시 숨을 깊이 들이쉬고 잠시 멈추었다가 내쉰다.

5) 확언

각 경혈을 두드리면서 다음과 같이 말한다.

찬죽(눈썹): 나는 모든 두려움과 염려를 놓아 버린다.

동자료(눈가): 나는 내 능력에 대한 모든 의심을 놓아 버린다.

승읍(눈 밑): 나는 새 아기/아이를 기쁜 마음으로 가족의 일원으로 환영한다.

수구(코밑): 나는 나 자신이 이 경험을 한껏 즐기는 것을 허락한다. 나는 축복받았다.

승장(입술 밑): 나는 좋은 부모가 될 내 능력에 감사한다. 나는 내 자신감을 축하한다. 나는 능력이 있다. 나는 책임을 진다.

수부(빗장뼈 밑): 나는 이 아이를 통해 축복을 받아서 행복하고 감사한다.

6) 강도 평가

가족 구성원이 늘어나는 것에 대해 얼마나 불안함을 느끼는지를 10점 척도(0~10)에서 선택한다. 10점은 가장 극심한 수준이며 0점은 아무렇지도 않은 수준이다.

0	1	2	3	4	5	6	7	8	9	10

숙제

부모로서 당신의 능력에 대해 자신감이 생길 때까지 이 항목을 되풀이하라. 다른 감정이나 두려움이 일어나면, 반드시 이 책의 다른 항목을 참고해서 그 문제들을 다스리는 작업을 하라.

30. 명절 스트레스

1) 강도 평가

명절 때문에 스트레스를 얼마나 심하게 받는지 10점 척도(0~10)에서 선택한다. 10점은 가장 극심한 수준이며 0점은 아무렇지도 않은 수준이다.

0	1	2	3	4	5	6	7	8	9	10

2) 준비작업

후계(손날)를 계속 두드리면서 다음과 같이 말한다.

나는 비록 이 명절이/특별한 행사가 힘들까 봐 두렵고 과거에 나쁜 경험이 있었지만, 나는 좋은 사람이다.

나는 비록 정말 스트레스를 받아서 힘들지만, 나는 나 자신을 깊이, 완전히 받아들인다.

나는 비록 외롭고 슬프고 짓눌리는 기분이 들지만, 나는 나 자신이 모든 슬픔과 분개를 놓아 버리고 명절을 즐기는 것을 허락한다.

3) 부정적 문구

각 경혈을 두드리면서 다음과 같이 말한다.

찬죽(눈썹): 나는 슬프다. 나는 명절을 생각하면 짓눌리는 기분이다. 명절의 의미가 사라졌다.

동자료(눈가): 나는 이 상황에 분개한다. 나는 죄책감을 느낀다. 나는 즐거움을 누릴 가치가 없는 것 같은 기분이 든다.

승읍(눈 밑): 나는 이 명절/기념일에 가족들과 함께하지 못해서/내가 하고 싶은 것을 하지 못해서 슬프다. 나는 모든 사람의 기분에 맞춰 주어야 한다. 내 기대치가 너무 높다. 나는 다른 사람들에게서 선물, 칭찬, 도움을 받는 것이 싫다.

수구(코밑): 나는 시간, 돈, 여력이 없다. 부담스럽다.

승장(입술 밑): 나는 화가 난다. 아무도 내 기분을 이해하지 못한다. 나는 스트레스를 너무 많이 받는다.

수부(빗장뼈 밑): 나는 너무 외롭고 고독하다. 나는 모자란다. 나는 결코 모든 청소/장보기/정리/요리를 해내지 못할 것이다. 내 선물이나 음식이 별로일까 봐 걱정된다. 나는 다른 사람들의 행동에 스트레스를 받는다. 나에게는 통제력이 없다.

대포(옆구리): 나를 신경 쓰는 사람이 있기는 한가? 뭔가가 항상 잘못된다.

백회(정수리): 남아 있는 슬픔, 분개, 압박감.

두드리기를 멈춘다.

숨을 깊이 들이쉬고 잠시 멈추었다가 내쉰다.

4) 용서하기

심장에 손을 올려 두고서 다음과 같이 말한다.

나는 이런 기분을 느끼는 나 자신을 용서한다. 나는 최선을 다하고 있다.

나는 스트레스와 부담감에 일조한 내 가족이나 다른 사람들을 용서한다. 그들은 할 수 있는 한 최선을 다하고 있다.

다시 숨을 깊이 들이쉬고 잠시 멈추었다가 내쉰다.

5) 확언

각 경혈을 두드리면서 다음과 같이 말한다.

찬죽(눈썹): 나는 모든 분개와 불안을 놓아 버린다. 나 자신에게 가하던 압력을 놓아 버린다. 나는 변화한 역학에 대한 모든 불안을 놓아 버린다. 나는 사랑하는 사람을 잃어버린 것에 대한 모든 슬픔을 놓아 버린다. 나는 삶을 음미할 시간을 갖는다.

동자료(눈가): 나는 극복할 수 있다. 나는 가치가 있다. 나는 충분히 좋은 사람이다. 나는 최선을 다하고 있다.

승읍(눈 밑): 나를 짓누르는 모든 것들을 놓아 버린다. 놓아 버리는 것이 나에게도 다른 사람들에게도 안전하다. 나는 나 자신이 내면의 평화를 느끼는 것을 허락한다.

수구(코밑): 나는 영리한 금전적 결정을 내리고 내 시간을 지혜롭게 운용한다.

다른 사람들에게 도움을 구하는 것이 나에게 안전하다. 나는 나를 위한 시간을 낸다. 나는 평화를 느낀다. 나는 내 삶에 있는 사람들에게 감사한다.

승장(입술 밑): 이 멋진 명절과 다른 사람들과 함께 나눌 기회를 즐길 힘이 있다고 느낀다. 나는 나 자신이 이 명절을 완전히 축하하는 것을 허락한다.

수부(빗장뼈 밑): 만족스럽고 행복하다. 나는 사랑받고 있으며 사랑과 기쁨을 나눌 능력이 있다고 느낀다. 내 말과 행동이 내 기쁨과 환희를 반영한다.

6) 강도 평가

명절 때문에 스트레스를 얼마나 심하게 받는지 10점 척도(0~10)에서 선택한다. 10점은 가장 극심한 수준이며 0점은 아무렇지도 않은 수준이다.

0	1	2	3	4	5	6	7	8	9	10

숙제

이 책의 '21. 불안'이나 '14. 남의 기분 맞춰 주기' 항목에 대해 작업하는 것도 고려해 보라.

31. 성관계 — 수술, 출산, 중병 이후

1) 강도 평가

현재의 신체 상태를 고려해 볼 때 성관계에 대한 생각이 당신을 얼마나 괴롭히는지 10점 척도(0~10)에서 선택한다. 10점은 가장 극심한 수준이며 0점은 아무렇지도 않은 수준이다.

0	1	2	3	4	5	6	7	8	9	10

2) 준비작업

후계(손날)를 계속 두드리면서 다음과 같이 말한다.

비록 이것 때문에 불편하겠지만, 나는 훌륭한 사람이다.

비록 이것 때문에 어색하겠지만, 나는 나 자신을 깊이, 완전히 받아들인다.

나는 비록 나의/내 상대의 신체 여건 때문에 성관계를 갖기가 망설여지지만, 나는 이제 안전하고 사랑받는다는 느낌을 느끼고, 괜찮을 것임을 알기로 선택한다.

3) 부정적 문구

각 경혈을 두드리면서 다음과 같이 말한다.

찬죽(눈썹): 나는 이것 때문에 불편하고 고통스러울까 봐 두렵다.

동자료(눈가): 나는 나의/내 상대의 몸에 일어난 물리적 변화를 받아들일 수가 없다.

승읍(눈 밑): 불꽃 튀는 감정이 사라질까 봐 두렵다. 결코 예전 같지 않을 것이다.

수구(코밑): 나의/내 상대의 반응이 두렵다. 어색할 것이다.

승장(입술 밑): 나는 그것을 즐기지 못할까 봐/제 기능을 못할까 봐 두렵다. 내 몸은/내 흉터는 흉측하다. 흉터/변화는 내 병을 자꾸만 떠올린다. 나는 내 몸을 가리고 싶다. 이것 때문에 우리 관계가 긴장된다.

수부(빗장뼈 밑): 나는 내가/내 상대가 매력적으로 보이지 않는다.

대포(옆구리): 나는 원치 않은 생각을 하게 될까 봐 두렵다. 나는 이런 생각을 통제할 수가 없다. 나에게는 이런 온갖 부정적인 자기 대화가 있다.

백회(정수리): 다시 성관계를 갖는 것에 대한 두려움과 불안.

두드리기를 멈춘다.
숨을 깊이 들이쉬고 잠시 멈추었다가 내쉰다.

4) 용서하기

심장에 손을 올려 두고서 다음과 같이 말한다.

나는 불안해하는 나 자신을 용서한다. 나는 할 수 있는 한 최선을 다하고 있다.
나는 불안해하는 내 상대를 용서한다. 그/그녀는 자신의 최선을 다하고 있다.

다시 숨을 깊이 들이쉬고 잠시 멈추었다가 내쉰다.

5) 확언

각 경혈을 두드리면서 다음과 같이 말한다.

찬죽(눈썹): 나는 모든 두려움을 놓아 버린다. 나는 불안을 놓아 버릴 수 있다. 나는 걱정 없다.

동자료(눈가): 나의/내 상대의 몸은 그 모습 그대로 완벽하다. 나는 나의/내 상대의 몸이 편하고 아무렇지 않다. 나는 내 뜻을 표현하고 내 요구를 전달하는 것이 편안하다. 나는 내 생각과 행동을 통제하고 있다. 내 뜻을 표현하는 것은 안전하다.

승읍(눈 밑): 나는 삶을 경험할 수 있다는 것에 감사한다.

수구(코밑): 나는 내 삶이 정상으로 돌아와서 행복하고 감사한다. 삶을 즐겨도 나는 안전하다. 나는 가치가 있다. 나는 충분히 좋은 사람이다.

승장(입술 밑): 나는 우리 사이의 유대가 이런 경험을 나눔으로써 더 강해지게 한다. 우리는 함께 성장했다. 우리는 이 문제를 함께 해결해 나갈 수 있다. 나는 느긋하고 평화롭다. 나는 바람직하다.

수부(빗장뼈 밑): 나는 삶을 믿는다. 나는 나 자신과 내 상대를 믿는다. 나는 안전하고 평화롭다.

6) 강도 평가

현재의 신체 상태를 고려해 볼 때 성관계에 대한 생각이 당신을 얼마나 괴롭히는지 10점 척도(0~10)에서 선택한다. 10점은 가장 극심한 수준이며 0점은 아무렇지도 않은 수준이다.

0	1	2	3	4	5	6	7	8	9	10

숙제

성관계를 재개해도 편하게 느껴질 때까지 이 항목을 되풀이하라. 외모 때문에 괴로워하고 있다면, 이 책의 '1. 신체상' 항목에 대해 작업하는 것도 고려해 보라.

32. 성관계 — 부모

1) 강도 평가

부모가 된 것이 당신의 성관계에 얼마나 큰 영향을 미치는지 10점 척도(0~10)에서 선택한다. 10점은 가장 극심한 수준이며 0점은 아무렇지도 않은 수준이다.

0	1	2	3	4	5	6	7	8	9	10

2) 준비작업

후계(손날)를 계속 두드리면서 다음과 같이 말한다.

나는 비록 성관계에 대해 불안하지만, 나는 훌륭한 사람이다.

나는 비록 녹초가 되었지만, 나는 나 자신을 깊이, 완전히 받아들인다.

나는 비록 내가 부모가 되고 나면 성관계를 더 이상 즐기지 못할 것이라고 믿도록 길들여졌지만, 나는 이제 내가 내 감정에 대한 힘이 있고 이런 헛된 믿음을 마음껏 놓아 버릴 수 있음을 깨닫기로 선택한다.

3) 부정적 문구

각 경혈을 두드리면서 다음과 같이 말한다.

찬죽(눈썹): 나는 정신이 없고 눈코 뜰 새가 없다. 나는 성관계를 위한 시간과 에너지가 없다. 나는 이제 나 자신을/우리를 위한 시간을 내는 것에 죄책감을 느낀다.

동자료(눈가): 나는 순간을 즐길 수 없다. 나는 긴장을 풀 수 없다. 내 상대는 너무 정신이 없다. 나도 정신이 없다. 나는 짓눌려 있다.

승읍(눈 밑): 이제 부모가 되었으니 내가 육체적인 욕구를 표현하고 성관계를 즐기는 것은 옳지 않다. 나는 지쳤다/기진맥진했다.

수구(코밑): 나는 줄 것이 아무 것도 남지 않았다. 나는 더욱 책임감을 느껴야 한다.

승장(입술 밑): 나는 중간에 방해받을까 봐 두렵다. 아기가 울면 어떡하나? 아이들이 우리를 찾으면 어떡하나? 아이들이 우리 소리를 들으면 어떡하나? 그럴 가치가 없다. 더 많은 것을 요구하는 것에 죄책감을 느낀다.

수부(빗장뼈 밑): 옛날만큼 결코 좋지 않을 것이다. 내 상대는 흥미를 잃었다. 나도 흥미를 잃었다. 아무래도 예전 같지는 않을 것이다.

대포(옆구리): 나의/내 상대의 몸은 더 이상 매력적이지 않다. 나는 무시당하는 기분이다.

백회(정수리): 남아 있는 두려움, 피곤, 좌절감, 불안.

두드리기를 멈춘다.

숨을 깊이 들이쉬고 잠시 멈추었다가 내쉰다.

4) 용서하기

심장에 손을 올려 두고서 다음과 같이 말한다.

나는 좌절감을 느끼는 나 자신을 용서한다. 나는 내가 할 수 있는 한 최선을 다하고 있다.

나는 좌절하는 내 상대를 용서한다. 그/그녀는 자신의 최선을 다하고 있다.

다시 숨을 깊이 들이쉬고 잠시 멈추었다가 내쉰다.

5) 확언

각 경혈을 두드리면서 다음과 같이 말한다.

찬죽(눈썹): 나는 모든 두려움과 불안을 놓아 버린다. 나는 내 성생활을 소중히 여긴다.

동자료(눈가): 나 자신을 위한 시간을 얻을 가치가 있다. 내가 회복할 시간을 얻을 가치가 있다. 내가 활력을 되찾을 시간을 얻을 가치가 있다.

승읍(눈 밑): 나는 내 몸과 내 상대를 편안하게 여긴다. 아이들을 잘 준비시키고 난 후 우리의 성관계를 위한 시간을 내는 것은 안전하다.

수구(코밑): 나는 안전하다. 나는 나 자신을 사랑하고 받아들인다. 나는 내 상대를 사랑하고 받아들인다.

승장(입술 밑): 우리의 헌신은 우리의 경험과 함께 하는 가족을 통해 강해진다. 나는 나 자신이 기쁨을 경험하는 것을 허락한다. 우리는 시간을 내어 우리 관계를 키워 나갈 자격이 있다. 나는 우리 관계에 전념한다.

나는 우리 관계를 존중한다. 나는 우리 관계를 소중히 여긴다.

수부(빗장뼈 밑): 나는 안전하고 편안하다. 나는 부부로서 우리가 함께 하는 시간을 소중하게 여긴다.

6) 강도 평가

부모가 된 것이 당신의 성관계에 얼마나 큰 영향을 미치는지 10점 척도(0~10)에서 선택한다. 10점은 가장 극심한 수준이며 0점은 아무렇지도 않은 수준이다.

0	1	2	3	4	5	6	7	8	9	10

숙제

기분이 나아질 때까지 이 항목을 되풀이하라. 이 항목에 대해서 부부나 연인이 함께 작업하는 것이 가장 좋다. 외모 때문에 염려스럽다면 이 책의 '1. 신체상'이나 '31. 성관계—수술, 출산, 중병 이후' 항목에 대해 작업하는 것도 고려해 보라.

33. 성관계 — 장기간

1) 강도 평가

성관계가 틀에 박힌 일상처럼 된 것이 얼마나 괴로운지를 10점 척도(0~10)에서 선택한다. 10점은 가장 극심한 수준이며 0점은 아무렇지도 않은 수준이다.

0	1	2	3	4	5	6	7	8	9	10

2) 준비작업

후계(손날)를 계속 두드리면서 다음과 같이 말한다.

나는 비록 틀에 박힌 일상이 되어 버린 성관계에 지루함을 느끼지만, 나는 좋은 사람/배우자이다.

나는 비록 우리가 한때 나누었던 열정이 더 이상 없다는 사실에 무력함을 느끼지만, 나는 나 자신을 깊이, 완전히 받아들인다.

나는 비록 우리가 열정을 잃은 것 같지만, 나는 내가 편한 마음으로 우리 사랑에 다시 불꽃을 일으키게 한다.

3) 부정적 문구

각 경혈을 두드리면서 다음과 같이 말한다.

찬죽(눈썹): 나는 지루하다. 나는 당연하게 여겨지고 있는 것 같다. 내 상대는 나에 대한 흥미를 잃었다. 나는 성적으로 내 상대에 대한 흥미를 잃었다. 나는 정신이 없다. 성생활은 더 이상 중요하게 보이지 않는다.

동자료(눈가): 일과처럼 느껴진다. 우리는 서로 너무 편해졌다.

승읍(눈 밑): 내 육체적 욕구를 표현하고 성관계를 즐기는 것은 옳지 않다.

수구(코밑): 불꽃이 사라졌다. 나는 실망했다. 나는 내 상대에게 이런 이야기를 하는 것이 불편하다. 나는 무슨 말을 해야 할지 모르겠다. 나는 머릿속에 생각할 것이 너무 많다.

승장(입술 밑): 경험을 증진시키기 위해 무엇을 해야 할지 모르겠다. 나는 평소와 같은 방식을 바꾸는 것이 불편하다. 나는 거부당할까 봐 두렵다/거부당하는 것에 지쳤다.

수부(빗장뼈 밑): 나의/내 상대의 외모가 변했다. 사랑이 없다. 열정이 영원히 사라졌다. 결코 예전처럼 돌아가지 못할 것이다.

대포(옆구리): 나는 내 능력/시간 때문에 불안하다. 늙고 지친 것 같다.

백회(정수리): 남아 있는 불안, 지루함, 좌절감.

두드리기를 멈춘다.

숨을 깊이 들이쉬고 잠시 멈추었다가 내쉰다.

4) 용서하기

심장에 손을 올려 두고서 다음과 같이 말한다.

나는 지루해 하는 나 자신을 용서한다. 나는 내가 할 수 있는 한 최선을 다하고 있다.

나는 열정을 잃은 내 상대를 용서한다. 그/그녀는 자기의 최선을 다하고 있다.

다시 숨을 깊이 들이쉬고 잠시 멈추었다가 내쉰다.

5) 확언

각 경혈을 두드리면서 다음과 같이 말한다.

찬죽(눈썹): 나는 내 상대에게 사랑과 관심을 더 주는 것에 대한 모든 불안감을 놓아 버린다. 모든 두려움을 놓아 버리는 것이 안전하다.

동자료(눈가): 나는 이 정도면 충분히 좋은 사람이다. 나는 내 상대와 우리 사랑/유대의 깊이를 소중히 여긴다. 나는 우리 관계에서 열정을 되살리기 위해 전념한다. 열정을 느끼는 것은 안전하고 신난다.

승읍(눈 밑): 말로 그리고 육체적으로 나 자신을 표현해도 괜찮다.

수구(코밑): 나는 우리가 나눈 역사/우리가 쌓아 온 관계를 기쁘게 받아들인다.

승장(입술 밑): 나는 나 자신과 내 상대를 사랑하고 존경한다. 나는 나의 창의성을 축하한다.

수부(빗장뼈 밑): 나는 우리가 나누는 깊은 교감에 행복하고 감사한다.

6) 강도 평가

성관계가 틀에 박힌 일상처럼 된 것이 얼마나 괴로운지를 10점 척도(0~10)에서 선택한다. 10점은 가장 극심한 수준이며 0점은 아무렇지도 않은 수준이다.

0	1	2	3	4	5	6	7	8	9	10

숙제

기분이 나아지고 상대에게 이야기를 할 힘이 있다고 느끼고, 더 사랑스러워지고, 뻔한 일과에 변화를 주어 두 사람이 모두 더 만족하게 될 때까지 이 항목을 되풀이하라. 상대가 변화를 주려고 하지 않는다면 이 항목에 대해 작업함으로써 만족감을 늘릴 수 있다. 반복되는 일과가 바뀌지 않으면 사고방식을 바꾸기만 해도 당신의 경험을 개선시킬 수 있다. 경험을 일상적이거나 뻔한 일과로 보지 말고 그 경험에서 즐기는 모든 것들을 기쁜 마음으로 누리기로 선택하라.

34. 성관계 — 새 관계

1) 강도 평가

새로 성관계를 시작한다는 생각에 얼마나 신경 쓰이는지를 10점 척도(0~10)에서 선택한다. 10점은 가장 극심한 수준이며 0점은 아무렇지도 않은 수준이다.

0	1	2	3	4	5	6	7	8	9	10

2) 준비작업

후계(손날)를 계속 두드리면서 다음과 같이 말한다.

> 나는 비록 많이 불안하지만, 나는 훌륭한 사람이다.
> 나는 비록 긴장되지만, 나는 나 자신을 깊이, 완전히 받아들인다.
> 나는 비록 시점에 대한 확신이 없지만, 나는 내 직감을 믿는다.

3) 부정적 문구

각 경혈을 두드리면서 다음과 같이 말한다.

찬죽(눈썹): 나는 긴장된다. 어색할 것이다. 나는 딴 데에 정신이 팔릴 것이다.

동자료(눈가): 이 사람이 맞는 사람인지 모르겠다. 이 시점이 옳은 시점인가? 더 기다려야 하나? 내가 후회하면 어떡할까? 내가 벗은 모습을 보고 내 상대가 나에게 매력을 느끼지 못하면 어떡할까? 그/그녀가 다른 사람들에게 그것에 대해 이야기하면/나를 존중하지 않으면 어떡할까? 예전 상대와 비교 당할까 봐 두렵다. 나는 불충분하다.

승읍(눈 밑): 나의 육체적 욕구를 표현하는 것은 옳지 않다. 나쁘다/잘못되었다/더럽다.

수구(코밑): 나는 경계를 설정하는 데에 서툴다. 내 경계를 분명히 하는 것이 나에게 괜찮지 않다. 내 성적 능력에 내가 만족하지 못하면 어떡할까?

승장(입술 밑): 나는 사랑/기쁨을 누릴 가치가 없다. 나는 내가 옳은 일을 하고 있는 것인지 확신이 없다. 나는 나 자신에게 너무 가혹하다. 나는 나 자신을 끊임없이 비판한다.

수부(빗장뼈 밑): 나는 그것에 대해 이야기하는 것이 불편하다. 내가 부족하면 어떡할까? 나는 내가 죄책감을 느낄까 봐 두렵다. 나는 과거에 집착하고 있다. 너무 이른가?

대포(옆구리): 나는 거부/거절당할까 봐 두렵다. 나는 긴장을 풀고 즐기지 못하겠다.

백회(정수리): 남아 있는 불안.

두드리기를 멈춘다.
숨을 깊이 들이쉬고 잠시 멈추었다가 내쉰다.

4) 용서하기

심장에 손을 올려 두고서 다음과 같이 말한다.

나는 불편한 기분이 드는 나 자신을 용서한다. 나는 내가 할 수 있는 한 최선을 다하고 있다.

나는 내가 성관계나 내 몸에 대해 불편함을 느끼도록 길들였던 모든 사람들을 용서한다. 그들은 자신의 최선을 다하고 있다.

다시 숨을 깊이 들이쉬고 잠시 멈추었다가 내쉰다.

5) 확언

각 경혈을 두드리면서 다음과 같이 말한다.

찬죽(눈썹): 나는 모든 두려움을 놓아 버린다. 과거를 놓아 버리는 것이 나에게 안전하다.

동자료(눈가): 나의 의견, 감정, 욕구를 표현해도 나는 안전하다.

승읍(눈 밑): 나는 가치가 있다. 나는 내 몸이 편하고 안락하다. 나는 안전하다. 나는 내 몸을 존중한다. 나는 내 상대를 존중한다.

수구(코밑): 나는 내 상대가 편하다. 내 생각과 감정은 분명하다. 나는 나 자신과 화해한다.

승장(입술 밑): 내 삶에는 너무나 많은 놀라운 가능성이 있다. 내 성생활을 탐구하고 즐겨도 나는 안전하다. 나는 내 몸을 즐거운 마음으로 누린다.

수부(빗장뼈 밑): 나는 내 삶의 모든 영역에서 행복과 기쁨을 누릴 자격이 있다.

6) 강도 평가

새로 성관계를 시작한다는 생각에 얼마나 신경 쓰이는지를 10점 척도(0~10)에서 선택한다. 10점은 가장 극심한 수준이며 0점은 아무렇지도 않은 수준이다.

0	1	2	3	4	5	6	7	8	9	10

숙제

이 항목은 연애 상대와 성관계를 가질 준비가 되었다고 느끼는 사람들을 위한 것이다. 당신과 당신 상대의 감정과 경계선을 존중하라. 편안한 기분이 들 때까지 이 항목을 되풀이하라. 당신 몸이 부끄럽다면, 이 책의 '1. 신체상' 항목에 대해 작업하는 것도 고려해 보라.

35. 이사

1) 강도 평가

이사한다는 생각에 얼마나 신경이 쓰이는지를 10점 척도(0~10)에서 선택한다. 10점은 가장 극심한 수준이며 0점은 아무렇지도 않은 수준이다.

0	1	2	3	4	5	6	7	8	9	10

2) 준비작업

후계(손날)를 계속 두드리면서 다음과 같이 말한다.

나는 비록 이사에 대해 큰 불안감을 느끼지만, 나는 나 자신을 깊이, 완전히 받아들인다.

나는 비록 이사하고 싶지 않지만, 나는 어쩔 수 없이 이사를 하게 되었다고 해도 내 결정에 평온함을 느끼고 내 주변 상황을 받아들이기로 선택한다.

비록 이사는 힘들겠지만, 나는 나 자신을 깊이, 완전히 받아들인다.

3) 부정적 문구

각 경혈을 두드리면서 다음과 같이 말한다.

찬죽(눈썹): 나는 변화가 두렵다. 잘 풀리지 않을까 봐 두렵다.

동자료(눈가): 나는 이사하기 싫다. 내 집 같지 않을 것이다. 어디로 가야 할지 모르겠다. 나는 미지의 것들이 두렵다. 삶은 고난이다. 나는 불충분하다고/무능력하다고/무능하다고/모자란다고/좌절감을/수치심을/무력함을 느낀다.

승읍(눈 밑): 새집이 마음에 들지 않으면 어떡할까? 환영받는다는 느낌을 받지 못하면 어떡할까? 나는 익숙한 환경을 그리워할 것이다. 나는 외롭고 고독해질까 봐 두렵다.

수구(코밑): 나는 옛집을 그리워할 것이다. 결코 예전과 같지 않을 것이다. 변화는 어렵다. 나는 짓눌린 기분이다.

승장(입술 밑): 나는 내 가족, 친구, 이웃들을 그리워할 것이다.
수부(빗장뼈 밑): 나는 쫓겨난다. 나는 새집이 내 집 같은 기분이 들지 않을 것이다.
대포(옆구리): 나는 이사하고 싶지 않다. 내가 이사하기 싫다는 것을 아무도 신경 쓰지 않는다.
백회(정수리): 이사에 대해 남아 있는 슬픔, 불안, 두려움.

두드리기를 멈춘다.
숨을 깊이 들이쉬고 잠시 멈추었다가 내쉰다.

4) 용서하기

심장에 손을 올려 두고서 다음과 같이 말한다.

나는 이사에 대해 불안해하는 나 자신을 용서한다. 나는 최선을 다하고 있다.
나는 변화를 두려워하는 나 자신을 용서한다. 나는 내가 할 수 있는 한 최선을 다하고 있다.

다시 숨을 깊이 들이쉬고 잠시 멈추었다가 내쉰다.

5) 확언

각 경혈을 두드리면서 다음과 같이 말한다.

찬죽(눈썹): 나는 이사에 대한 모든 두려움과 걱정을 놓아 버린다.
동자료(눈가): 나는 불안을 놓아 버린다. 나는 모든 분개를 놓아 버린다.
승읍(눈 밑): 나는 어디를 가든 안전하다. 나는 안전하고 보호받는다. 나는 내 삶에 새로운 기회들을 환영한다. 나는 모든 가능성에 신이 난다.
수구(코밑): 변화는 좋은 것이다. 나는 변화를 일으킨다. 나는 삶의 과정을 신뢰한다.
승장(입술 밑): 나는 삶이 지금 제시하고 있는 모든 기회에 감사한다.
수부(빗장뼈 밑): 나는 이사에 대한 모든 불안을 지금 그리고 영원히 놓아 버린다!

6) 강도 평가

이사한다는 생각에 얼마나 신경이 쓰이는지를 10점 척도(0~10)에서 선택한다. 10점은 가장 극심한 수준이며 0점은 아무렇지도 않은 수준이다.

0	1	2	3	4	5	6	7	8	9	10

숙제

이사에 대해 기분이 나아질 때까지 이 과정을 매일 되풀이하라. 이 책의 '38. 변화' 항목에 대해 작업하는 것도 고려해 보라.

36. 새 관계

1) 강도 평가

새로 연애를 시작한다는 생각에 얼마나 신경 쓰이는지를 10점 척도(0~10)에서 선택한다. 10점은 가장 극심한 수준이며 0점은 아무렇지도 않은 수준이다.

0	1	2	3	4	5	6	7	8	9	10

2) 준비작업

후계(손날)를 계속 두드리면서 다음과 같이 말한다.

나는 비록 새로 연애를 시작하는 것이 두렵고 예전에 내가 다치거나 다른 사람들이 다치는 모습을 보았지만, 나는 나 자신을 깊이, 완전히 받아들인다.

나는 비록 연애를 한다는 생각이 정말 두렵고 사랑을 하거나 받을 능력이 없는 것 같은 기분이 들지만, 나는 좋은 사람이다.

나는 비록 이 관계에 대해 생각하면 두렵고 거부당할까 봐 두렵지만, 나는 이 두려움이 내 행복을 망치게 내버려두지 않기로 선택한다.

3) 부정적 문구

각 경혈을 두드리면서 다음과 같이 말한다.

찬죽(눈썹): 나는 누군가와 가까워지는 것이 두렵다. 나는 나 자신일 수 없다. 나는 벽을 치고 있다. 나는 내 뜻을 드러낼 수 없다.

동자료(눈가): 나는 다른 사람들이 나를 인정해 주기를 바란다. 나는 쉽게 다칠 것 같다.

승읍(눈 밑): 나는 나의 내밀한 감정을 다른 사람과 나눌 수 없다. 나는 내가 당연히 누려야 할 것보다 못한 정도에 만족할 것이다.

수구(코밑): 내 가족이 반대하면 어떡할까? 사람들은 뭐라고 할까?

승장(입술 밑): 이 사람이 나에게 맞는 사람이 아니라면 어떡할까? 그/그녀가 나를 바꾸려고 하면 어떡할까? 나를 알아 가면서 그/그녀가 나를 좋아하지 않게 되면 어떡할까? 그/그녀가 나를 조종하려고 하면 어떡할까?

수부(빗장뼈 밑): 나는 사랑할/헌신할/진지한 관계를 가질/육체적 관계를 가질 가치가 없다. 나는 사랑할/헌신할/진지한 관계를 가질/육체적 관계를 가질 준비가 되지 않았다. 사랑은 아프다. 그/그녀는 나에게 너무 집착하거나 나를 실망시킬 것이다. 그/그녀가 너무 진지해지면 어떡할까?

대포(옆구리): 나는 개인적인 감정을 그/그녀에게 털어놓는 것이 불편하다.

백회(정수리): 남아 있는 두려움과 걱정.

두드리기를 멈춘다.
숨을 깊이 들이쉬고 잠시 멈추었다가 내쉰다.

4) 용서하기

심장에 손을 올려 두고서 다음과 같이 말한다.

나는 불편함을 느끼는 나 자신을 용서한다. 나는 최선을 다하고 있다.

나는 두려움을 느끼는 나 자신을 용서한다. 나는 내가 아는 방식으로 최선을 다하고 있다.

다시 숨을 깊이 들이쉬고 잠시 멈추었다가 내쉰다.

5) 확언

각 경혈을 두드리면서 다음과 같이 말한다.

찬죽(눈썹): 모든 두려움을 놓아 버린다. 나는 과거의 모든 가슴 아픈 이별을 놓아 버릴 수 있다. 나는 내가 기쁨을 느끼게 한다. 나는 충분히 좋은 사람이다. 나는 내 경계선을 긋고 확실히 지킨다. 나는 내 직감을 믿는다.

동자료(눈가): 나는 내가 내 생각과 결정을 통제할 수 있음을 알고 편안하게 느낀다. 내 말과 행동은 내 자신감을 반영한다.

승읍(눈 밑): 나는 자신이 있다. 나는 자신감을 드러낸다. 나는 나 자신이 사랑을 느끼고 다른 사람에게서 사랑을 받아들이는 것을 허락한다. 사랑하고 사랑받아도 안전하다.

수구(코밑): 안전하고 행복한 느낌. 나 자신과 다른 사람들을 사랑해도 안전하다. 나는 마음을 열고 사랑한다.

승장(입술 밑): 나는 사랑할 능력이 있다. 나는 사랑받을 가치가 있다.

수부(빗장뼈 밑): 자신 있고 안전한 기분을 느낀다.

6) 강도 평가

새로 연애를 시작한다는 생각에 얼마나 신경 쓰이는지를 10점 척도(0~10)에서 선택한다. 10점은 가장 극심한 수준이며 0점은 아무렇지도 않은 수준이다.

0	1	2	3	4	5	6	7	8	9	10

숙제

연애를 편하게 느낄 때까지 이 과정을 되풀이하라. 당신의 안전과 자존감을 항상 최우선에 두도록 하라. 상대방이 당신의 감정을 존중하지 않는다면 존중해 줄 다른 사람을 기다리는 것이 훨씬 유익하다. 당신의 직감을 믿어라. 성에 차지 않는 부분이 있는 사람에게 적당히 만족하지 마라. 자신에 대해 작업을 계속하다 보면 맞는 사람이 나타날 것이다. 이 책의 '38. 변화', '39. 확약', '1. 신체상', '34. 성관계—새 관계' 항목에 대해 작업하는 것도 고려해 보라.

37. 분리 불안

1) 강도 평가

헤어져 있는 것이 얼마나 괴로운지를 10점 척도(0~10)에서 선택한다. 10점은 가장 극심한 수준이며 0점은 아무렇지도 않은 수준이다.

0	1	2	3	4	5	6	7	8	9	10

2) 준비작업

후계(손날)를 계속 두드리면서 다음과 같이 말한다.

나는 비록 이 분리에 집착하고 있지만, 나는 좋은 사람이다.

나는 비록 우리가 헤어져서 불행하고 감당할 수 없는 불안을 느끼지만, 나는 나 자신을 깊이, 완전히 받아들인다.

나는 비록 이 불안에 대해 큰 두려움을 느끼지만, 나는 모든 것이 잘 풀리리라는 것을 알고 나 자신이 평화와 만족감을 경험하는 것을 허락하기로 선택한다.

3) 부정적 문구

각 경혈을 두드리면서 다음과 같이 말한다.

찬죽(눈썹): 나는 분리 불안을 경험하고 있다. 통제할 수가 없다.

동자료(눈가): 나는 ________ 생각에 집착한다. 일이 잘 풀리지 않으면 어떡할까? 불안하고 통제할 수가 없다. 나는 슬프고 외롭다.

승읍(눈 밑): 나는 너무 불행하다. 우리가 다시는 만나지 못할 것 같다.

수구(코밑): 나는 이렇게 멀리 떨어져 있는 것을 감당할 수가 없다. 우리가 서서히 멀어지면 어떡할까? 우리가 떨어져 있을 때 뭔가 끔찍한 일이 생기면 어떡할까?

승장(입술 밑): 나는 오로지 그를/그녀를/그들을 다시 보고 싶은 생각뿐이다. 통제할 수가 없다.

수부(빗장뼈 밑): 나는 참을 수 없다. 다른 것에 집중하기가 너무 힘들다.

대포(옆구리): 나는 다른 것은 아무 것도 생각나지 않는다. 나는 ________이 필요하다.

백회(정수리): 떨어져 있는 것에 대한 남아 있는 슬픔과 불안.

두드리기를 멈춘다.
숨을 깊이 들이쉬고 잠시 멈추었다가 내쉰다.

4) 용서하기

심장에 손을 올려 두고서 다음과 같이 말한다.

> 나는 이런 기분이 드는 나 자신을 용서한다. 나는 내가 할 수 있는 한 최선을 다하고 있다.
> 나는 헤어지게 만든 나 자신/________을 용서한다. 나는 최선을 다하고 있다.

다시 숨을 깊이 들이쉬고 잠시 멈추었다가 내쉰다.

5) 확언

각 경혈을 두드리면서 다음과 같이 말한다.

찬죽(눈썹): 나는 슬픈 감정을 놓아 버린다. 나는 분리 불안을 놓아 버린다. 나는 모든 두려움과 불안을 놓아 버린다.

동자료(눈가): 나는 그것에 대한 집착을 멈출 수 있다. 나는 모든 것이 잘 풀리리라는 것을 안다.

승읍(눈 밑): 우리는 곧 다시 만날 것이다. 나는 강하고 자신이 있다.

수구(코밑): 나는 기쁨을 경험할 가치가 있다. 나는 충분히 좋은 사람이다.

승장(입술 밑): 나는 매일을 충만하게 살기로 선택한다. 나는 기회를 볼 수 있다.

수부(빗장뼈 밑): 나는 행복할 가치가 있다. 나는 행복하고 만족한다.

6) 강도 평가

헤어져 있는 것이 얼마나 괴로운지를 10점 척도(0~10)에서 선택한다. 10점은 가장 극심한 수준이며 0점은 아무렇지도 않은 수준이다.

0	1	2	3	4	5	6	7	8	9	10

숙제

기분이 나아질 때까지 이 과정을 되풀이하라.

제6장

두려움

두려움은 감정자유기법을 사용하여 쉽게 해소할 수 있다. 두려움이 실제이든 상상이든 상관없다. 두려움이 아무리 비합리적으로 보여도 상관없다. 두려움은 당신이 사실이라고 인식하는 그릇된 믿음이므로 신체에는 동일한 영향을 미친다. 두려움에서 벗어나는 것만큼 해방감을 주는 것도 없다. 이 장의 항목들은 당신이 경험하고 있을지 모르는 일반적인 두려움들을 다룬다. 이 장에 나열되지 않은 특정한 두려움이 있다면 비슷한 항목을 찾거나 책 말미의 부록을 참고하여 당신의 두려움이 내가 쓴 다른 책 중 하나로 해결할 수 있는 것인지 알아보도록 하라.

최소한 몸을 움직이지도 못할 정도로 두렵지는 않게 만들 수 있을 것이다. 해결해야 할 근원적 문제가 있는 경우가 많다. 며칠 동안 해당 항목에 대해 작업을 했는데도 두려움이 완전히 해소되지 않는다면 다음에 대해 자문해 보라.

왜 당신에게 두려움이 있다고 생각하는가?
이 두려움은 당신에게 무슨 생각을 나게 하는가?
이 두려움을 처음 느꼈던 것으로 기억하는 때는 언제인가?
이 두려움으로 당신이 얻는 이득은 무엇인가?
굳이 추측해 본다면 무엇이 그 두려움을 일으켰다고 생각하는가?

이 질문에 답을 하고 나면 이 책의 다른 항목들을 찾아서 근본적인 원인들을 해결할 수 있다. 자신의 직관을 믿고 적당하다고 생각하는 모든 항목에 대해 작업하라. 두려움을 완전히 해소하려면 꾸준해야 한다. 혼자서 두려움을 해소할 수 없다면 개인적으로 감정자유기법 회기를 여는 것도 검토해 보라. 당신이 무엇을 두려워하든 그 일은 일어나지 않을 가능성이 높다. 당신은 두려움에서 벗어날 자격이 있다. 두려움을 해소하면 전반적인 불안 수준을 낮출 수 있다. 두려움을 놓아 버리고 나면 당신의 삶은 더욱 보람 있을 것이다.

38. 변화

1) 강도 평가

변화에 대한 생각 때문에 얼마나 괴로운지를 10점 척도(0~10)에서 선택한다. 10점은 가장 극심한 수준이며 0점은 아무렇지도 않은 수준이다.

0	1	2	3	4	5	6	7	8	9	10

2) 준비작업

후계(손날)를 계속 두드리면서 다음과 같이 말한다.

나는 비록 변화가 두렵고 다음 단계로 넘어가기가 염려스럽지만, 나는 나 자신을 깊이, 완전히 받아들인다.

나는 비록 과거에 변화에 대해 무력함을 느꼈지만, 나는 훌륭한 사람이다.

나는 비록 변화가 어렵다고 믿도록 길들여졌지만, 나는 이제 나를 붙잡는 모든 것들을 놓아 버리기로 선택한다.

3) 부정적 문구

각 경혈을 두드리면서 다음과 같이 말한다.

찬죽(눈썹): 나는 변화가 두렵다. 변화는 감당할 수 없다. 너무 힘들다.

동자료(눈가): 나는 내 생각/믿음/반복적 일상/관점을 바꿀 수 없다.

승읍(눈 밑): 나는 변화가 어렵다고 믿는다. 변화는 불가능하고 불필요하다. 변화 때문에 내가 약점을 드러내는 것처럼 느껴진다.

수구(코밑): 모든 것들을 그대로 두는 편이 더 쉽다. 나는 늘 이런 식이었다. 나는 내 삶에 결코 완전히 만족하는 일이 없을 것이다. 결코 아무것도 변하지 않는다.

승장(입술 밑): 나는 내 삶의 너무나 많은 영역에서 변화에 저항하고 있다. 나는 통제력이 없다. 변화는 겁난다. 변화는 안전하지 않다.

수부(빗장뼈 밑): 나는 이 두려움에 대해 아무런 힘도 없다. 나는 지금의 내 삶이 편안하다.

대포(옆구리): 다른 사람들은 나를 인정하지 않거나, 내가 일으키는 변화를 인정하지 않을 것이다.

백회(정수리): 변화에 대한 남아 있는 두려움과 염려들

두드리기를 멈춘다.

숨을 깊이 들이쉬고 잠시 멈추었다가 내쉰다.

4) 용서하기

심장에 손을 올려 두고서 다음과 같이 말한다.

나는 변화를 두려워하는 나 자신을 용서한다. 나는 내가 할 수 있는 한 최선을 다하고 있다.

나는 변화가 너무 어렵다고, 내가 더 나은 것을 누릴 가치가 없다고 나를 길들인 모든 사람들을 용서한다. 그들은 그들 나름대로 최선을 다했다.

다시 숨을 깊이 들이쉬고 잠시 멈추었다가 내쉰다.

5) 확언

각 경혈을 두드리면서 다음과 같이 말한다.

찬죽(눈썹): 나는 변화에 대한 모든 두려움을 놓아 버린다. 나는 내 삶에서 변화를 일으키기 위해 노력을 기울일 뜻이 있다. 변화는 좋은 것이다. 나는 변화에 대한 내 관점을 바꿀 준비가 되어 있다. 변화는 쉽다. 내가 필요한 모든 것들이 내 안에 있다. 나는 지금 모습으로 충분하다.

동자료(눈가): 나는 남아 있는 모든 두려움과 제약을 놓아 버릴 수 있다. 나는 내 삶에 일어나는 변화를 환영한다.

승읍(눈 밑): 나는 나 자신을 믿는다. 나는 삶의 과정을 믿는다. 나는 내 삶에서 새로운 경험을 할 가치가 있다. 나는 내 삶을 더 낫게 만들 변화를 일으킬 가치가 있다.

수구(코밑): 과감하게 내 삶에서 변화를 일으켜도 나는 안전하다. 나는 변화할 자격이 있다. 나는 내 삶에서 변화를 일으키는 내 능력에 감사한

다. 나는 필요한 모든 것을 갖추었다. 나는 완벽하고 온전하며 완전하다.

승장(입술 밑): 나는 필요한 용기가 있다. 나는 내 삶에서 변화를 일으킬 내 능력에 감사한다.

수부(빗장뼈 밑): 나는 내가 경험하고 있는 변화의 풍요로움을 사랑한다. 나는 내가 완전히 만족하지 못한 모든 것들에 대해 변화를 일으키도록 나 자신을 북돋는다.

6) 강도 평가

변화에 대한 생각 때문에 얼마나 괴로운지를 10점 척도(0~10)에서 선택한다. 10점은 가장 극심한 수준이며 0점은 아무렇지도 않은 수준이다.

0	1	2	3	4	5	6	7	8	9	10

숙제

변화에 대한 생각에 더 이상 두렵거나 겁을 먹지 않게 될 때까지 이 항목을 되풀이하라. 이 책의 '14. 남의 기분 맞춰 주기', '49. 성공', '42. 실패' 항목에 대해 작업하는 것도 고려해 보라.

39. 확약

1) 강도 평가

확약 때문에 얼마나 불편한지를 10점 척도(0~10)에서 선택한다. 10점은 가장 극심한 수준이며 0점은 아무렇지도 않은 수준이다.

0	1	2	3	4	5	6	7	8	9	10

2) 준비작업

후계(손날)를 계속 두드리면서 다음과 같이 말한다.

나는 비록 확약하기가 두렵지만, 나는 나 자신을 있는 그대로 깊이, 완전히 받아들인다.

나는 비록 확약을 할 준비가 되지 않았고 과거의 경험들 때문에 확약을 하는 것이 나쁘다고 믿게 길들여졌지만, 나는 이제 내가 이 두려움을 놓아 버릴 수 있음을 깨닫기로 선택한다.

나는 비록 확약을 잘 처리할 수 없지만, 나는 이제 안전하다고 느낀다.

3) 부정적 문구

각 경혈을 두드리면서 다음과 같이 말한다.

찬죽(눈썹): 나는 두렵다. 나는 잘못된 선택을 할까 봐 겁이 난다

동자료(눈가): 확약은 영원히 간다. 나는 너무 염려스럽고 부담된다. 나는 내 경계선을 믿지 못하겠다.

승읍(눈 밑): 나는 이 관계/우정/________에 확약을 하지 못하겠다.

수구(코밑): 일이 잘 풀리지 않으면 어떡할까? 내가 일단 확약을 하고 나면 약점이 드러날 것이다.

승장(입술 밑): 되돌리기란 있을 수 없다. 나는 다칠 것이다. 나는 거절당할 것이다.

수부(빗장뼈 밑): ________이 이 관계에 대한 확약을 원한다면 나는 따라야만 한다. 내가 원하는 것이 무엇인지는 중요하지 않다. 나는 너무 혼란스

럽다. 나는 내가 무엇을 원하는지 모르겠다. 나는 상처받거나 이 결정을 후회할까 봐 두렵다.

대포(옆구리): 나는 두렵다. 너무 스트레스가 크다. 나는 준비가 되지 않았다.

백회(정수리): 확약을 하는 것에 대한 남아 있는 두려움과 불안.

두드리기를 멈춘다.

숨을 깊이 들이쉬고 잠시 멈추었다가 내쉰다.

4) 용서하기

심장에 손을 올려 두고서 다음과 같이 말한다.

나는 확약을 불편해 하는 나 자신을 용서한다. 나는 내가 할 수 있는 한 최선을 다하고 있다.

나는 내가 확약해 주기를 바라는 다른 사람들을 용서한다. 그들도 그들 나름대로 최선을 다하고 있다.

다시 숨을 깊이 들이쉬고 잠시 멈추었다가 내쉰다.

5) 확언

각 경혈을 두드리면서 다음과 같이 말한다.

찬죽(눈썹): 나는 더 이상 두렵지 않다. 나는 모든 두려움을 놓아 버린다.

동자료(눈가): 나는 이 두려움을 놓아 버릴 수 있다. 나는 경계를 분명히 세울 가치가 있는 사람이다.

승읍(눈 밑): 나는 안전함을 느끼고 통제력을 가질 수 있다. 나는 새 경험에 마음이 열려 있어서 신난다. 내가 싫다고 하거나 생각을 바꾼다고 해도 나는 안전하다.

수구(코밑): 나는 이 두려움에서 자유롭다. 내가 통제하고 있다.

승장(입술 밑): 나는 안전하다. 나는 나 스스로 선택할 힘이 있다고 느낀다.

수부(빗장뼈 밑): 나에게 옳은 것이 무엇인지는 내가 선택한다.

6) 강도 평가

확약을 하는 것에 대해 생각하면 얼마나 불편함을 느끼는지를 10점 척도(0~10)에서 선택한다. 10점은 가장 극심한 수준이며 0점은 아무렇지도 않은 수준이다.

0	1	2	3	4	5	6	7	8	9	10

숙제

당신의 에너지가 확약을 두려워하거나 불편하게 여기지 않도록 훈련시키기 위해 3주 동안 매일 이 과정을 되풀이하라. 특정한 확약에 대해 계속 불편함을 느낀다면 그 확약에 아직 준비가 되지 않은 것일 수도 있다. 당신의 경계를 알고 직감을 믿어라. 이 책의 '10. 우유부단' 항목에 대해 작업하는 것도 검토해 보라.

40. 번잡한 장소

1) 강도 평가

번잡한 장소가 당신을 얼마나 괴롭게 하는지를 10점 척도(0~10)에서 선택한다. 10점은 가장 극심한 수준이며 0점은 아무렇지도 않은 수준이다.

0	1	2	3	4	5	6	7	8	9	10

2) 준비작업

후계(손날)를 계속 두드리면서 다음과 같이 말한다.

나는 비록 번잡한 장소에 있으면 두렵지만, 나는 훌륭한 사람이다.

나는 비록 사람들이 붐비는 곳이 싫고 이런 두려움이 오랫동안 있었지만, 나는 나 자신을 깊이, 완전히 받아들인다.

나는 비록 번잡한 장소에서는 불편함을 느끼지만, 나는 지금 모습 그대로 완전히 완벽하며 나 자신이 모든 불안을 놓아 버리는 것을 허락할 수 있다.

3) 부정적 문구

각 경혈을 두드리면서 다음과 같이 말한다.

찬죽(눈썹): 번잡한 장소에 있다는 생각을 하면 두렵다. 나는 겁이 난다. 사람의 무리는 나에게 겁을 준다.

동자료(눈가): 나는 갈 곳을 모르겠다. 나는 감당할 수가 없다. 나는 공황 상태에 빠질까 봐 겁이 난다.

승읍(눈 밑): 나는 모든 것들이 나를 노리고 다가오는 것 같다. 나는 안전하지 않은 것 같다.

수구(코밑): 내가 원할 때 여기에서 벗어날 수 없다면 어떻게 할까? 나는 갇혀 버린 것 같은 공포를 느낀다.

승장(입술 밑): 나는 갇혀 버린 것 같은 기분이다. 너무 소란스럽다. 너무 부산하다.

수부(빗장뼈 밑): 뭔가 안 좋은 일을 연상시킨다. 내가 군중 속에 있으면 무슨 일이 일어날지를 내가 통제하지 못한다. 나는 내 느낌을 통제하지 못한다. 나는 군중 속의 다른 사람들에 대한 통제력이 없다.

대포(옆구리): 나는 두렵고 군중 속에서는 안전하다고 느끼지 못한다. 나는 이 공황, 공포, 압박에 대해 무력함을 느낀다.
백회(정수리): 번잡한 장소에 대해 남아 있는 나쁜 감정들.

두드리기를 멈춘다.
숨을 깊이 들이쉬고 잠시 멈추었다가 내쉰다.

4) 용서하기

심장에 손을 올려 두고서 다음과 같이 말한다.

나는 번잡한 장소를 싫어하는 나 자신을 용서한다. 나는 내가 할 수 있는 한 최선을 다하고 있다.
나는 그런 번잡한 장소에 있는 모든 사람들을 용서한다. 그들은 그들 나름 최선을 다하고 있고 거기에 있을 권리가 있다.

다시 숨을 깊이 들이쉬고 잠시 멈추었다가 내쉰다.

5) 확언

각 경혈을 두드리면서 다음과 같이 말한다.

찬죽(눈썹): 나는 이 두려움을 놓아 버린다. 더 이상 나에게는 쓸모가 없다.
동자료(눈가): 나는 그것을 영원히 놓아 버릴 수 있다. 공포와 나의 반응은 나를 보호해 주지 못한다. 나는 겁을 먹지 않고도 조심할 수 있다. 나는 안전하게 느끼도록 한다. 나는 내 생각의 주인이다. 나는 안전하다.
승읍(눈 밑): 이 두려움을 놓아 버려도 괜찮다. 놓아 버려도 나는 안전하다.
수구(코밑): 나는 안전하다. 나는 만족스럽다. 나는 평화롭다. 나는 내 자신감에 감사한다. 나는 긴장을 풀고 편안하게 느낄 수 있다.
승장(입술 밑): 나는 정말 기분이 나아졌다. 나는 편하다.
수부(빗장뼈 밑): 나는 할 수 있다! 나는 자신 있다. 나는 다른 사람들과 함께 있는 것을 즐긴다.

6) 강도 평가

번잡한 장소에 있다고 생각하면 얼마나 괴로운지를 10점 척도(0~10)에서 선택한다. 10점은 가장 극심한 수준이며 0점은 아무렇지도 않은 수준이다.

0	1	2	3	4	5	6	7	8	9	10

숙제

번잡한 장소에 가기 전에 이 과정을 활용하라. 번잡한 장소에 가도 안전하고 편안하게 느낄 때까지 이 과정을 되풀이하라. 사람들이 많은 곳에서 공황에 빠진다면 군중 속으로 들어가기 전에 반드시 편안해지도록 하라. 두려움을 감당하기 힘들다면 이 두려움과 연관된 모든 근본적 문제를 다루기 위한 개인 감정자유기법 회기를 해 볼 것을 고려해 보라. 늘 당신의 안전과 안녕이 최우선이다.

41. 밀폐된 공간

1) 강도 평가

닫힌 공간에 있으면 얼마나 괴로운지를 10점 척도(0~10)에서 선택한다. 10점은 가장 극심한 수준이며 0점은 아무렇지도 않은 수준이다.

0	1	2	3	4	5	6	7	8	9	10

2) 준비작업

후계(손날)를 계속 두드리면서 다음과 같이 말한다.

> 나는 비록 닫힌 공간에 있는 것이 두렵지만, 나는 완벽하고 온전하며 완전하다.
>
> 나는 비록 갇혀 있는 기분이 싫지만, 나는 나 자신이 그런 장소에서도 안전하다고 느끼는 것을 허락할 수 있다.
>
> 나는 비록 과거에는 이 두려움에 대해 무력함을 느꼈지만, 나는 이제 이 두려움에 대해 힘이 있고 차분하게 있어도 나는 안전함을 깨닫기로 선택한다.

3) 부정적 문구

각 경혈을 두드리면서 다음과 같이 말한다.

찬죽(눈썹): 나는 겁이 난다. 나는 갇혔다. 나는 나가고 싶은 기분이 든다.

동자료(눈가): 나는 두렵다! 공황 상태에 빠질 것이다. 나는 감당할 수 없는 기분이다. 나는 무섭다.

승읍(눈 밑): 모든 것들이 나를 죄어 오는 것 같다. 견딜 수가 없다.

수구(코밑): 숨 쉬기가 힘든 기분이다. 이런 기분에 대해 무력함을 느낀다.

승장(입술 밑): 내 심장이 무겁다. 온몸이 긴장한 것 같다.

수부(빗장뼈 밑): 나는 갇힌 것 같은 기분이 들었을 때의 나쁜 기억이 떠오른다. 나는 이 두려움에 대해 통제력이 없다. 그 기억이 너무나 큰 두려움을 일으킨다.

대포(옆구리): 나는 닫힌 공간에 있을 때 안전하다고 느끼지 못한다.

백회(정수리): 닫힌 공간에 있을 때의 남아 있는 두려움 두드리기를 멈춘다.

숨을 깊이 들이쉬고 잠시 멈추었다가 내쉰다.

4) 용서하기

심장에 손을 올려 두고서 다음과 같이 말한다.

> 나는 두려워하는 나 자신을 용서한다. 나는 최선을 다하고 있다.
> 나는 무서워 보이는 장소를 용서한다. 나는 두려움을 놓아 버릴 수 있다.

다시 숨을 깊이 들이쉬고 잠시 멈추었다가 내쉰다.

5) 확언

각 경혈을 두드리면서 다음과 같이 말한다.

> 찬죽(눈썹): 나는 안전하다. 내 몸은 편안함을 느낀다.
> 동자료(눈가): 두려움을 놓아 버려도 괜찮다. 나는 이 두려움이 사라져서 행복하고 감사한다. 내 삶에서는 오직 좋은 일들만 일어난다.
> 승읍(눈 밑): 나는 행복하다. 나는 작고 닫힌 공간에 있어도 편안하다는 것을 알고 힘이 솟는다. 나는 편안하다. 나는 안전하다.
> 수구(코밑): 나는 훌륭한 사람이다. 나는 자신 있다.
> 승장(입술 밑): 나는 안전하다. 나는 만족스럽다. 나는 평화롭다.
> 수부(빗장뼈 밑): 나는 차분하고 안전하다.

6) 강도 평가

닫힌 공간에 있다고 생각하면 얼마나 괴로운지를 10점 척도(0~10)에서 선택한다. 10점은 가장 극심한 수준이며 0점은 아무렇지도 않은 수준이다.

0	1	2	3	4	5	6	7	8	9	10

숙제

눈을 감고 승강기나 옷장 같은 닫힌 공간에 있다고 상상하라. 어떤 기분이 드는가? 특정한 사건이 떠오른다면 그 사건에 대해 생각하면서 위의 과정을 되풀이하라. 감당하지 못할 만큼 두려움을 느낀다면 개인 감정자유기법 회기를 할 것을 검토해 보라.

42. 실패

1) 강도 평가

실패할 수도 있다는 생각에 얼마나 괴로운지를 10점 척도(0~10)에서 선택한다. 10점은 가장 극심한 수준이며 0점은 아무렇지도 않은 수준이다.

0	1	2	3	4	5	6	7	8	9	10

2) 준비작업

후계(손날)를 계속 두드리면서 다음과 같이 말한다.

나는 비록 실패가 두렵지만, 나는 훌륭한 사람이며 나 자신이 이 두려움을 지금 그리고 영원히 놓아 버리는 것을 허락하기로 선택한다.

나는 비록 결코 일을 충분히 잘하지 못할 것 같고 과거에 실패한 적도 있었지만, 나는 나 자신을 깊이, 완전히 받아들인다.

나는 비록 실패가 겁나지만, 나는 내 모습 그대로 완전히 완벽하다.

3) 부정적 문구

각 경혈을 두드리면서 다음과 같이 말한다.

찬죽(눈썹): 나는 실패하는 것이 두렵다. 성공하지 못하면 내가 모자란다는 뜻이다. 나는 내 능력에 대해 어떤 자신감도 없다.

동자료(눈가): 실패는 나쁜 것이다. 나는 항상 실패한다. 왜 굳이 노력하는가? 나는 항상 다른 일이나 핑계를 찾는다. 더 중요한 할 일이 항상 있다. 실패에 대한 두려움이 나를 마비시킨다. 나는 이 두려움에 대해 무력하다.

승읍(눈 밑): 완벽하게 하지 못하면 나는 실패자다. 나는 차라리 아예 하지 않는다.

수구(코밑): 기준이 점점 더 높아진다. 나는 기대에 미치지 못한다.

승장(입술 밑): 나는 너무 많은 기대를 받는다. 나는 의미 있는 어떤 것도 성취할 방법이 없다. 나는 성공할 가치가 없다.

수부(빗장뼈 밑): 내가 실패할 때마다 나는 나를 실망시킨다. 나는 다른 사람들도 늘 실망시킨다.

대포(옆구리): 나는 잘못하거나 다른 사람들을 실망시키느니 차라리 그냥 아예 하지 않겠다.

백회(정수리): 실패에 대한 남아 있는 두려움.

두드리기를 멈춘다.
숨을 깊이 들이쉬고 잠시 멈추었다가 내쉰다.

4) 용서하기

심장에 손을 올려 두고서 다음과 같이 말한다.

나는 실패를 두려워하는 나 자신을 용서한다. 나는 내가 할 수 있는 한 최선을 다하고 있다.

나는 과거에 나를 판단했다고 느끼는 모든 사람들을 용서한다. 그들은 그들이 아는 한 최선을 다했다.

나는 나에 대한 기대를 하는 다른 사람들을 용서한다. 그들은 그들의 최선을 다하고 있다.

다시 숨을 깊이 들이쉬고 잠시 멈추었다가 내쉰다.

5) 확언

각 경혈을 두드리면서 다음과 같이 말한다.

찬죽(눈썹): 나는 이 두려움을 놓아 버린다. 놓아 버려도 안전하다.

동자료(눈가): 나는 그것을 영원히 놓아 버릴 수 있다. 내가 만들어 놓은 모든 자기 패배적인 행동 패턴을 놓아 버려도 나는 안전하다. 나는 성공할 가치가 있다. 나는 변화를 수용한다.

승읍(눈 밑): 이 두려움을 놓아 버려도 괜찮다. 나는 내 능력에 자신이 있다.

수구(코밑): 비록 내가 바란 결과가 아니라고 해도 나는 경험에서 배울 수 있다.

승장(입술 밑): 경험에서 배우면 실패가 아니다. 나는 내 노력과 업적을 높이 산다. 나는 경험에 감사한다.

수부(빗장뼈 밑): 나는 할 수 있다! 나는 최선을 다할 뜻이 있다. 나는 나 자신에 만족한다.

6) 강도 평가

실패할 수도 있다는 생각에 얼마나 괴로운지를 10점 척도(0~10)에서 선택한다. 10점은 가장 극심한 수준이며 0점은 아무렇지도 않은 수준이다.

0	1	2	3	4	5	6	7	8	9	10

숙제

실패가 더 이상 두렵지 않을 때까지 이 과정을 되풀이하라. 이 책의 '14. 남의 기분 맞춰 주기', '38. 변화', '49. 성공' 항목에 대해 작업하는 것도 좋다. 많은 사람들이 실패보다는 성공을 더 두려워한다. 성공에 대한 두려움과 실패에 대한 두려움 중 어느 쪽이 더 큰지 확신이 서지 않으면 두 가지 두려움 모두에 대해 작업하도록 하라.

43. 비행

1) 강도 평가

비행기에 탄다는 생각을 하면 얼마나 괴로운지를 10점 척도(0~10)에서 선택한다. 10점은 가장 극심한 수준이며 0점은 아무렇지도 않은 수준이다.

0	1	2	3	4	5	6	7	8	9	10

2) 준비작업

후계(손날)를 계속 두드리면서 다음과 같이 말한다.

나는 비록 비행기를 타기가 두렵고 과거에는 이런 두려움에 대해 무력함을 느꼈지만, 나는 이제 나 자신이 그 두려움을 놓아 버리는 것을 허락하기로 선택한다.

나는 비록 안전하다고 느끼지 못하지만, 나는 나 자신을 깊이, 완전히 받아들인다.

나는 비록 비행기에 관한 나쁜 기억들이 있지만, 나는 이제 나 자신이 비행기에 탔을 때 안전하고 편안하다고 느끼는 것을 허락하기로 선택한다.

3) 부정적 문구

각 경혈을 두드리면서 다음과 같이 말한다.

찬죽(눈썹): 나는 비행이 두렵다. 내 온몸이 긴장을 느낀다.

동자료(눈가): 나는 너무나 큰 두려움과 염려를 느낀다. 나를 마비시킨다.

승읍(눈 밑): 나는 조종사, 정비사, 항공 교통 관제사, 보안관, 다른 승객들을 믿을 수 없다. 나는 그들이 무슨 짓을 할지 통제할 수 없다. 나는 그들을 믿지 않는다. 나는 겁이 난다. 나는 통제력이 없다.

수구(코밑): 나는 비행기가 추락했던 기억/누군가가 비행기에서 미쳐 날뛰고 발광했던 기억이 있다. 나는 이 두려움에 대해 무력하다.

승장(입술 밑): 나는 공황 상태에 빠질까 봐 두렵다. 나는 통제력을 잃을 것이다. 비행기가 추락하면 어떡하지?

수부(빗장뼈 밑): 뭔가 잘못되면 어떡해야 할지 모르겠다.

대포(옆구리): 나는 매우 특정한 시간에 공황 상태에 빠진다. 내가 비행기에 탑승할 때, 문이 닫힐 때, 이륙할 때, 난기류를 만날 때, 물 위를 날고 있을 때, 혹은 착륙할 때 그렇다.

백회(정수리): 남아 있는 두려움과 불안감.

두드리기를 멈춘다.

숨을 깊이 들이쉬고 잠시 멈추었다가 내쉰다.

4) 용서하기

심장에 손을 올려 두고서 다음과 같이 말한다.

나는 두려워하는 나 자신을 용서한다. 나는 내가 할 수 있는 한 최선을 다하고 있다.

나는 비행기와 다른 사람들을 믿지 않는 나 자신을 용서한다. 나는 최선을 다하고 있다.

다시 숨을 깊이 들이쉬고 잠시 멈추었다가 내쉰다.

5) 확언

각 경혈을 두드리면서 다음과 같이 말한다.

찬죽(눈썹): 나는 이 두려움을 놓아 버린다. 나는 이 두려움에서 해방될 자격이 있다.

동자료(눈가): 나는 남아 있는 모든 두려움을 놓아 버릴 수 있다. 놓아 버려도 안전하다.

승읍(눈 밑): 항공사는 엄격한 안전 프로그램이 있어서 비행기의 기계적 안전을 보장할 수 있다. 조종사, 승무원, 보안관, 비행 교통 관제사들은 모두 양심적이고 유능하다.

수구(코밑): 비행사와 직원들을 믿으면 나도 다른 사람들도 안전하다.

승장(입술 밑): 나는 삶의 과정을 믿는다. 나는 안전하고 보호받는다.

수부(빗장뼈 밑): 내 삶은 완벽하게 펼쳐지고 있다. 나는 나 자신이 편안하게 여행을 즐기는 것을 허락한다. 나는 삶을 사는 것이 너무 좋다.

6) 강도 평가

비행기에 탄다는 생각을 하면 얼마나 괴로운지를 10점 척도(0~10)에서 선택한다. 10점은 가장 극심한 수준이며 0점은 아무렇지도 않은 수준이다.

0	1	2	3	4	5	6	7	8	9	10

숙제

비행기를 타는 것이 더 이상 두렵게 느껴지지 않을 때까지 이 과정을 되풀이하라. 필요할 때마다 이 항목을 되풀이할 수 있도록 이 책을 휴대하고 비행기에 타도록 하라. 비행기에 타기 며칠 전부터 이 항목을 활용하기 시작하고 비행에 대해 자신이 생길 때까지 규칙적으로 실시하라. 이 책의 '51. 폭력 사건'이나 '44. 높은 곳' 항목에 대해 작업하는 것도 고려해 보라.

44. 높은 곳

1) 강도 평가

높은 곳에 있으면 얼마나 괴로운지를 10점 척도(0~10)에서 선택한다. 10점은 가장 극심한 수준이며 0점은 아무렇지도 않은 수준이다.

0	1	2	3	4	5	6	7	8	9	10

2) 준비작업

후계(손날)를 계속 두드리면서 다음과 같이 말한다.

나는 비록 높은 곳이 무섭지만, 나는 나 자신을 깊이, 완전히 받아들이고 나 자신이 이 두려움을 놓아 버리는 것을 허락할 것이다.

나는 비록 높이 있으면 정말 긴장되지만, 나는 훌륭한 사람이다.

나는 비록 높이 있을 때의 안 좋은 기억이 있고 과거에 이 두려움에 대해 무력함을 느껴 왔지만, 나는 이제 나 자신이 그 두려움을 놓아 버리는 것을 허락하기로 선택한다.

3) 부정적 문구

각 경혈을 두드리면서 다음과 같이 말한다.

찬죽(눈썹): 나는 두렵다. 나는 공황 상태에 빠질 것 같은 기분이다. 나는 구역질이 난다. 나는 통제할 수가 없다.

동자료(눈가): 내려다보기 싫다. 나는 두려움에 몸이 마비된다. 나는 겁이 난다.

승읍(눈 밑): 내가 얼마나 높이 있는지를 생각하면 긴장된다.

수구(코밑): 나는 안전한 기분이 들지 않는다. 내 다리가 후들거린다. 나는 공황 상태에 빠질 것이다.

승장(입술 밑): 나는 안전하지 않다. 내 심장이 두근거린다. 나는 어지럽다. 나는 무력하다.

수부(빗장뼈 밑): 내가 통제할 수 없다. 내 몸은 움직이지 않을 것 같다.

대포(옆구리): 나는 떨어져서 다칠 수도 있다. 끔찍한 일이 일어날 것이다. 높이 있으면 안전하지 않다. 내가 할 수 있는 일이 아무 것도 없는 것 같다.

백회(정수리): 높은 곳에 대한 남아 있는 두려움.

두드리기를 멈춘다.
숨을 깊이 들이쉬고 잠시 멈추었다가 내쉰다.

4) 용서하기

심장에 손을 올려 두고서 다음과 같이 말한다.

나는 높은 곳에 있으면 무서워하는 나 자신을 용서한다. 나는 내가 아는 한 최선을 다하고 있다.
나는 너무 두려워하는 나 자신을 용서한다. 나는 최선을 다하고 있다.

다시 숨을 깊이 들이쉬고 잠시 멈추었다가 내쉰다.

5) 확언

각 경혈을 두드리면서 다음과 같이 말한다.

찬죽(눈썹): 나는 이 두려움을 놓아 버린다. 이 두려움을 놓아 버려도 나는 안전하다.
동자료(눈가): 나는 기분이 나빠지지 않고도 높은 곳에 안전하게 있을 수 있다.
승읍(눈 밑): 모든 두려움을 놓아 버린다. 나는 내 몸에서 모든 긴장을 놓아 버린다. 나는 통제하고 있다. 나는 높은 곳에 관해 분별 있는 선택을 한다. 나는 위험으로부터 나 자신을 보호한다. 나는 차분하고 평온하다. 나는 삶을 즐긴다. 나는 남아 있는 모든 두려움을 놓아 버린다.
수구(코밑): 안전하고 확고한 기분.
승장(입술 밑): 보호받는다는 느낌. 나는 깊은 평온감을 느끼는 것에 감사한다.
수부(빗장뼈 밑): 편안하고 통제력이 있다는 느낌. 나는 자신이 있다.
대포(옆구리): 나는 내 안전과 자신감에 감사한다. 나는 삶의 과정을 믿는다.

6) 강도 평가

높은 곳에 있으면 얼마나 괴로운지를 10점 척도(0~10)에서 선택한다. 10점은 가장 극심한 수준이며 0점은 아무렇지도 않은 수준이다.

0	1	2	3	4	5	6	7	8	9	10

숙제

눈을 감고 사다리나 고층 건물의 높은 곳에 있다고 상상하라. 어떤 기분이 들지 생각해 보라. 아직도 두렵다면 불편함을 느끼지 않고도 높은 곳에 있는 자기 모습을 상상할 수 있을 때까지 과정을 되풀이하라.

45. 수행 불안

1) 강도 평가

수행 불안 때문에 얼마나 괴로운지를 10점 척도(0~10)에서 선택한다. 10점은 가장 극심한 수준이며 0점은 아무렇지도 않은 수준이다.

0	1	2	3	4	5	6	7	8	9	10

2) 준비작업

후계(손날)를 계속 두드리면서 다음과 같이 말한다.

> 나는 비록 사람들 앞에서 수행을 하기 두렵지만, 나는 좋은 사람이며 나 자신이 이 불안을 자제하는 것을 허락할 수 있다.
>
> 나는 비록 무대 공포가 있지만, 나는 나 자신을 깊이, 완전히 받아들인다.
>
> 나는 비록 안전하고 편안한 기분이 들지 않으며 과거에는 이 두려움에 대해 무력함을 느껴 왔지만, 나는 이제 내가 내 감정을 통제할 수 있음을 깨닫기로 선택한다.

3) 부정적 문구

각 경혈을 두드리면서 다음과 같이 말한다.

- 찬죽(눈썹): 나는 관객들 앞에 서는 것이 두렵다. 안 좋은 일이 일어날 것이다. 나는 너무나 큰 압박감을 느낀다.
- 동자료(눈가): 나는 무대 위에서 혹은 사람들 앞에서 발표를 하거나 공연을 하기가 싫다.
- 승읍(눈 밑): 나는 긴장된다. 나는 공황 상태에 빠질까 봐 두렵다. 몸에서 두려움이 드러난다. 나는 망칠 것이다. 나는 후회할 만한 짓을 할 것이고 영영 그것을 이겨내지 못할 것이다.
- 수구(코밑): 내 온몸이 떨고 있다. 나는 긴장을 풀 수가 없다. 나는 아무 것도 통제할 수 없는 기분이다.
- 승장(입술 밑): 모든 사람들이 나를 바라보고 있다. 그들은 내가 하는 모든 말을 듣고 있다.

수부(빗장뼈 밑): 내가 실수를 하면 어떡하지? 너무 당황스럽다. 나는 비웃음을 당할 것이다. 모든 사람이 나를 비난할 것이다. 다른 사람들이 나를 어떻게 생각할까? 나는 내가 부끄러워질 것이다.
대포(옆구리): 나는 못한다. 나는 도저히 사람들 앞에서 수행을 할 수 없다.
백회(정수리): 남아 있는 두려움과 수행 불안.

두드리기를 멈춘다.
숨을 깊이 들이쉬고 잠시 멈추었다가 내쉰다.

4) 용서하기

심장에 손을 올려 두고서 다음과 같이 말한다.

나는 수행 불안이 있는 나 자신을 용서한다. 나는 내가 아는 한 최선을 다하고 있다.
나를 바라보는 관중을 용서한다. 그들은 그들이 할 수 있는 한 최선을 다하고 있다.

다시 숨을 깊이 들이쉬고 잠시 멈추었다가 내쉰다.

5) 확언

각 경혈을 두드리면서 다음과 같이 말한다.

찬죽(눈썹): 나는 이 두려움을 놓아 버린다. 놓아 버려도 나는 안전하다.
동자료(눈가): 이 두려움과 긴장에서 나는 자유로워질 수 있다.
승읍(눈 밑): 나는 나에게 더 이상 쓸모가 없는 모든 것들을 놓아 버린다. 나는 또렷하게 생각한다. 나는 준비가 되었다.
수구(코밑): 나는 자신 있다. 내 말과 행동이 내 자신감을 보여준다.
승장(입술 밑): 나는 긴장을 풀고 편안하다. 나는 나답게 할 수 있다.
수부(빗장뼈 밑): 나는 내용을 다 알고 있다. 나는 자신 있게 수행할 수 있다.

6) 강도 평가

수행 불안 때문에 얼마나 괴로운지를 10점 척도(0~10)에서 선택한다. 10점은 가장 극심한 수준이며 0점은 아무렇지도 않은 수준이다.

0	1	2	3	4	5	6	7	8	9	10

숙제

발표나 수행을 할 때까지 하루에 몇 번씩 이 과정을 되풀이하라. 이 책의 '12. 실수' 항목에 대해 작업하는 것도 고려해 보라.

46. 연설

1) 강도 평가

연설이 얼마나 겁나는지를 10점 척도(0~10)에서 선택한다. 10점은 가장 극심한 수준이며 0점은 아무렇지도 않은 수준이다.

0	1	2	3	4	5	6	7	8	9	10

2) 준비작업

후계(손날)를 계속 두드리면서 다음과 같이 말한다.

나는 비록 연설이 두렵지만, 나는 지금 내 모습을 있는 그대로 깊이, 완전히 받아들인다.

나는 비록 이 연설을/발표를 할 수 없지만, 나는 대단한 사람이다.

나는 비록 신경 쇠약에 걸릴 것 같고 이 두려움에 대해 무력함을 느끼지만, 나는 이제 나 자신이 더 높은 이상을 위해 내 모든 두려움을 놓아 버리는 것을 허락하기로 선택한다.

3) 부정적 문구

각 경혈을 두드리면서 다음과 같이 말한다.

찬죽(눈썹): 나는 발표를 한다는 생각에 정말 두렵다.

동자료(눈가): 나는 대중 앞에서 연설하는 것이 죽도록 겁난다. 나는 두렵다.

승읍(눈 밑): 나는 이걸 할 수 없나. 구역질이 난다. 모든 사람들이 나를 비판할 것이다.

수구(코밑): 그 생각만 해도 목소리가 떨린다. 나는 이 두려움에 대해 아무런 통제력도 없다. 나는 무력함을 느낀다.

승장(입술 밑): 내 온몸이 두려움에 떤다. 무릎에 힘이 빠진다.

수부(빗장뼈 밑): 모든 사람이 내가 하는 말 하나하나를 비판적으로 듣고 있다.

대포(옆구리): 나는 실수를 할까 봐 두렵다. 사람들은 나를 비웃을 것이다. 나는 민망할 것이다.

백회(정수리): 연설에 대한 남아 있는 두려움.

두드리기를 멈춘다.

숨을 깊이 들이쉬고 잠시 멈추었다가 내쉰다.

4) 용서하기

심장에 손을 올려 두고서 다음과 같이 말한다.

> 나는 두려워하는 나 자신을 용서한다. 나는 내가 아는 한 최선을 다하고 있다.
>
> 나는 내가 말하는 동안 나를 너무나 유심히 바라보고 있는 다른 사람들을 용서한다. 그들은 그들이 할 수 있는 최선을 다하고 있으며 내가 하고 있는 말에 흥미를 느끼고 있을지도 모른다.

다시 숨을 깊이 들이쉬고 잠시 멈추었다가 내쉰다.

5) 확언

각 경혈을 두드리면서 다음과 같이 말한다.

찬죽(눈썹): 나는 이 두려움을 놓아 버린다. 나는 내 몸의 모든 긴장을 놓아 버린다.

동자료(눈가): 나는 놓아 버릴 수 있다. 나는 남아 있는 모든 두려움을 놓아 버릴 수 있다. 두려움은 더 이상 나에게 쓸모가 없다. 이제 이 두려움과 맞서 싸워야 할 때다. 나는 안전하다고 느낀다.

승읍(눈 밑): 나는 내가 연습했던 그대로 발표할 수 있다고 나 자신을 믿는다.

수구(코밑): 나는 발표에 대해 자신이 있다. 나는 준비되었다.

승장(입술 밑): 나는 용감하다. 내 목소리와 몸짓 언어는 내 자신감을 발산한다.

수부(빗장뼈 밑): 나는 긴장을 풀고 나다울 수 있다.

6) 강도 평가

연설이 얼마나 겁나는지를 10점 척도(0~10)에서 선택한다. 10점은 가장 극심한 수준이며 0점은 아무렇지도 않은 수준이다.

0	1	2	3	4	5	6	7	8	9	10

숙제

발표가 예정된 날 며칠 전부터 이 과정을 작업하기 시작하라. 발표해야 하는 날까지 매일 몇 번씩 이 과정을 되풀이하라. 사람들 앞에서 발표한다고 상상해 보라. 어떻게 느끼는지 살펴보라. 두려움에 대한 근원적인 이유가 있다고 느끼면 이 책의 다른 항목들을 찾아서 작업해 볼 것을 권한다.

47. 책임감

1) 강도 평가

책임 때문에 얼마나 불편한지를 10점 척도(0~10)에서 선택한다. 10점은 가장 극심한 수준이며 0점은 아무렇지도 않은 수준이다.

0	1	2	3	4	5	6	7	8	9	10

2) 준비작업

후계(손날)를 계속 두드리면서 다음과 같이 말한다.

나는 비록 이 모든 책임을 감당할 수 없지만, 나는 내 모습 그대로 나 자신을 깊이, 완전히 받아들인다.

나는 비록 이 책임을 떠맡을 준비가 되지 않았지만, 나는 이제 나 자신이 모든 제한 믿음을 놓아 버리는 것을 허락하기로 선택한다.

나는 비록 이 모든 자유를 감당할 수 없지만, 나는 이제 안전하다고 느낄 수 있다.

3) 부정적 문구

각 경혈을 두드리면서 다음과 같이 말한다.

찬죽(눈썹): 나는 두렵다. 나는 전에 책임졌던 일을 잘 해낸 적이 없다.

동자료(눈가): 나는 심한 내적 갈등이 있다. 나는 이 모든 책임을 감당할 능력이 안 되는 것 같다. 나는 부담에 짓눌린다.

승읍(눈 밑): 나는 나 자신이나 다른 사람들을 실망시킬까 봐 두렵다.

수구(코밑): 내가 망치면 어떡할까? 나는 책임감 있는 어른이 되는 법을 모르겠다.

승장(입술 밑): 나는 모든 책임감에 대해 너무나 큰 압박을 느낀다. 나는 그냥 때려치워야 될 것 같다. 내가 감당할 수 없다.

수부(빗장뼈 밑): 나는 이 모든 자유를 어떻게 해야 할지 모르겠다. 나는 내 한계가 어디인지 모르겠다. 나는 나 자신에게 너무 많은 압박을 준다.

대포(옆구리): 나는 실패하거나 누군가를 실망시킬까 봐 두렵다.

백회(정수리): 책임을 지는 것에 대한 남아 있는 모든 두려움과 불안.

두드리기를 멈춘다.
숨을 깊이 들이쉬고 잠시 멈추었다가 내쉰다.

4) 용서하기

심장에 손을 올려 두고서 다음과 같이 말한다.

나는 이 모든 책임에 불편함을 느끼는 나 자신을 용서한다. 나는 내가 아는 한 최선을 다하고 있다.

나는 이 모든 책임을 나에게 맡긴 다른 사람들을 용서한다. 그들도 그들의 최선을 다하고 있다.

다시 숨을 깊이 들이쉬고 잠시 멈추었다가 내쉰다.

5) 확언

각 경혈을 두드리면서 다음과 같이 말한다.

찬죽(눈썹): 나는 더 이상 두렵지 않다. 나는 독립적인 것이 편하다.
동자료(눈가): 나는 책임지는 것이 편안하다. 나는 나 자신과 내 삶의 모든 영역에 대해 책임을 진다. 나는 성공할 가치가 있다.
승읍(눈 밑): 나는 안전하고 모든 것을 통제하고 있다. 나는 내 행동에 책임을 진다.
수구(코밑): 나는 내 결정에 통제력이 있다. 나는 내 자유를 존중한다.
승장(입술 밑): 나는 책임 있는 선택을 할 힘이 있다고 느낀다.
수부(빗장뼈 밑): 나는 나에게 옳은 일을 선택한다. 나는 내 자유에 감사한다.

6) 강도 평가

당신의 모든 책임에 대해 생각하면 얼마나 불편함을 느끼는지를 10점 척도(0~10)에서 선택한다. 10점은 가장 극심한 수준이며 0점은 아무렇지도 않은 수준이다.

0	1	2	3	4	5	6	7	8	9	10

숙제

책임에 대해 두렵거나 불편함을 느끼지 않도록 당신의 에너지를 수련할 수 있게 며칠간 매일 이 과정을 되풀이하라. 당신의 한계를 알고 직감을 신뢰하라. 다른 사람들이 생각하는 당신 모습 때문에 제약을 받는다고 느낀다면 이 책의 '14. 남의 기분 맞춰 주기' 항목에 대해 작업하는 것도 고려해 보라.

48. 사회 불안

1) 강도 평가

사회생활이나 사교 때문에 얼마나 괴로운지 10점 척도(0~10)에서 선택한다. 10점은 가장 극심한 수준이며 0점은 아무렇지도 않은 수준이다.

0	1	2	3	4	5	6	7	8	9	10

2) 준비작업

후계(손날)를 계속 두드리면서 다음과 같이 말한다.

나는 비록 사람들과 어울려야 하는 상황에서 불편하지만, 나는 나 자신을 깊이, 완전히 사랑하고 받아들인다.

나는 비록 사교를 할 때에 너무나 불안하지만, 나는 나 자신이 모든 불안을 놓아 버리는 것을 허락하기로 선택한다.

나는 비록 사람들과 어울리는 상황에 있다고 생각하는 것만으로도 겁이 나고 이 두려움에 대해 과거에는 무력함을 느껴 왔지만, 나는 훌륭한 사람이다.

3) 부정적 문구

각 경혈을 두드리면서 다음과 같이 말한다.

찬죽(눈썹): 나는 사회생활이 불편하다. 모든 사람이 나를 평가한다.

동자료(눈가): 나는 친구를 사귀지 않는다. 나는 노력을 하지 않는다.

승읍(눈 밑): 나는 어울리지 않는다. 나는 사회적으로 고립되고 불안한 기분이다. 나는 무리에 속하고 싶지 않다. 나는 거부당하는 것이 두렵다. 나는 잘못된 말을 할까 봐 걱정된다. 나는 누가 나를 놀릴까 봐 두렵다.

수구(코밑): 나는 대처할 수가 없다. 친구를 어떻게 사귀는지 모르겠다. 나는 '정상적' 혹은 다른 사람들과 같은 것처럼 굴어야 한다. 나는 너무 긴장되고 어색하다. 나는 내가 느끼는 불편함에 집중한다. 나는 긴장되고 신경이 쓰인다.

승장(입술 밑): 나는 연을 맺을 수가 없다. 불편하다.

수부(빗장뼈 밑): 어디에 끼어야 할지 모르겠다. 나는 다른 사람들에게 다가가는 법을 모른다.
대포(옆구리): 모든 사람이 다르다. 나는 어떻게 소통해야 하는지 모르겠다.
백회(정수리): 남아 있는 두려움과 불안.

두드리기를 멈춘다.
숨을 깊이 들이쉬고 잠시 멈추었다가 내쉰다.

4) 용서하기

심장에 손을 올려 두고서 다음과 같이 말한다.

나는 불편해 하는 나 자신을 용서한다. 나는 내가 아는 한 최선을 다하고 있다.
내가 이런 식으로 느끼게 만든 다른 사람들을 용서한다. 그들은 나름대로 최선을 다하고 있다.

다시 숨을 깊이 들이쉬고 잠시 멈추었다가 내쉰다.

5) 확언

각 경혈을 두드리면서 다음과 같이 말한다.

찬죽(눈썹): 나는 두려움과 불편함을 놓아 버린다. 이 두려움을 놓아 버려도 나는 안전하다. 나는 내 판단력을 믿는다.
동자료(눈가): 나는 남아 있는 모든 두려움과 불안을 놓아 버릴 수 있다.
승읍(눈 밑): 나는 정말 안전하고 이완된 기분을 느낀다. 나는 힘이 있다고 느낀다.
수구(코밑): 나는 다른 사람과 이야기하는 것이 편안하다. 나는 자신 있다. 내 자신감은 다른 사람들에게도 반영된다. 다른 사람들과 즐겁고 재미있어도 나는 안전하다.
승장(입술 밑): 나는 친구를 사귀는 것이 신난다. 다른 사람들이 주변에 있을 때 편안함의 수치가 높아지는 것에 감사한다. 나는 나만의 독특한 개성을 감사하게 누린다.
수부(빗장뼈 밑): 나는 자신 있다. 나는 내 삶이 주는 모든 가능성에 신난다. 내 삶은 완벽하게 펼쳐지고 있다. 나는 삶의 과정을 신뢰한다.

6) 강도 평가

사회생활이나 사교 때문에 얼마나 괴로운지 10점 척도(0~10)에서 선택한다. 10점은 가장 극심한 수준이며 0점은 아무렇지도 않은 수준이다.

0	1	2	3	4	5	6	7	8	9	10

숙제

사람들과 어울려야 하는 상황에서 더 이상 불편하지 않을 때까지 매일 이 과정을 되풀이하라. 이 책의 '40. 번잡한 장소'나 '8. 나는 어울리지 못한다' 항목에 대해서 작업하는 것도 좋다.

49. 성공

1) 강도 평가

잠재적 성공에 대한 생각 때문에 얼마나 괴로운지를 10점 척도(0~10)에서 선택한다. 10점은 가장 극심한 수준이며 0점은 아무렇지도 않은 수준이다.

0	1	2	3	4	5	6	7	8	9	10

2) 준비작업

후계(손날)를 계속 두드리면서 다음과 같이 말한다.

나는 비록 성공이 두렵지만, 나는 나 자신을 무조건 받아들인다.

나는 비록 성공을 감당할 수 없을 것 같지만, 나는 좋은 사람이며 나는 이제 남아 있는 모든 두려움을 놓아 버리기로 선택한다.

나는 비록 성공한 사람들에 대해 부정적인 감정이 약간 있지만, 나는 그런 감정을 놓아 버리고 내가 성공할 가치가 있음을 알기로 선택한다.

3) 부정적 문구

각 경혈을 두드리면서 다음과 같이 말한다.

찬죽(눈썹): 나는 성공이 두렵다. 성공한 사람에 대해서는 너무나 많은 기대를 한다. 나는 어떻게 성공할 수 있는지 모르겠다. 나는 내가 아무 것도 못하게 될까 봐 두렵다. 나는 변화가 두렵다.

동자료(눈가): 성공한 사람들은 나쁘다. 그들은 부도덕하다. 그들은 지금의 자리에 가기 위해 나쁜 짓을 했다.

승읍(눈 밑): 나는 성공하는 것이 안전하게 느껴지지 않는다. 다른 사람들이 나를 더 이상 좋아하지 않을 것이다.

수구(코밑): 나는 내가 성공하면 사람들이 나와 어떻게 관계를 맺어야 할지 모르게 될까 봐 두렵다. 그들은 나를 질투하고 나에 대한 존경을 잃을 것이다. 나는 모든 사람의 기분을 맞춰 주어야 한다.

승장(입술 밑): 정상에서는 압박과 경쟁이 너무 심하다. 나는 내 성공을 방해할 핑곗거리를 만든다. 나는 성공할 가치가 없다. 누군가가 나를 방해할 것이다.

수부(빗장뼈 밑): 성공하는 것보다 실패하기가 쉽다. 실패하는 사람에게는 압박이 더 적다. 실패자에게 무엇을 기대하는 사람은 아무도 없다. 나는 튀는 것이 두렵다. 나는 주목을 받고 싶지 않다.

대포(옆구리): 나는 성공할 깜냥이 아니다. 나는 성공할 능력이 없다.

백회(정수리): 성공하는 것에 대한 남아 있는 불편함.

두드리기를 멈춘다.

숨을 깊이 들이쉬고 잠시 멈추었다가 내쉰다.

4) 용서하기

심장에 손을 올려 두고서 다음과 같이 말한다.

나는 성공을 두려워하는 나 자신을 용서한다. 나는 내가 할 수 있는 한 최선을 다하고 있다.

나는 내가 이렇게 느끼도록 만든 모든 사람들을 용서한다. 그들도 그들의 최선을 다하고 있다.

다시 숨을 깊이 들이쉬고 잠시 멈추었다가 내쉰다.

5) 확언

각 경혈을 두드리면서 다음과 같이 말한다.

찬죽(눈썹): 나는 성공에 대한 이런 부정적 감정들을 놓아 버린다.

동자료(눈가): 나는 내가 성공하지 못하게 막는 모든 자기 파괴적, 자기 패배적 행동들을 놓아 버린다. 나는 나 자신을 소중히 여긴다. 나는 내 능력을 포용한다.

승읍(눈 밑): 나는 성공할 가치가 있다. 나는 성공할 자격이 있다. 나는 내 성공이 자랑스럽다. 나는 내 재주와 재능을 높이 산다. 나는 자신 있다.

수구(코밑): 내 삶의 모든 영역에서 성공해도 나는 안전하다. 나는 다른 사람들이 뭐라고 하든지 기회를 본다. 의심의 패턴을 제거해도 안전하다.

승장(입술 밑): 나는 신체적, 개인적, 금전적, 직업적으로 성공할 수 있다.

수부(빗장뼈 밑): 나는 할 수 있다! 내 삶은 완벽하게 펼쳐지고 있다. 성공은 나에게 쉽게 다가온다. 성공은 나에게 자연스럽게 느껴진다. 나는 내 성공에 감사한다. 나는 내 성공을 축하한다.

6) 강도 평가

성공한다는 생각에 얼마나 괴로운지를 10점 척도(0~10)에서 선택한다. 10점은 가장 극심한 수준이며 0점은 아무렇지도 않은 수준이다.

0	1	2	3	4	5	6	7	8	9	10

숙제

성공하는 것에 대해 안전하고 편안하게 느낄 때까지 이 과정을 되풀이하라. 이 책의 '42. 실패' 항목에 대해 작업하는 것도 고려해 보라.

50. 피해자

1) 강도 평가

당신이 피해자라고 얼마나 강하게 느끼는지를 10점 척도(0~10)에서 선택한다. 10점은 가장 극심한 수준이며 0점은 아무렇지도 않은 수준이다.

0	1	2	3	4	5	6	7	8	9	10

2) 준비작업

후계(손날)를 계속 두드리면서 다음과 같이 말한다.

나는 비록 과거의 경험 때문에 많이 두렵고 엄청난 공포를 느끼지만, 나는 두려움을 놓아 버리기로 선택한다.

나는 비록 과거에 이 두려움의 피해자였지만, 나는 나 자신을 지금 내 모습 그대로 깊이, 완전히 받아들인다.

나는 비록 이 두려움에 대해 무력했고 다시 피해자가 될까 봐 겁이 났지만, 나는 이제 이 두려움을 지금 당장 그리고 영원히 놓아 버릴 힘이 있음을 깨닫기로 선택한다.

3) 부정적 문구

각 경혈을 두드리면서 다음과 같이 말한다.

찬죽(눈썹): 나는 이 두려움에 정말 시달리고 있다. 왜 나는 이런 불운을 겪었는가?

동자료(눈가): 나는 두렵다. 나는 겁이 난다. 내 마음은 피해자의 상태에 머물러 있다. 나는 벗어날 수가 없다. 나는 내 두려움의 피해자다. 나는 상처받고 수치스럽다. 무슨 목적으로 그러는가?

승읍(눈 밑): 나는 무력하다. 나는 두렵다. 나는 비굴하다. 나는 순교자가 되어야만 한다. 나는 항상 고통 받아야만 한다.

수구(코밑): 나는 그것에 대한 생각을 멈출 수가 없다. 내 삶은 결코 다시는 정상으로 돌아가지 못할 것이다.

승장(입술 밑): 나는 내가 무엇을 두려워하는지조차 더 이상 확신하지 못하겠다. 나는 이 사건을 통해 정의된다. 피해자가 내 정체성의 일부이다. 나는 늘 피해자일 것이다.

수부(빗장뼈 밑): 나는 그 두려움에 마비된다. 나는 이 범죄, 사건, 기억, 상황의 피해자다.

대포(옆구리): 이 두려움은 나를 위험에 빠트린다. 나는 늘 불안했다. 삶은 나를 실망시켰다.

백회(정수리): 남아 있는 두려움, 괴로움, 절망감.

두드리기를 멈춘다.
숨을 깊이 들이쉬고 잠시 멈추었다가 내쉰다.

4) 용서하기

심장에 손을 올려 두고서 다음과 같이 말한다.

나는 두려워하는 나 자신을 용서한다. 나는 내가 아는 한 최선을 다하고 있다.
나는 피해자 같은 느낌이 드는 나 자신을 용서한다. 나는 내가 할 수 있는 한 최선을 다하고 있다.
나는 나에게 상처를 준 모든 사람들을 용서한다. 그들은 그때 자기가 할 수 있는 최선을 다했다.

다시 숨을 깊이 들이쉬고 잠시 멈추었다가 내쉰다.

5) 확언

각 경혈을 두드리면서 다음과 같이 말한다.

찬죽(눈썹): 나는 이 두려움을 놓아 버린다. 두려움을 놓아 버려도 안전하다.

동자료(눈가): 나는 내 마음에서 그 생각을/이미지를 놓아 버릴 수 있다. 나는 더 이상 두렵지 않다.

승읍(눈 밑): 두려움은 나에게 더 이상 쓸모가 없다. 나는 안전하다. 나는 이제 안전하다.

수구(코밑): 나는 살아남았다. 나는 강하다. 나는 내 삶에서 행복을 일궈 낼 힘이 있다. 나는 힘을 얻었다. 나는 그 경험을 통해 내가 배울 수 있는 교훈을 받아들인다.

승장(입술 밑): 나는 내 안전에 대해 자신이 있다. 내가 통제하고 있다.

수부(빗장뼈 밑): 나는 자신 있고, 안전하며, 보호받는다. 내 몸짓 언어는 강하고 자신감 넘친다.

대포(옆구리): 나는 내가 살아남을 수 있으리라고 생각지 않았음에도 생존했다. 나는 살아남았다! 나는 삶을 믿는다.

백회(정수리): 내 말과 행동이 내 자신감을 반영한다. 나를 막을 것은 없다.

6) 강도 평가

당신이 피해자라고 얼마나 강하게 느끼는지를 10점 척도(0~10)에서 선택한다. 10점은 가장 극심한 수준이며 0점은 아무렇지도 않은 수준이다.

0	1	2	3	4	5	6	7	8	9	10

숙제

편안하고 자신감이 생길 때까지 이 과정을 매일 되풀이하라.

51. 폭력 사건

1) 강도 평가

특정한 폭력 사건 때문에 얼마나 괴로운지를 10점 척도(0~10)에서 선택한다. 10점은 가장 극심한 수준이며 0점은 아무렇지도 않은 수준이다.

0	1	2	3	4	5	6	7	8	9	10

2) 준비작업

후계(손날)를 계속 두드리면서 다음과 같이 말한다.

> 나는 비록 과거에 일어났던 일 때문에 두렵지만, 나는 그 두려움을 놓아 버리기로 선택한다.
>
> 나는 비록 과거에 일어났던 일에 대해 걱정이 되지만, 나는 좋은 사람이다.
>
> 나는 비록 그 일이 다시 일어날까 봐 두렵고, 이 두려움에 대해 무력함을 느끼지만, 나는 나 자신을 깊이, 완전히 받아들인다.

3) 부정적 문구

각 경혈을 두드리면서 다음과 같이 말한다.

찬죽(눈썹): 나는 그 폭력 사건 때문에 정말 괴롭다. 나는 이 사건에 대해 아무런 통제력도 없었다. 나는 두려움에 마비된다.

동자료(눈가): 나는 두렵다. 나는 슬프다. 나는 그 사건에 공포를 느낀다. 나는 무력감을 느낀다. 나는 왜 이런 일이 일어났는지 모르겠다. 나는 실망했다. 나는 이 상황의 피해자이다. 나는 이 사건의 피해자이다. 나는 삶의 피해자이다.

승읍(눈 밑): 나는 너무 두렵다. 나는 그 사건의 뉴스/언론 보도를 보는 것을 멈출 수가 없다. 나는 이 두려움을 결코 놓아 버리지 못할 것이다.

수구(코밑): 나는 그것에 대한 생각을 멈출 수가 없다. 내 삶은 결코 다시 정상으로 돌아갈 수 없을 것이다.

승장(입술 밑): 나/내 친구들/내가 사랑하는 사람들에게 그 일이 또 일어나면 어떡할까?

수부(빗장뼈 밑): 나는 두려움에 마비된다. 나는 이 범죄/사건의 피해자이다.
대포(옆구리): 이 사건은 항상 내 생각들의 가장 처음에 있을 것이다.
백회(정수리): 남아 있는 두려움과 괴로움.

두드리기를 멈춘다.
숨을 깊이 들이쉬고 잠시 멈추었다가 내쉰다.

4) 용서하기

심장에 손을 올려 두고서 다음과 같이 말한다.

나는 두려워하는 나 자신을 용서한다. 나는 내가 아는 한 최선을 다하고 있다.
나는 마비되는 것 같은 나 자신을 용서한다. 나는 내가 할 수 있는 한 최선을 다하고 있다.

다시 숨을 깊이 들이쉬고 잠시 멈추었다가 내쉰다.

5) 확언

각 경혈을 두드리면서 다음과 같이 말한다.

찬죽(눈썹): 나는 두려움과 불안을 놓아 버린다. 내가 통제하고 있다.
동자료(눈가): 나는 내 머릿속의 생각과 이미지들을 놓아 버릴 수 있다.
승읍(눈 밑): 나는 안전하다고 느낀다. 나는 슬픔을 놓아 버릴 수 있다.
수구(코밑): 나는 이제 안전하다. 나는 내 삶에서 행복을 일궈 낼 힘이 있다.
승장(입술 밑): 나는 자유롭게 행복을 경험할 수 있다. 나는 평화와 즐거움을 느낄 가치가 있다. 나는 삶의 과정을 신뢰한다.
수부(빗장뼈 밑): 나는 내 판단력과 안전함에 대해 자신이 있다.

6) 강도 평가

특정한 폭력 사건 때문에 얼마나 괴로운지를 10점 척도(0~10)에서 선택한다. 10점은 가장 극심한 수준이며 0점은 아무렇지도 않은 수준이다.

0	1	2	3	4	5	6	7	8	9	10

숙제

당신이 경험했거나 경험할까 봐 두려운 폭력 사건이 더 이상 두렵지 않을 때까지 이 과정을 매일 되풀이하라. 테러 행위나 폭력 행위는 당신이나 당신이 사랑하는 사람들에게도 그런 일이 일어날 것이라는 공포를 주입한다. 뉴스에서 방송되는 그런 사건의 영상과 이야기들이 우리의 두려움을 계속 키운다. 텔레비전을 보지 않거나 그 사건에 대한 언론 보도를 보지 않는 것도 생각해보라. 이 책의 '50. 피해자'나 '16. 중요한 날' 항목에 대해 작업하는 것도 고려해 보라.

제7장

직장 문제와 프로젝트 관리

이 장의 항목들은 직장, 프로젝트 관리, 직업 탐색에서 흔히 일어나는 문제들을 다룬다. 우리는 상당한 비중의 시간을 직장에서 보낸다. 우리의 직업 경험이 행복하지 않아서 상황을 바꾸고자 한다면 선택은 단 두 가지밖에 없다. 감정자유기법이 있으면 우리는 더 이상 불행하거나 스트레스를 받는 상황에 붙잡혀 있지 않아도 되므로 우리는 원래 직장에서 계속 불행한 상태로 있는 것을 선택 중 하나라고 생각지 않을 것이다. 첫 번째 선택은 직장을 떠나서 자신의 필요에 더 잘 맞는 일을 찾는 것이다. 한 직장에서 근속 기간이 길거나 곧 임원이 되거나 여러 사정상 직장을 떠나는 것이 비논리적이거나 비생산적일 경우 이 선택은 현실적이지 않을 것이다. 두 번째 선택은 우리의 감정과 믿음을 바꾸어서 현재 직장이 더 견딜 만하게, 더 나아가 즐겁게 만드는 것이다. 이쪽이 더 쉬운 선택이며 추구할 만한 가치가 있다.

이어지는 항목들은 당신이 불안과 갈등을 줄이고, 집중력을 얻도록 도와줄 것이다. 또한 당신이 잠재력을 최대한 발휘하여 일하는 것을 방해하거나 직장에서 행복할 수 없게 방해하는 제한 믿음들을 극복하도록 도와줄 것이다.

52. 마감 기한을 맞추지 못함

1) 강도 평가

마감 기한을 맞추지 못할 것이라고 얼마나 강하게 느끼는지를 10점 척도(0~10)에서 선택한다. 10점은 가장 극심한 수준이며 0점은 아무렇지도 않은 수준이다.

0	1	2	3	4	5	6	7	8	9	10

2) 준비작업

후계(손날)를 계속 두드리면서 다음과 같이 말한다.

나는 비록 마감 기한을 도무지 맞추지 못할 것 같지만, 나는 나 자신을 깊이, 완전히 받아들인다.

나는 비록 마감 기한을 맞추지 못하지만, 나는 좋은 사람이다.

나는 비록 내가 영원히 마감 기한을 맞추지 못할까 봐 두렵지만, 나는 이제 나 자신이 두려움을 놓아 버리고 마감 기한에서 내가 마쳐야 하는 일을 하는 것으로 내 초점을 옮기는 것을 허락하기로 선택한다.

3) 부정적 문구

각 경혈을 두드리면서 다음과 같이 말한다.

찬죽(눈썹): 나는 결코 마감 기한을 맞추지 못할 것이다. 장애물들이 너무나 많다. 나는 계속 집중할 수가 없다. 나는 감당할 수가 없다.

동자료(눈가): 나는 프로젝트나 업무를 제 시간에 완료할 수가 없다.

승읍(눈 밑): 나는 동기부여가 되지 않는다. 나는 마감 기한을 맞출 수가 없다.

수구(코밑): 나는 너무 쉽게 주의가 흐트러진다.

승장(입술 밑): 나는 내 시간을 어떻게 관리해야 할지 모르겠다.

수부(빗장뼈 밑): 나는 성공할 자격이 없다. 나는 포기하고 싶어진다.

대포(옆구리): 나는 두렵다/긴장된다/불안하다/좌절한다/감당할 수가 없다.

백회(정수리): 마감 기한을 맞추지 못할 것이라는 남아 있는 두려움과 좌절감.

두드리기를 멈춘다.

숨을 깊이 들이쉬고 잠시 멈추었다가 내쉰다.

4) 용서하기

심장에 손을 올려 두고서 다음과 같이 말한다.

> 나는 마감 기한을 맞추지 못할 것이라고 생각하는 나 자신을 용서한다. 나는 최선을 다하고 있다.
>
> 나는 너무나 많은 부담감을 느끼는 나 자신을 용서한다. 나는 내가 할 수 있는 한 최선을 다하고 있다.

다시 숨을 깊이 들이쉬고 잠시 멈추었다가 내쉰다.

5) 확언

각 경혈을 두드리면서 다음과 같이 말한다.

> 찬죽(눈썹): 나는 모든 두려움과 좌절감을 놓아 버린다.
>
> 동자료(눈가): 나는 지금부터 영원히 그런 것들을 놓아 버릴 수 있다. 나는 성공해도 안전하다.
>
> 승읍(눈 밑): 나는 내 시간을 효율적으로 사용할 수 있음을 안다.
>
> 수구(코밑): 나는 완료까지 차근차근 단계를 밟기 시작할 수 있는 힘이 있다. 나는 담당 업무를 성실하게 맡아서 일한다.
>
> 승장(입술 밑): 나는 내가 마감 기한을 맞출 수 있으리라고 자신한다.
>
> 수부(빗장뼈 밑): 나는 내가 마감 기한을 맞추지 못하도록 내가 만들었던 모든 장애물을 놓아 버릴 수 있음에 감사한다. 나는 집중한다.

6) 강도 평가

마감 기한을 맞추지 못할 것이라고 얼마나 강하게 느끼는지를 10점 척도(0~10)에서 선택한다. 10점은 가장 극심한 수준이며 0점은 아무렇지도 않은 수준이다.

0	1	2	3	4	5	6	7	8	9	10

숙제

마감 기한을 맞출 것이라고 자신할 때까지 매일 몇 번씩 이 과정을 되풀이하라. 이 책의 '15. 미루기', '42. 실패', '49. 성공' 항목에 대해 작업하는 것도 고려해 보라.

53. 이직

1) 강도 평가

이직이나 경력 전환에 대한 생각을 하면 얼마나 괴로운지를 10점 척도(0~10)에서 선택한다. 10점은 가장 극심한 수준이며 0점은 아무렇지도 않은 수준이다.

0	1	2	3	4	5	6	7	8	9	10

2) 준비작업

후계(손날)를 계속 두드리면서 다음과 같이 말한다.

나는 비록 너무 불안하지만, 나는 훌륭한 사람이다.
나는 비록 혼란스럽지만, 나는 나 자신을 깊이, 완전히 받아들인다.
나는 비록 직장을 바꾸는 이 결정에 대해 무력함을 느끼지만, 나는 이제 내가 이 문제에 대해 힘이 있고 내가 할 수 있는 한 최선의 결정을 할 것임을 깨닫기로 선택한다.

3) 부정적 문구

각 경혈을 두드리면서 다음과 같이 말한다.

찬죽(눈썹): 나는 불안하다. 나는 변화가 두렵다. 나는 변화가 싫다.
동자료(눈가): 나는 미래에 무슨 일이 일어날지 불확실한 기분이다. 나는 너무나 부담된다. 내 미래 전부가 이 결정에 달려 있다.
승읍(눈 밑): 나는 자신감이 없다. 나는 내 능력보다 못한 것에 만족해야 할 것이다. 나는 내가 연봉이나 혜택의 삭감을 받아들여야 할까 봐 두렵다.
수구(코밑): 나는 이직이 잘 풀리지 않을까 봐 두렵다. 위험이 크다. 나는 후회할 것이다.
승장(입술 밑): 나는 바닥에서부터 시작해야 할까 봐 두렵다. 나는 타협하는 것 같은 기분이다. 나는 혼란스럽고 우유부단하다. 나는 무력함을 느낀다.
수부(빗장뼈 밑): 일이 마음에 들지 않으면 어떡할까? 동료들과 어울리지 못하면 어떡할까? 피해자가 된 기분이다. 나는 내가 모르는 것들이 두렵다.

대포(옆구리): 내가 지금/옛날 직장에서 그리워할 요소들이 있다.
백회(정수리): 남아 있는 두려움과 혼란.

두드리기를 멈춘다.
숨을 깊이 들이쉬고 잠시 멈추었다가 내쉰다.

4) 용서하기

심장에 손을 올려 두고서 다음과 같이 말한다.

나는 이런 두려움을 느끼는 나 자신을 용서한다. 나는 내가 할 수 있는 한 최선을 다하고 있다.
나는 나를 이런 진퇴양난에 처하게 만든 인생을 용서한다. 다 잘 될 것이다.

다시 숨을 깊이 들이쉬고 잠시 멈추었다가 내쉰다.

5) 확언

각 경혈을 두드리면서 다음과 같이 말한다.

찬죽(눈썹): 나는 모든 두려움과 염려를 놓아 버린다. 놓아 버려도 안전하다.
동자료(눈가): 나는 내 힘을 인정한다. 나는 나 자신을 믿는다. 나는 유연하다.
승읍(눈 밑): 나는 내가 할 수 있는 한 최선의 결정을 할 것이다. 나는 매일 가장 보람되게 살 것이다.
수구(코밑): 나는 안전하다. 나는 빨리 배운다. 나는 나에게 가장 이로운 결정을 한다. 나는 내 최선을 다할 힘이 있다. 내 말과 행동은 내 결정에 대한 내 자신감을 반영한다. 나는 행동하고 내 행동에 책임을 진다.
승장(입술 밑): 나는 삶의 과정을 신뢰한다. 나는 지금 내가 있어야 할 바로 그곳에 있다. 내 삶은 완벽하게 펼쳐진다.
수부(빗장뼈 밑): 나는 내 삶의 기회들에 감사한다.

6) 강도 평가

이직이나 경력 전환에 대한 생각을 하면 얼마나 괴로운지를 10점 척도(0~10)에서 선택한다. 10점은 가장 극심한 수준이며 0점은 아무렇지도 않은 수준이다.

0	1	2	3	4	5	6	7	8	9	10

숙제

기분이 나아질 때까지 이 항목을 되풀이하라. 이 책의 '55. 나는 영원히 취직하지 못할 것이다', '38. 변화', '10. 우유부단' 항목에 대해 작업하는 것도 고려해 보라.

54. 목표 설정

1) 강도 평가

목표를 설정하는 것이 얼마나 어려운지를 10점 척도(0~10)에서 선택한다. 10점은 가장 극심한 수준이며 0점은 아무렇지도 않은 수준이다.

0	1	2	3	4	5	6	7	8	9	10

2) 준비작업

후계(손날)를 계속 두드리면서 다음과 같이 말한다.

나는 비록 목표를 세우기가 힘들고 무엇을 원하는지 정말 모르겠지만, 나는 굉장한 사람이다.

나는 비록 결코 시간을 내어 목표를 세우지 않지만, 나는 나 자신이 시간을 내어 목표를 세우고 그것을 이루기 위해 행동하는 것을 허락하기로 선택할 수 있다.

나는 비록 과거에는 나를 위해 목표를 세운 적이 없지만, 내 삶을 개선시킬 변화를 일으킬 힘이 나에게 있음을 안다.

3) 부정적 문구

각 경혈을 두드리면서 다음과 같이 말한다.

찬죽(눈썹): 나는 목표를 세우는 것이 힘들다. 나는 내 삶에 대한 계획이 없다.

동자료(눈가): 나는 내 프로젝트나 나 자신에 대한 목표를 세우는 것이 익숙지 않다.

승읍(눈 밑): 나는 목표를 세우는 것이 한 번도 익숙지 않다. 잘 될 리가 없다.

수구(코밑): 내 목표를 글로 쓰는 것이 어색하다. 나는 책임지고 싶지 않다. 잘 되지 않을 것이다.

승장(입술 밑): 나는 내 목표를 적어 놓는다고 그것들을 이룰 수 있으리라 믿지 않는다.

수부(빗장뼈 밑): 내 목표를 적어 놓는 것이 망설여진다. 그렇다고 내 성취가 나아지지 않을 것이다.

대포(옆구리): 어디서부터 시작해야 할지 모르겠다. 내 목표가 무엇인지도 확실히 모르겠다.

백회(정수리): 목표를 세우면 도움이 되리라는 것에 대한 남아 있는 망설임과 의심.

두드리기를 멈춘다.

숨을 깊이 들이쉬고 잠시 멈추었다가 내쉰다.

4) 용서하기

심장에 손을 올려 두고서 다음과 같이 말한다.

나는 목표를 세우는 것이 도움이 되지 않으리라고 생각하는 나 자신을 용서한다. 나는 최선을 다하고 있다.

나는 목표를 세우지 않는 나 자신을 용서한다. 나는 내가 아는 한 최선을 다하고 있다.

다시 숨을 깊이 들이쉬고 잠시 멈추었다가 내쉰다.

5) 확언

각 경혈을 두드리면서 다음과 같이 말한다.

찬죽(눈썹): 나는 목표를 세우는 것에 대해 내가 가진 모든 의심과 망설임을 놓아 버린다. 나는 모든 두려움에서 해방된다. 나는 안전하다.

동자료(눈가): 나는 모든 의구심에서 해방될 수 있다.

승읍(눈 밑): 나는 나를 위한 계획을 짜고 목표를 세울 힘이 있음을 느낀다. 내 길은 점점 더 뚜렷해지고 있다. 나는 내가 될 수 있는 모든 것들에 감사한다. 나는 내 목표에 대해 열정을 느낀다.

수구(코밑): 나는 내 개인적, 직업적 목표를 목록으로 만들고픈 의욕이 생긴다.

승장(입술 밑): 나는 내 개인적 목표를 글로 쓸 수 있다고 자신한다.

수부(빗장뼈 밑): 내 목표는 점점 더 뚜렷해지고 있고 나는 모든 목표를 달성할 수 있도록 행동을 시작할 수 있다. 내 목표는 ________과 일관된다. 나는 이 길 위에 있는 것에 감사한다.

6) 강도 평가

목표를 설정하는 것이 얼마나 어려운지를 10점 척도(0~10)에서 선택한다. 10점은 가장 극심한 수준이며 0점은 아무렇지도 않은 수준이다.

0	1	2	3	4	5	6	7	8	9	10

숙제

백지나 이 책의 뒷부분에 당신의 목표를 써 보는 것이 매우 중요하다고 믿는다. "나는 이제 ________해서 행복하고 감사한다."라는 식으로 자신이 성취하기 바라는 목표의 목록을 만들어 보라. 이미 일어난 것처럼 목록을 과거형으로 써 보라. 예를 들면, "나는 이제 ________을 이루어서 행복하고 감사한다."와 같다. 목록을 자주 볼 수 있는 곳에 붙여 놓거나 매일 참고하라. 각각의 목표를 향해 다가가도록 당신이 매일 할 수 있는 사소한 것들을 생각해보라. 각각의 목표를 달성하면 어떤 모습이고 어떤 기분일지를 시각화하라.

55. 나는 영원히 취직하지 못할 것이다

1) 강도 평가

영원히 직장을 구하지 못할 것이라고 얼마나 강하게 느끼고 있는지를 10점 척도(0~10)에서 선택한다. 10점은 가장 극심한 수준이며 0점은 아무렇지도 않은 수준이다.

0	1	2	3	4	5	6	7	8	9	10

2) 준비작업

후계(손날)를 계속 두드리면서 다음과 같이 말한다.

나는 비록 직장을 구하지 못할까 봐 두렵지만, 나는 나 자신을 사랑하고 받아들인다.
나는 비록 좋은 직장을 구할 수 없겠지만, 나는 좋은 사람이다.
나는 비록 영원히 취직하지 못하겠지만, 나는 나 자신을 깊이, 완전히 받아들인다.

3) 부정적 문구

각 경혈을 두드리면서 다음과 같이 말한다.

찬죽(눈썹): 나는 영원히 취직하지 못할 것이다. 나는 배운 것들을 영영 써먹지 못할 것이다.

동자료(눈가): 나는 그럴 자격이 없다. 나는 경험이 없다/너무 오래 일을 하지 않았다. 내 기술은 낡았다.

승읍(눈 밑): 어떤 회사도 나를 고용하지 않을 것이다. 자격을 갖춘 다른 지원자들이 너무 많다.

수구(코밑): 나는 직장을 잡기 위한 경쟁을 할 수 없다. 나는 충분한 봉급을 주는 직업을 구하지 못할까 봐 두렵다. 나는 혼자 먹고 살지도 못할 것이다. 나는 내 미래에 대한 통제력이 없다. 나는 자격이 모자란다/넘친다. 나는 내 실력보다 못한 곳에 만족해야 할 것이다. 나는 대접받지 못할 것이다.

승장(입술 밑): 나는 다른 지원자들이 더 높은 자격을 갖추었으리라고 확신한다.

수부(빗장뼈 밑): 나는 기대에 미치지 못할 것이다. 나는 무엇을 기대해야 할지 모르겠다. 나는 내가 이 직업을 구하면 다른 누군가에게 위협을 줄까 봐 걱정된다. 나는 열심히 일해야 할 것이고 내 일정은 너무 혼란스러워질 것이다.

대포(옆구리): 나는 결코 좋은 직장을 구하지 못할 것이다. 시장 상황이 너무 안 좋다.

백회(정수리): 취직에 대한 남아 있는 부정적 감정들.

두드리기를 멈춘다.
숨을 깊이 들이쉬고 잠시 멈추었다가 내쉰다.

4) 용서하기

심장에 손을 올려 두고서 다음과 같이 말한다.

나는 취직을 못할 것이라고 생각하는 나 자신을 용서한다. 나는 최선을 다하고 있다.

나는 나 자신을 믿지 않는 나 자신을 용서한다. 나는 내가 아는 한 최선을 다하고 있다.

다시 숨을 깊이 들이쉬고 잠시 멈추었다가 내쉰다.

5) 확언

각 경혈을 두드리면서 다음과 같이 말한다.

찬죽(눈썹): 나는 모든 제한 믿음을 놓아 버린다. 나에게는 쓸모가 없다.

동자료(눈가): 나는 취직할 것이다. 나는 마땅히 직장을 얻을 것이다. 나는 직장을 얻을 가치가 있다. 내가 좋은 직장을 구해도 나는 안전하다.

승읍(눈 밑): 나는 나에게 옳은 것이 무엇인지 알 것이다. 나는 영리하고, 자격이 충분하며 최선을 다할 것이다. 나는 회사에 자산이 될 것이다. 나는 나 자신과 내 재주를 소중히 여긴다. 나는 자신 있다. 나는 능력이 있다.

수구(코밑): 나는 나 자신과 내 능력을 믿는다. 나는 내 모든 제약을 놓아 버릴 수 있다. 나는 직장을 구하지 못하게 방해하는 모든 제한 믿음을 놓아 버릴 수 있다. 나는 내 미래가 신난다.

승장(입술 밑): 나는 내가 원하는 어떤 직장이든 마음껏 찾을 수 있다. 나는 내 삶을 통제한다.

수부(빗장뼈 밑): 나는 모든 부정적 감정에서 자유롭다.

대포(옆구리): 나는 삶의 과정을 신뢰한다. 나는 삶이 주는 모든 기회들에 감사한다. 나는 변화할 준비가 되었다. 나는 의욕에 넘치고 확고하다.

6) 강도 평가

영원히 직장을 구하지 못할 것이라고 얼마나 강하게 느끼고 있는지를 10점 척도(0~10)에서 선택한다. 10점은 가장 극심한 수준이며 0점은 아무렇지도 않은 수준이다.

0	1	2	3	4	5	6	7	8	9	10

숙제

좋은 직장을 구할 것이라는 당신의 능력에 대해 기분이 좋아질 때까지 하루에 두 번씩 이 과정을 되풀이하라.

56. 일은 내가 다 한다

1) 강도 평가

당신이 모든 일을 혼자 다 하고 있다고 느껴서 얼마나 기분이 나쁜지를 10점 척도(0~10)에서 선택한다. 10점은 가장 극심한 수준이며 0점은 아무렇지도 않은 수준이다.

0	1	2	3	4	5	6	7	8	9	10

2) 준비작업

후계(손날)를 계속 두드리면서 다음과 같이 말한다.

> 나는 비록 내가 일을 다 하고 있어서 짜증이 나지만, 나는 굉장한 사람이다.
>
> 나는 비록 내가 모든 일을 다 하고 있어서 화가 나지만, 나는 나 자신을 깊이, 완전히 받아들인다.
>
> 나는 비록 내가 모든 일을 다 하고 있어서 의기소침하지만, 내가 해야 할 일에 집중할 수 있도록 나는 나 자신이 모든 부정적 감정을 놓아 버리는 것을 허락할 수 있다.

3) 부정적 문구

각 경혈을 두드리면서 다음과 같이 말한다.

찬죽(눈썹): 나는 짜증난다. 일은 내가 다 한다. 아무도 나를 도와주지 않는다. 아무도 신경 쓰지 않는다.

동자료(눈가): 어떻게 해야 할지 모르겠다. 방법을 모르겠다. 내 기준에 맞게 일하는 사람이 아무도 없다. 일을 처음부터 끝까지 내가 다 관리해야 한다.

승읍(눈 밑): 나는 분개한다. 다른 사람들은 왜 이 일을 진지하게 여기지 않는가?

수구(코밑): 나는 화가 난다/질투가 난다/짜증이 난다/감당할 수가 없다/부담을 느낀다.

승장(입술 밑): 아무에게도 내 관점을 납득시킬 수가 없다. 아무도 이해하지 않는다.

수부(빗장뼈 밑): 뒤치다꺼리는 내가 해야 한다. 불공평하다. 사기 당하고 이용당하는 것 같다.

대포(옆구리): 나는 마땅히 받아야 할 인정을 받지 못한다. 혼자서는 모든 일을 감당할 수가 없다. 나는 분노하고 씁쓸하다.

백회(정수리): 남아 있는 분노, 분개, 짜증.

두드리기를 멈춘다.

숨을 깊이 들이쉬고 잠시 멈추었다가 내쉰다.

4) 용서하기

심장에 손을 올려 두고서 다음과 같이 말한다.

나는 부정적 감정에 대해 나 자신을 용서한다. 나는 내가 할 수 있는 한 최선을 다하고 있다.

나는 자기 몫을 다하지 않고 나를 짜증나게 하는 동료들을 용서한다. 그들은 그들이 아는 한 최선을 다하고 있다.

다시 숨을 깊이 들이쉬고 잠시 멈추었다가 내쉰다.

5) 확언

각 경혈을 두드리면서 다음과 같이 말한다.

찬죽(눈썹): 나는 모든 분노, 짜증, 분개를 놓아 버린다.

동자료(눈가): 나는 더 이상 나 자신에게 미안하다고/나 자신이 피해자라고 느끼지 않는다. 나는 도움/위임을 부탁할 수 있다. 나는 다른 사람들의 도움을 구할 수 있다/다른 사람들을 훈련시킬 수 있다/다른 사람들이 내 기대를 이해하고 그들이 자기 역할을 하도록 만들 수 있다.

승읍(눈 밑): 나는 당당히 나서서 동료들에게 어떻게 요령껏 할 일을 해야 하는지를 알려줄 힘이 있다고 느낀다.

수구(코밑): 나는 자신 있다. 나는 팀 플레이어다.

승장(입술 밑): 나는 부정적 감정에서 해방되어 행복하다.

수부(빗장뼈 밑): 나는 이 프로젝트가 계속될 수 있는 추진력을 만들고 모든 사람이 참여하게 만들 힘이 나에게 있다고 느낀다. 나는 우리의 승리를 축하한다.

6) 강도 평가

당신이 모든 일을 혼자 다 하고 있다고 느껴서 얼마나 기분이 나쁜지를 10점 척도(0~10)에서 선택한다. 10점은 가장 극심한 수준이며 0점은 아무렇지도 않은 수준이다.

0	1	2	3	4	5	6	7	8	9	10

숙제

당신 팀이 참여해서 각자 맡은 일을 하게 만들 힘이 당신에게 있다고 느낄 때까지 이 과정을 되풀이하라. 이 책의 다른 항목들, 예를 들면 '20. 분노', '62. 팀워크', '57. 동료와의 문제', '14. 남의 기분 맞춰 주기', '22. 짜증'과 같은 항목에 대해 작업하는 것도 좋다.

57. 동료와의 문제

1) 강도 평가

동료와의 문제 때문에 얼마나 괴로운지를 10점 척도(0~10)에서 선택한다. 10점은 가장 극심한 수준이며 0점은 아무렇지도 않은 수준이다.

0	1	2	3	4	5	6	7	8	9	10

2) 준비작업

후계(손날)를 계속 두드리면서 다음과 같이 말한다.

비록 내 동료/상사가 나를 좋아하지 않지만, 나는 좋은 사람이다.

비록 내 동료와 나는 의견 차이가 있고 이 상황에 대해 나는 무력함을 느끼지만, 나는 나 자신을 깊이, 완전히 받아들인다.

나는 비록 다른 직원들과 문제가 있지만, 나는 우리의 차이점을 해결하고 앞으로 나아가기로 선택한다.

3) 부정적 문구

각 경혈을 두드리면서 다음과 같이 말한다.

찬죽(눈썹): 내 동료/상사와의 문제는 정말 짜증난다. 나는 분노한다.

동자료(눈가): 내가 그/그녀를 실망시킬까 봐 두렵다. 우리는 갈등이 너무 심하다.

승읍(눈 밑): 나는 질문하기가 두렵다. 모든 일이 나에게 쏟아진다.

수구(코밑): 나는 그/그녀를 이해할 수가 없다. 나는 그들이 내게 무엇을 원하는지 모르겠다.

승장(입술 밑): 나는 지적받는 것이 싫다. 우리는 왜 잘 지내지 못하는가? 내가 통제할 수가 없다. 나는 체제의 희생양이다. 그/그녀는 나를 짜증나게 한다/집중하지 못하게 한다/자기 일을 하지 않는다. 나는 그/그녀가 나를 짜증나게 하는 것을 내버려둔다. 나는 그/그녀가 나를 집중하지 못하게 하는 것을 내버려둔다. 나는 그/그녀가 내 성질을 건드리는 것을 내버려둔다. 나는 모든 사람들에게 화가 난다. 누구를 믿을 수 있을지 모르겠다.

수부(빗장뼈 밑): 공평하지 않다. 너무 짜증난다. 권력 싸움이다.

대포(옆구리): 나는 이 문제에 대해 회사에 도움을 청하기가 위험할 것 같은 기분이 든다. 우리는 이 문제를 해결하지 못한다.

백회(정수리): 동료와의 관계에 대해 남아 있는 악감정.

두드리기를 멈춘다.

숨을 깊이 들이쉬고 잠시 멈추었다가 내쉰다.

4) 용서하기

심장에 손을 올려 두고서 다음과 같이 말한다.

나는 이렇게 느끼는 나 자신을 용서한다. 나는 내가 아는 한 최선을 다하고 있다. 나는 내 상사/동료를 용서한다. 그/그녀는 자신의 최선을 다하고 있다.

다시 숨을 깊이 들이쉬고 잠시 멈추었다가 내쉰다.

5) 확언

각 경혈을 두드리면서 다음과 같이 말한다.

찬죽(눈썹): 나는 악감정을 놓아 버리고 갈등을 푼다.

동자료(눈가): 주의를 산만하게 하는 것들에 관심을 끄는 것이 나에게 안전하다. 나는 성실성과 자신감을 갖고 내 일을 한다.

승읍(눈 밑): 나는 이 문제를 해결할 수 있다/누군가에게 도움을 구할 수 있다.

수구(코밑): 나는 똑똑하다. 나는 이 문제를 풀 수 있다. 나는 이 상황에서 내가 활용할 수 있는 교훈들을 찾아낸다. 나는 이 문제를 해결하면서 더 강해진다.

승장(입술 밑): 나는 질문을 해도 안전하다고 느낀다. 나는 모든 것을 통제하고 있다.

수부(빗장뼈 밑): 나는 내 일과 내 일의 좋은 모든 면들에 감사한다. 나는 자신 있다. 나는 필요하다면 새 직업을 찾아볼 수 있는 선택이 있다.

6) 강도 평가

동료와의 문제 때문에 얼마나 괴로운지를 10점 척도(0~10)에서 선택한다. 10점은 가장 극심한 수준이며 0점은 아무렇지도 않은 수준이다.

0	1	2	3	4	5	6	7	8	9	10

숙제

상황이 편하게 느껴질 때까지 매일 몇 번씩 이 과정을 되풀이하라. 떠오르는 감정에 주목하고 이 책의 추가적인 항목에 대해 작업하라. 이 책의 '20. 분노', '22. 짜증', '56. 일은 내가 다 한다' 항목에 대해 작업하는 것도 고려해 보라.

58. 구직 면접

1) 강도 평가

다가오는 구직 면접 때문에 얼마나 스트레스를 받고 있는지를 10점 척도(0~10)에서 선택한다. 10점은 가장 극심한 수준이며 0점은 아무렇지도 않은 수준이다.

0	1	2	3	4	5	6	7	8	9	10

2) 준비작업

후계(손날)를 계속 두드리면서 다음과 같이 말한다.

나는 비록 구직 면접 때문에 스트레스를 받지만, 나는 굉장한 사람이고, 나는 나 자신이 모든 두려움과 의심을 놓아 버리는 것을 허락할 수 있다.

나는 비록 면접 때문에 긴장되지만, 나는 나 자신을 깊이, 완전히 받아들인다.

나는 비록 면접관에게 아무래도 깊은 인상을 남기지 못한 것 같지만, 나는 좋은 사람이다.

3) 부정적 문구

각 경혈을 두드리면서 다음과 같이 말한다.

찬죽(눈썹): 나는 면접 때문에 스트레스를 받는다.

동자료(눈가): 나는 결코 취직하지 못할 것이다. 나는 면접관에게 인상을 남기지 못할 것이다.

승읍(눈 밑): 다른 사람들이 전부 이 직장에서 나보다 나을 것이다. 나는 모자란다. 나는 주목받는 것이 두렵다.

수구(코밑): 나는 무슨 말을 해야 할지 모르겠다. 나는 그들이 듣고 싶은 말을 하는 것에 걱정이 된다. 나는 내 요구를 제대로 전달하지 못할 것 같다. 내 요구는 중요치 않다. 나는 내 재주를 효과적으로 전달하지 못할 것 같다.

승장(입술 밑): 나는 바보짓을 할 것이다. 나는 너무 당황스러울 것이다.

수부(빗장뼈 밑): 그들이 일자리를 제의하지 않으면 나는 상처를 받을 것이다. 나는 버림받은 느낌일 것이다.

대포(옆구리): 일자리를 제의하면 받아들여야만 할 것이다. 그 일을 맡으면 나는 지금 사장님과 가족을 배신하는 것이다. 나는 너무 압박을 느낀다.
백회(정수리): 나는 자격이 없다. 나는 적절하게 대처하지 못할 것이다.
찬죽(눈썹): 나는 그들이 듣고 싶은 말을 하는 것이 걱정된다.
동자료(눈가): 구직 면접에 관련된 남아 있는 스트레스.

두드리기를 멈춘다.
숨을 깊이 들이쉬고 잠시 멈추었다가 내쉰다.

4) 용서하기

심장에 손을 올려 두고서 다음과 같이 말한다.

나는 이 구직 면접 때문에 스트레스를 받는 나 자신을 용서한다. 나는 내가 아는 한 최선을 다하고 있다.
나는 이 모든 스트레스와 불안을 일으키는 면접관을 용서한다. 이 사람도 자신의 최선을 다하고 있다.

다시 숨을 깊이 들이쉬고 잠시 멈추었다가 내쉰다.

5) 확언

각 경혈을 두드리면서 다음과 같이 말한다.

찬죽(눈썹): 나는 이 스트레스와 불안을 놓아 버린다. 나는 내 모든 변명들을 놓아 버린다. 이 면접에서 나 자신을 팔아도 나는 안전하다.
동자료(눈가): 나는 내가 마음에 든다. 나는 면접이 기분 좋다.
승읍(눈 밑): 나는 지금 내 모습 그대로 괜찮다. 나는 이 일을 할 만한 가치가 있다. 나는 분명하고 자신 있게 내 뜻을 전달한다.
수구(코밑): 나는 안전하고 편안하다. 이 자리가 나에게 맞는다면 나는 이 직업을 얻을 것이다.
승장(입술 밑): 나는 이런 걱정에서 해방된다. 나는 면접에서 성공할 것이다.
수부(빗장뼈 밑): 나는 면접에 대해 기분이 좋다. 나는 이 자리가 나에게 맞는지 결정하는 데에 도움이 될 질문들을 물어볼 수 있다. 나는 면접 과정에서 긴장을 풀고 편안해진다. 내 자신감은 내 대답에 반영된다.

6) 강도 평가

면접에 대한 생각에 얼마나 괴로운지를 10점 척도(0~10)에서 선택한다. 10점은 가장 극심한 수준이며 0점은 아무렇지도 않은 수준이다.

0	1	2	3	4	5	6	7	8	9	10

숙제

눈을 감고 면접장에 있는 당신 모습을 상상하라. 안전하고 편안하며 생각과 행동을 완전히 통제하고 있는 당신 모습을 상상하라. 이 기분을 즐겨라. 면접관을 위해 이력서나 지원서의 사본을 준비하라. 면접 도중에 확인할 수 있도록 앞에 지원서나 이력서 사본을 챙겨 놓는 것도 생각해보라. 사본에 강조를 해 두거나 뭔가를 써 두어도 좋다. 이렇게 하면 모든 세부 사항을 기억해야 한다는 부담감을 조금 덜어 준다. 철저히 복습해서 쓰인 모든 것들을 편하게 기억하는 것이 최선이다. 보면서 읽어야 하는 것은 좋지 않지만 거기에 두면 당신이 면접관에게 전달하고 싶은 모든 중요한 재능이나 경험에 대해 상기시켜 줄 것이다.

59. 인사 고과에 대한 불안

1) 강도 평가

인사 고과에 대한 생각 때문에 얼마나 괴로운지를 10점 척도(0~10)에서 선택한다. 10점은 가장 극심한 수준이며 0점은 아무렇지도 않은 수준이다.

0	1	2	3	4	5	6	7	8	9	10

2) 준비작업

후계(손날)를 계속 두드리면서 다음과 같이 말한다.

나는 비록 고과에 대해 너무 불안하지만, 나는 훌륭한 사람이다.

나는 비록 너무 불안하지만, 나는 나 자신을 정확히 있는 그대로 깊이, 완전히 받아들인다.

나는 비록 내 고과의 결과에 대해 아무 힘도 없는 것 같은 기분이지만, 나는 이제 나 자신이 모든 부정적인 생각을 놓아 버리고 내 에너지를 건설적으로 사용하는 것을 허락하기로 선택한다.

3) 부정적 문구

각 경혈을 두드리면서 다음과 같이 말한다.

찬죽(눈썹): 나는 너무 불안하다. 나는 너무 압박감을 느낀다. 나는 현미경 아래에 놓인 것 같은 기분이다. 나는 무슨 말을 해야 할지 모를 것이다. 이 고과의 결과에 너무 많은 것들이 달려 있다.

동자료(눈가): 나는 남들이 나에 대해 왈가왈부하는 것이 싫다. 내 업무는 비난받을 것이다.

승읍(눈 밑): 나는 곤란한 상황에 처할까 봐 두렵다. 내 인사 고과 결과가 부정적인 결과로 이어질 것이다. 나는 짜증나고 화가 난다.

수구(코밑): 나는 내가 하지 않은 일 때문에 비난받을 것이다. 내 동료의 고과가 내 고과에 영향을 미칠 것이다. 불공평하다. 나는 체제의 희생양인 것 같다.

승장(입술 밑): 나는 더 많은 프로젝트와 업무에 붙잡혀 있다. 나는 더 많이 일해야 한다.

수부(빗장뼈 밑): 일정에 남은 시간이 없다. 내가 하는 모든 일들에 대한 보상을 받지 못할 것이다. 나는 다른 사람들과 나를 비교한다. 나는 그들의 고과를 평가한다.

대포(옆구리): 나는 너무 불안하다. 나는 긴장을 견딜 수가 없다. 내가 통제할 수가 없다.

백회(정수리): 고과에 대한 남아 있는 스트레스와 불안.

두드리기를 멈춘다.

숨을 깊이 들이쉬고 잠시 멈추었다가 내쉰다.

4) 용서하기

심장에 손을 올려 두고서 다음과 같이 말한다.

나는 이런 불안을 느끼는 나 자신을 용서한다. 나는 내가 할 수 있는 한 최선을 다하고 있다.

나는 나에게 이런 압박을 주는 상사를 용서한다. 그/그녀는 자신의 최선을 다하고 있다.

나는 내 고과에 영향을 미치는 내 동료들을 용서한다. 그들은 그들이 아는 한 최선을 다하고 있다.

다시 숨을 깊이 들이쉬고 잠시 멈추었다가 내쉰다.

5) 확언

각 경혈을 두드리면서 다음과 같이 말한다.

찬죽(눈썹): 나는 불안을 놓아 버린다. 나는 다른 사람들의 일에 간섭하면서 과도하게 참견하고 싶은 욕구를 놓아 버린다. 나는 준비되어 있고 체계적이다.

동자료(눈가): 내 말/반응/행동이 내 자신감을 반영한다.

승읍(눈 밑): 나는 분명히 확인할 것들이나 내가 원하는 것들을 편하게 요구한다. 나는 가치가 있다. 나는 내가 어떤 기대를 받고 있는지 이해한 다. 나는 내 최선을 다한다.

수구(코밑): 나는 목적의식과 성실함으로 내 일을 한다.

승장(입술 밑): 나는 회사의 기대에 부응하기 위해 도전을 받아들인다.

수부(빗장뼈 밑): 나는 유능하다. 나는 내 직장에서 흥한다.

6) 강도 평가

인사 고과에 대한 생각 때문에 얼마나 괴로운지를 10점 척도(0~10)에서 선택한다. 10점은 가장 극심한 수준이며 0점은 아무렇지도 않은 수준이다.

0	1	2	3	4	5	6	7	8	9	10

숙제

고과에 대해 기분이 나아질 때까지 이 항목을 되풀이하라. 이 책의 '21. 불안', '63. 시간 관리', '54. 목표 설정' 항목에 대해 작업하는 것도 고려해 보라.

60. 무리한 일정

1) 강도 평가

일정을 관리하는 것이 얼마나 힘든지를 10점 척도(0~10)에서 선택한다. 10점은 가장 극심한 수준이며 0점은 아무렇지도 않은 수준이다.

0	1	2	3	4	5	6	7	8	9	10

2) 준비작업

후계(손날)를 계속 두드리면서 다음과 같이 말한다.

모든 것들을 다 챙기기는 정말 너무 힘들지만, 나는 나 자신을 깊이, 완전히 받아들인다.

나는 비록 일정에 짓눌리는 기분이지만, 나는 좋은 사람이다.

나는 비록 스스로 너무 압박을 가하지만, 나는 이제 나 자신이 이 짐을 놓아 버리고 일정에 대해 유연해지는 것을 허락하기로 선택한다.

3) 부정적 문구

각 경혈을 두드리면서 다음과 같이 말한다.

찬죽(눈썹): 나는 모든 일들을 해야 한다는/일을 완벽하게 해야 한다는 압박을 너무 크게 느낀다.

동자료(눈가): 나는 내가 감당할 수 있는 것보다 더 많은 일을 떠맡았다. 상사는 나에게 너무 큰 책임을 지웠다. 나는 이 모든 것들을 다 할 수 없다. 나는 너무 짜증나고 어찌할 바를 모르겠다. 나는 분개한다. 나는 좌절한다. 나는 "아니오."라고 말하지 않는다. 나는 모든 이들의 기분을 맞춰 주어야 한다. 그들이 이 모든 것들을 내게 기대한다. 모든 것이 위기다. 나는 혼란스럽다.

승읍(눈 밑): 나는 고군분투하고 있다. 나는 이 모든 것들을 어떻게 이겨내야 할지 모르겠다.

수구(코밑): 나는 못한다. 너무 힘들다. 나는 그 일을 할 만한 역량이 없다.

승장(입술 밑): 나는 나의 모든 책임에 짓눌린다. 나는 어찌해야 할지 모르겠다. 내가 모든 일을 해 놓지 않으면 무능하게 보일까 봐 두렵다.

수부(빗장뼈 밑): 나는 내 몸에서 긴장을/몸에서 열이 나는 것을/스트레스를 느낀다.

대포(옆구리): 나는 가슴이/배가/근육이/어깨가/목이 뻣뻣한 것 같다.

백회(정수리): 모든 일을 일정에 맞게 하는 것에 대한 남아 있는 고생과 짜증.

두드리기를 멈춘다.
숨을 깊이 들이쉬고 잠시 멈추었다가 내쉰다.

4) 용서하기

심장에 손을 올려 두고서 다음과 같이 말한다.

나는 감당하지 못할 것 같은 기분이 드는 나 자신을 용서한다. 나는 내가 할 수 있는 한 최선을 다하고 있다.

나는 나에게 압박을 가하는 다른 사람들을 용서한다. 그들은 그들의 최선을 다하고 있다.

다시 숨을 깊이 들이쉬고 잠시 멈추었다가 내쉰다.

5) 확언

각 경혈을 두드리면서 다음과 같이 말한다.

찬죽(눈썹): 나는 내가 성공으로 가는 길에 방해가 되는 모든 것들을 놓아 버린다.

동자료(눈가): 내 길은 뚜렷해진다. 이해가 된다.

승읍(눈 밑): 나는 모든 짜증과 불확실함을 놓아 버린다.

수구(코밑): 나는 이 일을 해낼 수 있는 힘을 찾을 수 있다고 스스로 힘을 주도록 한다. 유일한 해답이 일정에서 여러 활동들을 빼는 것이라면 그렇게 해야만 하는 나 자신을 용서할 수 있다. 나도 사람이다. 나는 나 자신을 위한 시간을 보낼 자격이 있다. 나는 중요하다. 나는 소중하다.

승장(입술 밑): 나는 평화롭고 차분해지기로 선택한다. 나는 이 모든 것들을 잘 처리하고 해결할 방법을 찾을 것이다. 나는 내 시간을 잘 관리한다.

수부(빗장뼈 밑): 나는 나 자신이 내 일정과 화해하는 것을 허락한다. 나는 내가 옳은 결정을 할 것이라고 자신한다. 나는 평온하게 모든 것들을 통제한다. 나는 편안하고 손쉽게 삶을 따라 흘러간다. 나는 내 시간을 소중히 하고 나 자신을 존중한다.

6) 강도 평가

일정을 관리하는 것이 얼마나 힘든지를 10점 척도(0~10)에서 선택한다. 10점은 가장 극심한 수준이며 0점은 아무렇지도 않은 수준이다.

0	1	2	3	4	5	6	7	8	9	10

숙제

일정에서 일하는 시간을 관리하는 것에 대해 기분이 나아질 때까지 이 과정을 되풀이하라. 이 책의 '63. 시간 관리'나 '14. 남의 기분 맞춰 주기' 항목에 대해 작업하는 것도 좋다. 상사나 이 문제를 풀기 위해 여러 아이디어를 쏟아 내도록 도와줄 수 있는 믿을 수 있는 사람과 이 상황에 대해 의논해 보는 것도 고려해 보라.

61. 성희롱

1) 강도 평가

성희롱에 대한 생각에 얼마나 괴로운지를 10점 척도(0~10)에서 선택한다. 10점은 가장 극심한 수준이며 0점은 아무렇지도 않은 수준이다.

0	1	2	3	4	5	6	7	8	9	10

2) 준비작업

후계(손날)를 계속 두드리면서 다음과 같이 말한다.

나는 비록 성희롱의 피해자였지만, 나는 나 자신을 깊이, 완전히 사랑하고 받아들인다.

나는 비록 상처받았고 수치스럽지만, 나는 이 일을 이겨낼 힘을 모을 수 있을 것임을 안다.

나는 비록 너무나 많은 불안과 좌절감을 느끼지만, 나는 좋은 사람이다.

3) 부정적 문구

각 경혈을 두드리면서 다음과 같이 말한다.

찬죽(눈썹): 나는 이용당한 기분이다. 나는 범해진 기분이다. 나는 모욕당한 기분이다. 나는 피해자다.

동자료(눈가): 나는 책임을 느낀다. 내가 더 잘 판단했어야 했다.

승읍(눈 밑): 나는 누구에게 의지해야 할지 모르겠다. 나는 누구를 믿어야 할지 모르겠다. 나는 경찰/당국/인사과에 찾아가기 두렵다. 나는 누구에게도 말하기 두렵다. 나는 남들이 내 이야기를 하는 것이 두렵다. 나는 수치스럽다.

수구(코밑): 나는 가해자와 마주해야 한다. 내가 신고하지 않으면 다시 그런 일이 일어날 수도 있다. 나는 내면의 갈등에 어찌할 바를 모르겠다.

승장(입술 밑): 내가 신고하면 체제의 희생양이 될지도 모른다. 나는 성희롱 당했던 기억을 되풀이해서 떠올리게 될 것이다. 모든 사람들이 그것에 대해 이야기할 것이다. 나는 너무 혼란스럽다. 어찌해야 할지 모르겠다. 고문당하는 것 같다.

수부(빗장뼈 밑): 사람들이 내 말을 믿지 않으면 어떡할까? 내가 뭔가 잘못했다면 어떡할까?

대포(옆구리): 나는 정신적 외상을 입었고 혼란스럽다.

백회(정수리): 성희롱에 대해 남아 있는 두려움과 불안.

두드리기를 멈춘다.

숨을 깊이 들이쉬고 잠시 멈추었다가 내쉰다.

4) 용서하기

심장에 손을 올려 두고서 다음과 같이 말한다.

나는 두려워하는 나 자신을 용서한다. 나는 내가 아는 한 최선을 다하고 있다.

나는 내 기분을 이해하지 못하는 ________을 용서한다. 그 사람도 자신이 아는 한 최선을 다하고 있다.

다시 숨을 깊이 들이쉬고 잠시 멈추었다가 내쉰다.

5) 확언

각 경혈을 두드리면서 다음과 같이 말한다.

찬죽(눈썹): 나는 모든 두려움을 놓아 버린다. 나는 희생자의 사고방식을 놓아 버린다.

동자료(눈가): 나는 이 문제에 대해 당국/가족/친구/지원 단체 혹은 내가 적당하다고 느끼는 누구와도 이야기할 수 있다.

승읍(눈 밑): 나는 이 두려움에서 해방된다. 나는 나 자신을 지킬 힘이 있음을 느낀다. 나는 존중받아 마땅하다. 나는 갈등을 놓아 버린다.

수구(코밑): 나는 나 자신이 안전하고 확실하다고 느끼며 예방 조치를 취하는 것을 허락하기로 선택한다. 나는 나만의 경계를 가질 가치가 있다. 나는 편안하게 내 경계를 확인시킬 수 있다. 나는 내 결정에 대해 평온하다.

승장(입술 밑): 나는 행동을 취할 힘이 있음을 느낀다. 나는 살아남았다.

수부(빗장뼈 밑): 나는 필요한 도움을 편하게 얻는다. 나는 삶을 믿는다.

6) 강도 평가

성희롱에 대해 지금 얼마나 괴로운지를 10점 척도(0~10)에서 선택한다. 10점은 가장 극심한 수준이며 0점은 아무렇지도 않은 수준이다.

0	1	2	3	4	5	6	7	8	9	10

숙제

필요한 조치를 취할 힘이 있다고 느낄 때까지 이 과정을 되풀이하라. 당신은 존중과 존엄으로 대우받을 자격이 있다. 성희롱 피해자 치료 훈련을 받은 전문 상담사의 도움을 받는 것도 좋다. 숙련된 감정자유기법 시술자의 도움을 구하는 것도 좋다. 이 책의 '50. 피해자' 항목에 대해 작업하는 것도 고려해 보라. 자존감을 세우고 당신의 개인적인 경계를 세우는 것이 중요하다.

62. 팀워크

1) 강도 평가

팀으로 협력하는 데에 얼마나 어려움이 있는지 10점 척도(0~10)에서 선택한다. 10점은 가장 극심한 수준이며 0점은 아무렇지도 않은 수준이다.

0	1	2	3	4	5	6	7	8	9	10

2) 준비작업

후계(손날)를 계속 두드리면서 다음과 같이 말한다.

> 나는 비록 팀으로 일하는 데에 어려움이 있지만, 나는 굉장한 사람이다.
>
> 나는 비록 우리가 협력해서 일하지 않아서 화가 나지만, 나는 나 자신과 우리 팀에 있는 다른 모든 사람들을 깊이, 완전히 받아들인다.
>
> 나는 비록 우리가 협동하지 못해서 짜증이 나지만, 나는 내가 한 팀으로 생산적으로 일하지 못하게 방해하는 모든 것들을 놓아 버리도록 한다.

3) 부정적 문구

각 경혈을 두드리면서 다음과 같이 말한다.

- 찬죽(눈썹): 나는 짜증난다. 우리는 한 팀으로 협력하지 못한다. 우리는 일을 어떻게 할지 의견이 모두 다르다. 나는 다른 사람들에 대한 통제력이 없다.
- 동자료(눈가): 아무도 이 일을 진지하게 받아들이지 않는다. 나만 혼자 진지하다.
- 승읍(눈 밑): 나는 화가 난다/언짢다/좌절한다/무력하다/절망적이다.
- 수구(코밑): 아무도 잘 지내지 못한다. 아무도 협동하지 않는다. 우리는 망할 것이다.
- 승장(입술 밑): 우리는 아무 것도 이루지 못한다. 우리는 영원히 일을 마치지 못할 것이다.
- 수부(빗장뼈 밑): 우리는 우리의 차이를 극복하지 못할 것이다. 모두가 고집스럽다. 아무도 상대의 말을 듣지 않는다. 아무도 내 말을 듣지 않는다.

대포(옆구리): 아무도 협력하지 않으려 한다. 우리는 영영 아무 것도 달성하지 못할 것이다.

백회(정수리): 팀에 대한 남아 있는 분노와 좌절감.

두드리기를 멈춘다.

숨을 깊이 들이쉬고 잠시 멈추었다가 내쉰다.

4) 용서하기

심장에 손을 올려 두고서 다음과 같이 말한다.

나는 팀으로 일하면서 생기는 문제에 대해 나 자신을 용서한다. 나는 내가 아는 한 최선을 다하고 있다.

나는 우리 팀의 다른 사람들을 용서한다. 그들도 그들의 최선을 다하고 있다.

다시 숨을 깊이 들이쉬고 잠시 멈추었다가 내쉰다.

5) 확언

각 경혈을 두드리면서 다음과 같이 말한다.

찬죽(눈썹): 나는 모든 분노, 좌절감, 판단, 비난을 놓아 버린다.

동자료(눈가): 그런 것들은 더 이상 나에게 쓸모가 없다. 나는 이제 그런 것들을 놓아 버린다.

승읍(눈 밑): 나는 우리 팀의 의견을 듣고 그들의 관점을 기꺼이 존중하겠다.

수구(코밑): 나는 그들이 내 관점을 이해할 수 있도록 도와줄 힘이 있다. 나는 팀 플레이어다. 나는 우리 팀의 다른 구성원들의 재능과 능력을 소중히 여긴다. 나는 그들의 차이와 입장을 존중한다.

승장(입술 밑): 나는 우리가 차이에도 불구하고 문제를 해결/타협/협동할 수 있는 방법을 찾을 마음의 준비가 되어 있다. 나는 성공하도록 동기 부여 받았다.

수부(빗장뼈 밑): 나는 우리가 하기로 했던 것들을 이룰 수 있을 것이라고 자신한다.

6) 강도 평가

팀으로 협력하는 데에 얼마나 어려움이 있는지 10점 척도(0~10)에서 선택한다. 10점은 가장 극심한 수준이며 0점은 아무렇지도 않은 수준이다.

0	1	2	3	4	5	6	7	8	9	10

숙제

당신의 팀, 그리고 공통의 목표를 위해 조화롭게 협동할 수 있는 당신의 능력에 대해 기분이 좋아질 때까지 이 과정을 되풀이하라. 이 책의 '57. 동료와의 문제', '63. 시간 관리', '14. 남의 기분 맞춰 주기', '52. 마감 기한을 맞추지 못함' 항목에 대해 작업하는 것도 고려해 보라.

63. 시간 관리

1) 강도 평가

시간 관리가 얼마나 힘든지를 10점 척도(0~10)에서 선택한다. 10점은 가장 극심한 수준이며 0점은 아무렇지도 않은 수준이다.

0	1	2	3	4	5	6	7	8	9	10

2) 준비작업

후계(손날)를 계속 두드리면서 다음과 같이 말한다.

나는 비록 아무런 시간 관리 기술도 없지만, 나는 나 자신을 지금 모습대로 깊이, 완전히 받아들인다.

나는 비록 내 시간을 항상 건설적으로 쓰지는 않지만, 나는 시간 관리 기술을 열심히 익히면 더 많은 자유 시간이 생기리라는 것을 안다.

나는 비록 내 시간을 관리하는 데에 어려움을 겪지만, 나는 굉장한 사람이며 장애물을 극복하기 위한 노력을 기울일 의지가 있다.

3) 부정적 문구

각 경혈을 두드리면서 다음과 같이 말한다.

찬죽(눈썹): 항상 시간이 모자란다. 나는 모든 일들을 딱 맞춰서 할 수가 없다.

동자료(눈가): 나는 모든 일을 다 마치지 못한다. 나는 일이 너무 많다/감당할 수가 없다.

승읍(눈 밑): 나는 내 시간을 관리하지 못하겠다. 나는 내 시간을 어떻게 관리해야 하는지 모르겠다.

수구(코밑): 나는 모든 것을 완벽하게 하느라 힘을 너무 많이 들인다.

승장(입술 밑): 나는 너무 쉽게 주의가 흐트러진다. 나는 집중력을 유지할 수가 없다. 나는 우선순위를 어떻게 세울지 모르겠다. 나는 우유부단해서 시간을 질질 끈다.

수부(빗장뼈 밑): 나는 내가 모든 일을 해낼 수 있도록 내 시간을 관리하는 법을 모르겠다.

대포(옆구리): 나는 동기부여가 되지 않는다. 내 머리는 뒤죽박죽이다. 어디부터 시작해야 할지 모르겠다. 나는 과제에 집중할 수가 없다. 나는 과제를 마무리하지 못한다.
백회(정수리): 내 시간을 관리하는 것에 대한 남아 있는 제약들.

두드리기를 멈춘다.
숨을 깊이 들이쉬고 잠시 멈추었다가 내쉰다.

4) 용서하기

심장에 손을 올려 두고서 다음과 같이 말한다.

나는 내 시간을 관리하지 못하는 나 자신을 용서한다. 나는 내가 아는 한 최선을 다하고 있다.
나는 나에게 여러 요구를 하는 다른 사람들을 용서한다. 그들은 그들이 할 수 있는 한 최선을 다하고 있다.

다시 숨을 깊이 들이쉬고 잠시 멈추었다가 내쉰다.

5) 확언

각 경혈을 두드리면서 다음과 같이 말한다.

찬죽(눈썹): 나는 시간 관리 도구를 사용하는 것에 대한 모든 거부감을 놓아 버린다.
동자료(눈가): 나는 내 시간 관리 기술에 대한 모든 제한 믿음에서 해방된다. 나는 집중한다. 나는 체계적이다. 나는 평온하다.
승읍(눈 밑): 나는 내 시간을 건설적으로 사용한다. 나는 내가 일을 마무리하는 모습이 보인다.
수구(코밑): 나는 창의적이고 과제를 마무리할 방법을 찾아내는 것을 좋아한다.
승장(입술 밑): 나는 내 시간을 잘 조직할 수 있는 힘이 있다. 나는 내 일정을 짜고 집중력을 유지할 수 있다. 나는 내가 순조롭게 일을 진행하도록 스스로 책임을 진다.
수부(빗장뼈 밑): 나는 내 시간을 관리할 수 있는 기술을 사용할 수 있다고 자신한다.

6) 강도 평가

시간을 관리하는 데에 얼마나 어려움이 있다고 느끼는지를 10점 척도(0~10)에서 선택한다. 10점은 가장 극심한 수준이며 0점은 아무렇지도 않은 수준이다.

0	1	2	3	4	5	6	7	8	9	10

숙제

시간을 효과적으로 관리할 수 있다고 느낄 때까지 매일 몇 번씩 이 과정을 되풀이하라. 이 책의 관련 항목들에 대해 작업하는 것도 고려해 보라.

제8장

재정 문제와 금전 관리

이 장의 항목들은 재정 문제와 금전 관리를 다룬다. 돈은 에너지의 체계이다. 우리는 우리가 프로그래밍된 대로 우리 나름의 믿음과 관점을 돈에 투사한다. 돈, 풍요, 부, 성공에 대한 타인의 공론에서 비롯된 우리의 부정적 강화가 겹겹이 쌓여 나가면서 우리의 행동 패턴을 형성한다. 다른 사람들이 당신을 비난하는 말을 듣고 사느니 그저 그렇게, 혹은 가난함을 걱정하며 사는 편이 더 안전하다고 느낀다. '겟셋TM 접근법'을 사용하면 돈에 대한 부정적 패턴을 버리는 데에 효과적일 수 있다. 빚과 가난을 걱정하며 사는 패턴을 벗어남으로써 우리는 우리의 지출을 관리하고 미래에 재정적 자유를 얻을 수 있기에 더 유리한 위치로 갈 수 있다.

우리는 일정한 양의 돈과 즐거움만을 경험할 자격이 있다고 믿도록 길들여져 왔다. 우리는 우리가 재정적 자유와 금전적 풍요나 즐거움, 인생의 좋은 것들을 누릴 자격이 없다고 믿기 때문에 스스로 노력을 방해한다. 우리는 우리가 성공하면 다른 사람들에게 겁을 주거나 다른 사람들의 질투를 일으킬 것이라고, 혹은 우리가 그런 압박감을 잘 다루는 법을 모를 것이라고 자주 느낀다. 돈에 관한 우리 마음속의 프로그램은 다른 사람들을 통해 만들어졌고, 우리가 재정적 성공을 경험하도록 내버려두지 못하게 만드는, 돈에 관한 부정적 감정들을 갖고 있다. 우리는 재정적 안락지대에 갇혀 있다. 그리고 대개는 그 안에 머무르려고 발버둥 친다.

이 장은 당신이 돈에 대한 부정적 패턴을 깨도록 도와주고 당신이 삶의 모든 영역에서 풍요를 누릴 자격과 능력이 있음을 깨닫도록 도와줄 것이다.

돈에 관해 당신이 어떻게 프로그래밍되어 있는지 생각해보라. 아래 여백에 당신이 부자와 돈에 대해 들었던 모든 부정적 진술들을 나열해 보라. 예를 들면, 부자들은 사기치고 도둑질해서 그 자리까지 갔다거나, 더럽게 부자라거나, 남자랑 잔 덕분에 그 자리까지 갔다거나, 내가 승진하면 다른 사람들의 심기를 건드릴 것이라거나, 땅을 파도 돈이 안 나온다거나, 다 가질 수는 없다거나, 부는 모든 사람들에게 딱 나눠줄 만큼만 있다거나, 그런 부자들과 우리는 다르다거나, 돈만으로는 살 수 없다는 그런 말들이다. 이런 문장들 중 일부가 당신의 프로그램일 수 있다. 목록을 만들고 나면 이런 말들이 당신의 관점에 어떤 영향을 미쳤으며 당신을 돈 문제로 어떤 식으로 고생하게 만드는지를 생각해보라. 그리고 이 장의 모든 항목에 대해 작업하는 동안 그 생각을 명심하라.

64. 예산을 짤 수 없다

1) 강도 평가

예산을 계획할 때 겪는 문제가 얼마나 당신을 괴롭히는지를 10점 척도(0~10)에서 선택한다. 10점은 가장 극심한 수준이며 0점은 아무렇지도 않은 수준이다.

0	1	2	3	4	5	6	7	8	9	10

2) 준비작업

후계(손날)를 계속 두드리면서 다음과 같이 말한다.

나는 비록 내 예산을 짜지 못하지만, 나는 좋은 사람이다.

나는 비록 내 돈의 예산을 어떻게 짜야 할지 모르지만, 나는 지금 내 모습을 있는 그대로 깊이, 완전히 받아들인다.

나는 비록 내가 받는 돈을 한 푼도 남기지 않고 쓰지만, 나는 이제 이 옛날 행동 방식을 놓아 버리고, 나는 나 자신이 의식적으로 지출을 관리하는 것을 허락하기로 선택한다.

3) 부정적 문구

각 경혈을 두드리면서 다음과 같이 말한다.

찬죽(눈썹): 나는 예전의 행동 방식을 놓아 버릴 수가 없다. 나는 달리 어쩔 수가 없다. 나는 돈을 쓸 때 힘이 있는 것 같다. 나는 내가 얼마가 있든 신경 쓰지 않고 돈을 쓴다.

동자료(눈가): 나는 예산을 어떻게 짜야 할지 모르겠다. 나는 예전에 한 번도 해 본 적이 없다.

승읍(눈 밑): 나는 내가 버는 돈을 모조리 써 버리고 싶은 유혹이 든다.

수구(코밑): 나는 내 돈에 대한 통제력이 없다. 나는 내 분수에 맞게 쓰지 못하겠다.

승장(입술 밑): 만족은 없다. 지금 내가 가진 돈으로는 지출을 감당할 수 없다.

수부(빗장뼈 밑): 나는 영원히 만족하지 못할 것이다. 나는 수지를 맞추지 못하겠다. 나는 늘 이래 왔다. 예산은 중요하지 않다.

대포(옆구리): 돈을 쓰는 것은 나에게 힘을 준다. 돈을 쓰면 기분이 좋아진다. 나는 그저 살 수 있기 때문에 필요하지도 않은 것들을 산다. 나는 예산에 따라 살 수 없다. 나는 너무 쪼들릴 것이다.

백회(정수리): 돈에 관해 남아 있는 부정적 행동 양식.

두드리기를 멈춘다.

숨을 깊이 들이쉬고 잠시 멈추었다가 내쉰다.

4) 용서하기

심장에 손을 올려 두고서 다음과 같이 말한다.

나는 예산을 짜지 못하는 나 자신을 용서한다. 나는 최선을 다하고 있다.

나는 내 돈을 통제하는 데에 너무 어려워하는 나 자신을 용서한다. 나는 내가 아는 한 최선을 다하고 있다.

다시 숨을 깊이 들이쉬고 잠시 멈추었다가 내쉰다.

5) 확언

각 경혈을 두드리면서 다음과 같이 말한다.

찬죽(눈썹): 나는 돈에 관한 모든 부정적 행동 양식들을 놓아 버린다.

동자료(눈가): 나는 내 예산을 통제할 수 있다. 나는 돈을 가질 자격이 있다.

승읍(눈 밑): 나는 내 돈을 통제한다. 나는 내 지출에 책임을 진다. 나는 책임감이 있다. 나는 내 예산에 책임을 진다.

수구(코밑): 나는 내 지출을 통제한다. 나는 내가 가진 것 이상으로 돈을 쓰지 않도록 할 수 있다. 나는 돈에 관해 지혜로운 선택을 한다. 나는 책임감 있게 목표를 세운다. 나는 분별 있게 지출에 제한을 둔다. 나는 저축한다.

승장(입술 밑): 나는 재정적 자유를 얻는다는 생각을 선택하고 즐겁게 받아들인다.

수부(빗장뼈 밑): 나는 돈에 관한 예전의 내 모든 제한 패턴에서 해방된다. 돈은 좋은 것이며 나는 돈을 풍족하게 가질 자격이 있다.

6) 강도 평가

예산을 짜는 것에 얼마나 어려움을 느끼고 있는지를 10점 척도(0~10)에서 선택한다. 10점은 가장 극심한 수준이며 0점은 아무렇지도 않은 수준이다.

0	1	2	3	4	5	6	7	8	9	10

숙제

예산을 짤 수 있는 능력을 확실히 갖고 있다고 느낄 때까지 이 과정을 매일 되풀이하라. 이 책의 '47. 책임감' 항목에 대해 작업하는 것도 고려해 보라.

65. 돈을 벌 수 없다/일자리를 지키지 못한다

1) 강도 평가

당신이 돈을 벌지 못하는 것 때문에 얼마나 괴로운지를 10점 척도(0~10)에서 선택한다. 10점은 가장 극심한 수준이며 0점은 아무렇지도 않은 수준이다.

0	1	2	3	4	5	6	7	8	9	10

2) 준비작업

후계(손날)를 계속 두드리면서 다음과 같이 말한다.

나는 비록 돈을 벌지 못하지만, 나는 완벽하다.

나는 비록 혼자 벌어서 먹고 살지 못하지만, 나는 굉장한 사람이다.

나는 비록 직장을 구할 수/유지할 수 없었지만, 나는 좋은 사람이다.

나는 비록 다른 사람에게 금전적으로 의지하는 것에 죄책감을 느끼고, 과거에는 내 돈에 대해 통제력이 없다고 느껴 왔지만, 나는 나 자신을 깊이, 완전히 받아들인다.

3) 부정적 문구

각 경혈을 두드리면서 다음과 같이 말한다.

찬죽(눈썹): 나는 지금 돈을 벌지 못한다. 나는 돌봄을 받아야 한다.

동자료(눈가): 나는 다른 사람의 부양에 의지해야 한다. 사람들은 나에게 뭐라고 한다.

승읍(눈 밑): 나는 돈을 쓰는 것에 죄책감을 느낀다. 나는 돈을 벌 가치가 없다.

수구(코밑): 다른 사람들은 내가 어디에 돈을 쓰면 비난한다. 나는 돈에 관해 신뢰를 잃었다.

승장(입술 밑): 나는 통제력이 없는 것 같다. 좌절감을 느낀다. 어찌할 바를 모르겠다.

수부(빗장뼈 밑): 나는 내가 영원히 재산/충분한 돈을 얻지 못할 것 같은 기분이다. 나는 내가 사고 싶은 것들에 돈을 쓸 수가 없다. 나는 영원히 만족하지 못할 것이다.

대포(옆구리): 나는 죄책감을/분노를/수치심을/무가치함을/무능함을 느낀다.

백회(정수리): 돈을 버는 능력/직업을 유지하는 능력에 대한 남아 있는 좌절감.

두드리기를 멈춘다.
숨을 깊이 들이쉬고 잠시 멈추었다가 내쉰다.

4) 용서하기

심장에 손을 올려 두고서 다음과 같이 말한다.

나는 돈을 벌지 못하는 나 자신을 용서한다. 나는 최선을 다하고 있다.

나는 돈에 대해 내가 느끼는 기분에 대해 다른 사람들을 용서한다. 그들은 그들이 아는 한 최선을 다하고 있다.

다시 숨을 깊이 들이쉬고 잠시 멈추었다가 내쉰다.

5) 확언

각 경혈을 두드리면서 다음과 같이 말한다.

찬죽(눈썹): 나는 돈을 받는 것에 대해 죄책감 느끼기를 놓아 버린다.

동자료(눈가): 나는 좋은 직장을 얻을 가치가 있다. 돈을 벌어도 나는 안전하다.

승읍(눈 밑): 돈을 버는 것은 안전하다. 나는 돈을 벌 자격이 있다. 내 재주는 좋은 직장과 보수에 걸맞다. 나는 성실하게, 자랑스러운 방법으로 돈을 번다.

수구(코밑): 돈에 대해 지금 갖고 있는 모든 부정적인 기분들을 놓아 버린다. 나는 직업을 갖고 돈을 버는 것에 자신이 있다.

승장(입술 밑): 나는 이 시간을 이겨낼 힘이 있고 돈을 벌 기회가 생기는 것에 감사한 기분이다. 나는 직장을 구하고 돈을 더 많이 버는 것에 대해 책임을 질 힘이 있음을 느낀다.

수부(빗장뼈 밑): 나 자신을 무조건적으로 받아들인다.

6) 강도 평가

돈을 벌 수 없다는 생각에 얼마나 괴로운지를 10점 척도(0~10)에서 선택한다. 10점은 가장 극심한 수준이며 0점은 아무렇지도 않은 수준이다.

0	1	2	3	4	5	6	7	8	9	10

숙제

돈에 대한 기분이 나아질 때까지 이 과정을 되풀이하라. 이 책의 '68. 가난에 대한 걱정' 항목에 대해 작업하는 것도 고려해 보라. 이 장의 차례를 살펴보라. 직장을 구하거나 유지하지 못하게 만들도록 만드는 사고방식의 문제가 생각나는 것이 있는가? 어떤 감정이나 믿음 때문에 당신이 충분히 돈을 벌지 못하고 있는 것 같은가?

66. 빚 관리를 할 수 없다

1) 강도 평가

빚을 관리하지 못하겠다고 얼마나 강하게 느끼는지를 10점 척도(0~10)에서 선택한다. 10점은 가장 극심한 수준이며 0점은 아무렇지도 않은 수준이다.

0	1	2	3	4	5	6	7	8	9	10

2) 준비작업

후계(손날)를 계속 두드리면서 다음과 같이 말한다.

나는 비록 신용카드로 결제하는 것을 멈출 수가 없고 빚의 덫에 빠져 버렸지만, 나는 좋은 사람이다.

나는 비록 내가 감당할 수 없는 것들을 결제하는 습관에 대해 아무런 힘이 없다고 느끼지만, 나는 나 자신이 감당할 수 있는 것들만 사는 것을 허락하기로 선택한다.

나는 비록 스스로 가치 있고 사랑받는다고 느끼기 위해 내가 감당할 수 있는 것 이상으로 물건을 사고 싶지만, 나는 나 자신을 지금 모습 그대로 깊이, 완전히 받아들인다.

3) 부정적 문구

각 경혈을 두드리면서 다음과 같이 말한다.

찬죽(눈썹): 나는 빚이 너무 많다. 이 빚에서 벗어날 방법이 없다. 나는 순간적인 만족의 유혹을 뿌리칠 수가 없다. 돈은 사랑이다. 물건은 사랑이다.

동자료(눈가): 나는 내가 감당할 수 없는 물건들을 계속 신용카드로 산다. 나는 죄책감을 느낀다.

승읍(눈 밑): 나는 내 지출에 대해 통제력이 없다. 나는 내 신용을 망치고 있다.

수구(코밑): 나는 내 지출을 통제하지 못하겠다. 상관없다. 나는 청구서와 빚에 파묻혔다. 나는 갚을 수 있는 것 이상을 빌린다.

승장(입술 밑): 나는 내 빚을 다 갚을 것이라는 상상이 되지 않는다. 나는 진퇴양난이다. 희망이 없다.

수부(빗장뼈 밑): 불가능하다. 나는 도를 너무 지나쳤다. 나는 물건을 살 때 기분이 좋다. 이 스트레스 때문에 더 많은 것들을 사고 싶다. 빚이 너무 부담된다.

대포(옆구리): 나는 영원히 빚을 갚지 못할 것이다. 나는 영원히 이 행동 양식을 바꾸지 못할 것이다. 나는 다른 방법을 모르겠다.

백회(정수리): 빚을 영원히 갚지 못하리라는/내 분수를 넘어 돈을 쓰는 일을 멈추지 못하리라는 남아 있는 두려움.

두드리기를 멈춘다.
숨을 깊이 들이쉬고 잠시 멈추었다가 내쉰다.

4) 용서하기

심장에 손을 올려 두고서 다음과 같이 말한다.

나는 이런 빚이 있는 나 자신을 용서한다. 나는 내가 할 수 있는 한 최선을 다하고 있다.

나는 낼 만한 돈이 없는 물건들을 사는 나 자신을 용서한다. 나는 내가 아는 한 최선을 다하고 있고 내 지출에 대해 책임지는 법을 배우고 있다.

다시 숨을 깊이 들이쉬고 잠시 멈추었다가 내쉰다.

5) 확언

각 경혈을 두드리면서 다음과 같이 말한다.

찬죽(눈썹): 나는 죄책감과 걱정을 놓아 버린다. 나는 금전적 자유를 누릴 가치가 있다.

동자료(눈가): 나는 빚에서 영원히 벗어나지 못할 것이라는 두려움을 놓아 버린다.

승읍(눈 밑): 나는 이 문제를 통제하기 위한 계획을 세울 힘이 있다. 나는 돈과 소비에 대한 모든 부정적 행동 양식을 놓아 버린다.

수구(코밑): 나는 내가 낼 수 있는 만큼만 신용카드를 사용하기 시작한다. 나는 내 지출에 대해 책임을 진다. 나는 책임감 있는 사람이다.

승장(입술 밑): 나는 더 이상 행복해지기 위해 물건을 사지 않는다. 나는 내 행복이

물질에서 비롯되지 않는다는 것을 깨닫고 감사한다. 나는 나 자신과 화해한다. 나는 행복할 가치가 있다.

수부(빗장뼈 밑): 나는 지금 내 모습에 행복하다. 나는 빚에서 벗어나서 행복하다. 빚을 줄여 나가면 기분이 좋다. 내 삶은 축복으로 가득하다.

6) 강도 평가

빚을 관리하지 못하겠다고 얼마나 강하게 느끼는지를 10점 척도(0~10)에서 선택한다. 10점은 가장 극심한 수준이며 0점은 아무렇지도 않은 수준이다.

0	1	2	3	4	5	6	7	8	9	10

숙제

당신이 감당할 수 있는 만큼만 신용카드를 사용하기 시작하고 빚을 줄일 계획을 만들 것이라는 자신이 생길 때까지 이 과정을 되풀이하라. 이 책의 '68. 가난에 대한 걱정' 항목에 대해 반드시 작업하도록 하라. 당신 삶에서 감사하는 모든 사람과 사물을 찾아내는 작업을 하는 것이 중요하다. 부록 2의 '감사 일지'에 대해 작업하는 것도 고려해 보라.

67. 내가 하는 일에 비하면 나는 이 돈을 받을 자격이 없다

1) 강도 평가

당신의 일에 비하면 당신이 지금 받는 돈을 받을 자격이 없다고 얼마나 강하게 믿는지를 10점 척도(0~10)에서 선택한다. 10점은 가장 극심한 수준이며 0점은 아무렇지도 않은 수준이다.

0	1	2	3	4	5	6	7	8	9	10

2) 준비작업

후계(손날)를 계속 두드리면서 다음과 같이 말한다.

나는 비록 내가 하는 일에 대해 이만큼 받을 자격이 없지만, 나는 훌륭한 사람이다.

나는 비록 내 봉사에 대해 이만한 급여를 받을 가치가 없는 것 같고 과거에 이 믿음에 대한 통제력이 없었지만, 나는 나 자신을 지금 모습 그대로 깊이, 완전히 받아들인다.

나는 비록 내가 돈을 받아야 한다고 생각지 않지만, 나는 이제 내가 가치 있고 내 일에 대한 보상을 받아 마땅함을 깨닫기로 선택한다.

3) 부정적 문구

각 경혈을 두드리면서 다음과 같이 말한다.

찬죽(눈썹): 나는 내가 하는 일에 대해 돈을 받을 자격이 없다. 나는 무가치하다.

동자료(눈가): 나는 이 일을 공짜로 해야 할 것 같은 기분이 든다. 나는 다른 사람들을 돕는 것으로 돈을 받을 수 없다. 나는 이것이 잘못되었다고 믿도록 길들여졌다.

승읍(눈 밑): 나는 내가 하는 일에 대해 돈을 받는 것에 죄책감을 느낀다. 나는 그럴 가치가 없다.

수구(코밑): 나는 이 일로 돈을 받아야 할지 자신이 없다. 나는 거절당할까 봐 두렵다.

승장(입술 밑): 나는 돈을 달라고 하지 못하겠다. 나는 이 문제를 어떻게 의논해야 할지 모르겠다.

수부(빗장뼈 밑): 나는 어찌할 바를 모르겠다. 나는 지금 돈을 달라고 하지 못하겠다. 다른 사람들이 어떻게 생각할까?
대포(옆구리): 나는 돈을 요구하면 안 될 것 같다. 나는 내 일에 대해 돈을 받으면 안 된다.
백회(정수리): 내가 하는 일에 대해 돈을 받으면 안 된다는 남아 있는 감정들.

두드리기를 멈춘다.
숨을 깊이 들이쉬고 잠시 멈추었다가 내쉰다.

4) 용서하기

심장에 손을 올려 두고서 다음과 같이 말한다.

나는 내가 하는 일에 가치를 매기지 못하는 나 자신을 용서한다. 나는 내가 할 수 있는 한 최선을 다하고 있다.
나는 내가 내 일에 대해 돈을 받으면 안 된다고 믿게 길들인 모든 사람들을 용서한다. 그들은 최선을 다하고 있다.

다시 숨을 깊이 들이쉬고 잠시 멈추었다가 내쉰다.

5) 확언

각 경혈을 두드리면서 다음과 같이 말한다.

찬죽(눈썹): 나는 내 일에 대해 돈을 받는 것에 대한 모든 부정적 프로그래밍을 놓아 버린다. 나는 모든 두려움과 제약을 놓아 버릴 수 있다.
동자료(눈가): 이 믿음을 놓아 버려도 괜찮다. 더 이상 나에게는 쓸모가 없다.
승읍(눈 밑): 내 일에 대해 돈을 받더라도 나는 안전하다. 나는 그럴 자격이 있다.
수구(코밑): 내 일은 가치가 있다. 보상을 받을 가치가 있다.
승장(입술 밑): 나는 내가 돈을 벌 수 있는 기회를 얻은 것에 감사한다.
수부(빗장뼈 밑): 나는 내가 하는 일의 대가로 돈을 받을 가치가 있다.

6) 강도 평가

당신의 일에 비하면 당신이 지금 받는 돈을 받을 자격이 없다고 얼마나 강하게 믿는지를 10점 척도(0~10)에서 선택한다. 10점은 가장 극심한 수준이며 0점은 아무렇지도 않은 수준이다.

0	1	2	3	4	5	6	7	8	9	10

숙제

당신의 일에 대해 보상을 받아야겠다는 자신이 생길 때까지 이 항목을 되풀이하라. 이 책의 관련 항목에 대해 작업하는 것도 고려해 보라.

68. 가난에 대한 걱정

1) 강도 평가

재정 문제로 늘 고생할 것이라고 얼마나 두려워하는지를 10점 척도(0~10)에서 선택한다. 10점은 가장 극심한 수준이며 0점은 아무렇지도 않은 수준이다.

0	1	2	3	4	5	6	7	8	9	10

2) 준비작업

후계(손날)를 계속 두드리면서 다음과 같이 말한다.

> 나는 비록 항상 수지를 맞추기 위해 고생할 것이지만, 나는 좋은 사람이다.
>
> 나는 비록 내가 충분한 돈을 가질 것이라고 믿지 않으며 돈은 더러운/추잡한/부패한 것이라는 기분이 들지만, 나는 나 자신을 깊이, 완전히 받아들인다.
>
> 나는 비록 나를 붙잡는 돈에 대한 많은 믿음이 있고 과거에는 재정 문제에 대해 무력함을 느꼈지만, 나는 지금 당장 나의 모든 제한 믿음을 놓아 버리기로 선택한다.

3) 부정적 문구

각 경혈을 두드리면서 다음과 같이 말한다.

찬죽(눈썹): 나는 돈에 대해 걱정한다. 나는 영원히 돈을 충분히 갖지 못할까 봐 두렵다.

동자료(눈가): 나는 궁핍해야 한다. 나를 돌봐 주는 것이 다른 사람들의 책임이다. 나는 성공하고 싶지 않다.

승읍(눈 밑): 나는 스스로 얼마간의 돈만 갖게 할 뿐이다. 나는 더 이상을 가질 자격이 없다. 나는 내 재정적 안락지대를 벗어나지 못한다.

수구(코밑): 나는 나 자신을 망친다. 나는 부자들을 아니꼽게 보도록 길들여졌다. 부자들은 나쁘다. 내가 금전적으로 나아지면 나 또한 욕을 먹을 것이다.

승장(입술 밑): 내 가족은 어느 정도 가난하게 살았다. 가족들은 고생했고 그 고생을 나에게도 물려주었다. 돈은 부족하다. 늘 돈은 부족하다. 모든 이들에게 돌아갈 분량은 딱 그 정도뿐이다.

수부(빗장뼈 밑): 나는 가치가 없다. 나는 부자가 될 자격이 없다. 나는 남들을 탓한다. 나는 더 가질 가치가 없다.

대포(옆구리): 내가 돈에 부여한 모든 감정적 짐. 돈은 더럽다.

백회(정수리): 늘 돈으로 고생하는 것에 대한 남아 있는 두려움과 걱정.

두드리기를 멈춘다.

숨을 깊이 들이쉬고 잠시 멈추었다가 내쉰다.

4) 용서하기

심장에 손을 올려 두고서 다음과 같이 말한다.

나는 내가 영원히 앞서 나가지 못할 것이라고 두려워하는 나 자신을 용서한다. 나는 내가 할 수 있는 한 최선을 다하고 있다.

나는 돈에 대한 이런 믿음을 나에게 주입한 다른 사람들을 용서한다. 그들은 그들이 아는 한 최선을 다했다.

다시 숨을 깊이 들이쉬고 잠시 멈추었다가 내쉰다.

5) 확언

각 경혈을 두드리면서 다음과 같이 말한다.

찬죽(눈썹): 나는 돈에 대한 내 모든 제한 믿음을 놓아 버린다. 나는 고생을 놓아 버린다. 이 믿음은 더 이상 나에게 쓸모가 없다.

동자료(눈가): 나는 자신 있다. 나는 이제 돈에 대한 모든 감정적 부하를 놓아 버리기로 선택한다. 내가 풍족한지 부족한지에 책임이 있는 사람은 오직 나뿐이다. 나는 정직하게 돈을 번다. 나는 자비롭다.

승읍(눈 밑): 나는 남아 있는 모든 두려움을 놓아 버린다. 나는 자신 있고 통제력이 있다.

수구(코밑): 다른 사람들의 돈은 내 알 바가 아니다. 나는 나 자신, 내 소비, 내 믿음, 내 재정에 대해서 책임을 진다. 나는 내 현명한 선택과 재정적 자유에 대해 감사하고 신난다.

승장(입술 밑): 나는 풍요를 누릴 자격이 있다. 나는 풍요를 누리기 위해 태어났다.

수부(빗장뼈 밑): 부를 획득해도 나는 안전하다.

6) 강도 평가

재정 문제로 늘 고생할 것이라고 얼마나 두려워하는지를 10점 척도(0~10)에서 선택한다. 10점은 가장 극심한 수준이며 0점은 아무렇지도 않은 수준이다.

0	1	2	3	4	5	6	7	8	9	10

숙제

당신의 재정 문제에 대해 자신감이 생길 때까지 이 과정을 되풀이하라.

제9장

의학적 문제, 죽음, 임종

이 장의 항목들은 곤란한 의학적 문제와 죽음에 관한 다양한 문제들을 다룬다. 이 모든 문제들은 겟셋™ 접근법을 사용하여 얻게 되는, 보다 큰 내면의 평화를 통해 해결할 수 있다. 이 항목들을 꾸준히 작업하여 당신이 직면하고 있는 문제와 화해하고 그 문제들을 더 잘 다루고 극복할 수 있는 도구들을 갖추는 것이 중요하다.

이 장에서 당신이 직면하고 있는 문제가 무엇이든 간에 당신만큼이나 고생하고 있는 주변 사람들이 있을 것이다. 지금이 그들에게 이 책을 소개할 아주 좋은 시점이다. 당신이 시도해 보겠다는 마음을 먹으면 그들도 이 기법이 제시하는 대응 방법의 놀라운 잠재력을 발견하게 될 수 있다.

당신이나 사랑하는 사람이 병을 앓고 있다면 이 장의 다양한 항목들에 대해 작업함으로써 혜택을 얻을 수 있을 것이다. 당신과 관련이 있다고 생각하는 모든 항목들에 대해 작업하라.

당신이 아프다면 모든 감정적 혼란을 다스리는 것과 더불어 의료 전문가의 치료나 조언을 구할 것을 권한다. 한의학에서는 에너지와 감정, 혼이 건강에 미치는 영향을 이해하고 있다. 질병(disease) 혹은 '편안하지 아니함(dis-ease)'은 감정적 동요나 독소 때문에 일어나는 에너지 체계의 혼란이다. 서양의학 역시 당신을 치료하기 위해 최선을 다하지만 당신의 감정적, 에너지적, 영적 안녕은 적절히 다루지 못하는 경우가 흔하다. 대부분의 문화권에서는 스트레스가 질병의 근원이라는 점을 널리 받아들이고 있다. 감정자유기법이나 겟셋™ 접근법이 어떤 질병을 예방하거나 치료한다고 주장하지는 못하지만 부정적 감정, 더 나아가 에너지의 혼란을 줄이고 제거하며, 질병을 일으킬 수도 있는 당신 내면의 패턴을 깨트릴 수 있는 가장 쉬운 방법이라고는 말할 수 있다. 이 책을 사용하여 지금 이 순간 당신의 스트레스 수준과 부정적 감정을 줄이는 것이야말로 최우선 과제이다. 지체할 시간이 없다. 당신이 당신 자신의 감정적 안녕을 위해 열심히 작업하라고 독려하는 것이 내 일이다.

내 생각에는 모든 질병이 스트레스나 독소에서 비롯되며 모든 치유는 당신이 자기 몸에 영양적으로 감정적으로 영적으로 필요한 것들을 줄 때에 일어난다. 수술과 약만이 유일한 해답은 아니다. 식단을 개선하고, 감정을 치유하며 신이나 영적 근원과 화해하는 데에 공을 들여라. 나의 책 『좋은 기운: 당신의 기운을 북돋아 주는 48가지 비법』을 읽을 것을 권한다. 나는 그 책에서 삶에서 부정적 영향을 제거하고, 긍정적 영향을 찾아내며, 음식의 질을 높이고, 주변 환경에서 독소를 제거하며, 건강을 개선시킴으로써 더 좋은 기운으로 변화하는 다섯 가지 단계를 알려주었다.

69. 병간호

1) 강도 평가

병간호 때문에 얼마나 괴로운지를 10점 척도(0~10)에서 선택한다. 10점은 가장 극심한 수준이며 0점은 아무렇지도 않은 수준이다.

0	1	2	3	4	5	6	7	8	9	10

2) 준비작업

후계(손날)를 계속 두드리면서 다음과 같이 말한다.

나는 비록 슬프지만, 나는 훌륭한 사람이다.

나는 비록 옳은 일을 해야 하고, 일들을 처리해야 한다는 모든 압박감에 짓눌려 있지만, 나는 나 자신을 깊이, 완전히 받아들인다.

나는 비록 내가 사랑하는 사람이 이런 상태에 있는 모습을 보기가 너무 힘들지만, 나는 나 자신과 이 상황을 지금 모습 그대로 깊이, 완전히 받아들인다.

3) 부정적 문구

각 경혈을 두드리면서 다음과 같이 말한다.

찬죽(눈썹): 나는 내가 옳은 일을 하고 있는 것인지 모르겠다. 만약 ________이 내가 그/그녀를 위해 내린 선택에 동의하지 않으면 어떡할까?

동자료(눈가): 나는 감당할 수가 없다. 나는 분개한다. 다른 사람들이 도와주지 않아서 상처받는다. 모든 일은 내가 다 한다. 다른 사람들은 왜 더 도와주지 않는 것인가?

승읍(눈 밑): 나는 내가 감당할 수 있는 것 이상을 떠맡고 있다. 나는 책임질 수가 없다.

수구(코밑): ________이 이런 상황에 있는 모습을 보는 것이 마음 아프다. 받아들이기가 너무 힘들다.

승장(입술 밑): 그/그녀의 건강이 나빠져서 힘들어질까 봐 두렵다.

수부(빗장뼈 밑): 나는 지친다. 나는 기진맥진했다. 나는 짜증난다. 나는 혼란스럽다.

대포(옆구리): 나는 내가 얼마나 더 해낼 수 있을지 모르겠다. 나는 감당할 수가 없다. 나는 슬프다.

백회(정수리): 남아 있는 슬픔과 패배감.

두드리기를 멈춘다.

숨을 깊이 들이쉬고 잠시 멈추었다가 내쉰다.

4) 용서하기

심장에 손을 올려 두고서 다음과 같이 말한다.

나는 감당할 수 없을 것 같은 기분이 드는 나 자신을 용서한다. 나는 내가 할 수 있는 한 최선을 다하고 있다.

나는 나를 '도와주어야 마땅한' 모든 사람들을 용서한다. 그들은 그들의 최선을 다하고 있다.

나는 내가 도와주고 있는 이 사람을 용서한다. 그/그녀도 최선을 다하고 있다.

다시 숨을 깊이 들이쉬고 잠시 멈추었다가 내쉰다.

5) 확언

각 경혈을 두드리면서 다음과 같이 말한다.

찬죽(눈썹): 나는 감당할 수 없을 것 같은 기분, 분노, 좌절감을 놓아 버린다.

동자료(눈가): 나는 모든 부정적 감정들을 놓아 버릴 수 있다.

승읍(눈 밑): 모든 상처와 분개를 놓아 버려도 괜찮다. 나 자신을 돌보아도 나는 안전하다. 나는 나 자신을 돌볼 자격이 있다.

수구(코밑): 나는 나를 위한 시간을 가질 가치가 있다. 나는 내가 할 수 있는 한 최선을 다하고 있다. 나는 내 욕구를 챙긴다. 나는 내 참을성에 감사한다.

승장(입술 밑): 나는 나에게 기대는 사람들을 위해 강해진다. 나는 내가 할 수 있는 최선의 결정을 내린다. 나는 나 자신과 화해한다. 나는 사랑한다.

수부(빗장뼈 밑): 나는 내가 사랑하는 사람들에게 도움이 될 수 있음에 감사한다. 내 말과 행동이 ________에 대한 내 사랑을 표현한다.

6) 강도 평가

병간호 때문에 얼마나 괴로운지를 10점 척도(0~10)에서 선택한다. 10점은 가장 극심한 수준이며 0점은 아무렇지도 않은 수준이다.

0	1	2	3	4	5	6	7	8	9	10

숙제

필요할 때마다 이 항목을 되풀이하라. 이 책의 '14. 남의 기분 맞춰 주기', '22. 짜증', '20. 분노'와 같은 항목에 대해 작업하는 것도 고려해 보라.

70. 사랑하는 사람의 중상

1) 강도 평가

이 심각한 부상이 당신을 얼마나 안절부절못하게 만드는지를 10점 척도(0~10)에서 선택한다. 10점은 가장 극심한 수준이며 0점은 아무렇지도 않은 수준이다.

0	1	2	3	4	5	6	7	8	9	10

2) 준비작업

후계(손날)를 계속 두드리면서 다음과 같이 말한다.

나는 비록 이 부상/사고에 마음이 불안하지만, 나는 훌륭한 사람이다.
나는 비록 무력한 기분이지만, 나는 나 자신을 깊이, 완전히 받아들인다.
나는 비록 두렵고 일어나는 일들에 대해 아무런 통제력도 없지만, 나는 이제 나 자신이 삶의 과정을 믿고 내가 아는 한 최선을 다하고 있음을 아는 것을 허락하기로 선택한다.

3) 부정적 문구

각 경혈을 두드리면서 다음과 같이 말한다.

찬죽(눈썹): ________이 이 상태에 있는 모습을 보기가 너무 힘들다. 나는 너무 외롭다.
동자료(눈가): 어떻게 이런 일이 일어날 수 있는가? 나는 절망적이다. 나는 무력하다. 나는 너무 두렵다. 나는 슬프고 충격을 받았다. 이 사건은 우리에게 큰 시련을 주었다.
승읍(눈 밑): 어떻게 내가 이런 식으로 살아갈 수 있을까? 그/그녀가 영영 나아지지 않으면 어떡할까?
수구(코밑): 영구적인 손상/뇌 손상이 있으면 어떡할까? ________이 죽으면 어떡할까?
승장(입술 밑): 우리 삶은 너무 급격하게 바뀔 것이다. 나는 이런 변화의 어느 부분에 대해서도 통제할 수가 없다. 나는 무력하다. 나는 절망적이다.

수부(빗장뼈 밑): ________이기만 하다면. 내가 뭔가 다르게 했었더라면. 아마도 이런 일은 일어나지 않았을 텐데. 나는 ________을 탓한다. 나는 대처할 수가 없다. 너무 속상하다. 나는 잘못된 결정을 내릴까 봐 두렵다.

대포(옆구리): 나는 지쳤다/좌절한다/슬프다/분노한다/두렵다/겁이 난다/비참하다.

백회(정수리): 남아 있는 슬픔, 속상함, 무능력함.

두드리기를 멈춘다.
숨을 깊이 들이쉬고 잠시 멈추었다가 내쉰다.

4) 용서하기

심장에 손을 올려 두고서 다음과 같이 말한다.

나는 속상한/어찌할 줄 모르는 나 자신을 용서한다. 나는 내가 할 수 있는 한 최선을 다하고 있다.

나는 이 일에 책임이 있는 모든 사람들을 용서한다. 그들은 최선을 다하고 있다.

다시 숨을 깊이 들이쉬고 잠시 멈추었다가 내쉰다.

5) 확언

각 경혈을 두드리면서 다음과 같이 말한다.

찬죽(눈썹): 나는 슬픔, 좌절, 압박을 놓아 버린다.

동자료(눈가): 나는 스스로 가하고 있는 부담을 조금 덜어낸다. 나는 ________의 건강에 대한 통제력/책임에 대한 욕구를 놓아 버린다. 나는 내가 할 수 있는 한 최선을 다하고 있다. 나는 평화롭고 차분하다.

승읍(눈 밑): 나를 위한 시간을 내더라도 괜찮다. 나는 더 이상 나 혼자 모든 것을 할 필요가 없다. 나는 휴식이 필요할 때 휴식을 취한다. 나는 내 안녕을 위한 시간을 낼 가치가 있다. 다른 사람들로부터 도움을 받아도 안전하다.

수구(코밑): 나는 새로운 힘과 자원을 발견하도록 마음을 연다.

승장(입술 밑): 나는 평화롭게 휴식한다. 나는 나에게 있는 모든 도움의 손길에 감사한다.

수부(빗장뼈 밑): 나는 이 사건이 나에게 주는 모든 교훈을 감사히 여긴다. 나는 내 직감과 결정을 믿는다. 나는 매번 승리할 때마다 자축한다. 나는 삶의 과정을 신뢰한다.

6) 강도 평가

부상 때문에 얼마나 괴로운지를 10점 척도(0~10)에서 선택한다. 10점은 가장 극심한 수준이며 0점은 아무렇지도 않은 수준이다.

0	1	2	3	4	5	6	7	8	9	10

숙제

기분이 나아질 때까지 이 항목을 되풀이하라. '72. 진단의 두려움', '16. 중요한 날', '69. 병간호'와 같이 당신이 적절하다고 여기는 이 책의 다른 항목들에 대해 반드시 작업하도록 하라.

71. 죽음의 두려움

1) 강도 평가

죽음에 대한 두려움 때문에 얼마나 괴로운지 10점 척도(0~10)에서 선택한다. 10점은 가장 극심한 수준이며 0점은 아무렇지도 않은 수준이다.

0	1	2	3	4	5	6	7	8	9	10

2) 준비작업

후계(손날)를 계속 두드리면서 다음과 같이 말한다.

나는 비록 죽는다는 생각에 겁에 질리지만, 나는 훌륭한 사람이다.
나는 비록 이 두려움에 대해 무력함을 느끼지만, 나는 이제 내가 이 두려움을 놓아 버릴 힘이 있음을 깨닫기로 선택한다.
나는 비록 너무 두렵지만, 나는 나 자신을 깊이, 완전히 받아들인다.

3) 부정적 문구

각 경혈을 두드리면서 다음과 같이 말한다.

찬죽(눈썹): 나는 죽는 것이 두렵다. 나는 후회할까 봐 두렵다. 이 두려움은 내가 살아가지 못하게 방해한다. 나는 다른 방식으로 살았어야 했다. 나는 걱정을 멈출 수가 없다. 나는 미지의 것들이 두렵다.
동자료(눈가): 나는 충분히 열심히 하지 않은 것 같다. 나는 내 삶을 낭비했다. 나는 나를 용서할 수가 없다.
승읍(눈 밑): 나는 내가 평생 했던 일들을 후회할까 봐 두렵다.
수구(코밑): 나는 충분히 열심히 살지 않았다. 나는 더 나은 사람이 될 수 있었다.
승장(입술 밑): 나는 두렵다. 나는 무엇을 기대해야 할지 모르겠다. 나는 내 믿음을 의심한다.
수부(빗장뼈 밑): 나는 너무 두렵다. 나는 두려움을 놓아 버릴 수가 없다. 모든 사람에게 무슨 일이 일어날까? 우리 가족은 내가 없이 어떻게 살까?

대포(옆구리): 나는 이 두려움에 소모된다. 나는 예상할 수 없는 것들이 두렵다.
백회(정수리): 남아 있는 모든 두려움.

두드리기를 멈춘다.
숨을 깊이 들이쉬고 잠시 멈추었다가 내쉰다.

4) 용서하기

심장에 손을 올려 두고서 다음과 같이 말한다.

나는 이런 두려움을 느끼는 나 자신을 용서한다. 나는 내가 할 수 있는 한 최선을 다하고 있다.
나는 나에게 이런 두려움을 일으킨 모든 사람들을 용서한다. 그들은 그들의 최선을 다하고 있다.

다시 숨을 깊이 들이쉬고 잠시 멈추었다가 내쉰다.

5) 확언

각 경혈을 두드리면서 다음과 같이 말한다.

찬죽(눈썹): 나는 이 두려움을 놓아 버린다. 이 두려움을 놓아 버려도 나는 안전하다. 나는 이 두려움을 놓아 버리고 그것이 내게 쓸모가 없음을 깨달을 수 있다. 나는 평화롭다.
동자료(눈가): 나는 내가 통제할 수 없는 이런 것들을 놓아 버릴 용기가 있다. 나는 남아 있는 모든 두려움을 마주하고 놓아 버릴 수 있는 힘을 얻는다.
승읍(눈 밑): 이 두려움을 놓아 버려도 괜찮다. 나는 내 삶을 후회 없이 살며 매일 최선을 다한다. 나는 내 삶의 매일에 주어진 축복에 감사한다.
수구(코밑): 나는 안전하다. 내가 이 문제에 대해 통제력이 없음을 받아들여도 나는 안전하다. 나는 삶의 과정을 믿는다.
승장(입술 밑): 나는 삶을/신을/우주를/'예정'을 믿는다.
수부(빗장뼈 밑): 나는 오늘 삶을 사는 것에 감사한다. 나는 현재를 산다.

6) 강도 평가

죽음 혹은 죽어 가는 것에 대한 이 두려움 때문에 얼마나 괴로운지를 10점 척도(0~10)에서 선택한다. 10점은 가장 극심한 수준이며 0점은 아무렇지도 않은 수준이다.

0	1	2	3	4	5	6	7	8	9	10

숙제

기분이 나아질 때까지 이 항목을 되풀이하라.

72. 진단의 두려움

1) 강도 평가

무서운 진단을 받을까 봐 얼마나 두려운지를 10점 척도(0~10)에서 선택한다. 10점은 가장 극심한 수준이며 0점은 아무렇지도 않은 수준이다.

0	1	2	3	4	5	6	7	8	9	10

2) 준비작업

후계(손날)를 계속 두드리면서 다음과 같이 말한다.

나는 비록 진단이 두렵지만, 나는 훌륭한 사람이다.

나는 비록 나쁜 소식이 두렵지만, 나는 나 자신을 깊이, 완전히 받아들인다.

나는 비록 두려움에 휩싸여 있고 내가 결과에 대해 아무런 통제력도 없다고 믿지만, 나는 이제 내가 내 감정과 믿음에 대한 힘이 있음을 깨닫기로 선택한다. 나는 내 스트레스를 줄이는 것이 내 예후를 개선시킬 것이라고 생각하려고 한다.

3) 부정적 문구

각 경혈을 두드리면서 다음과 같이 말한다.

찬죽(눈썹): 나는 진단/예후에 대해 너무 걱정된다. 나는 무엇을 예상해야 할지 모르겠다. 나는 아무런 통제력도 없다. 나는 두려움에 몸을 움직일 수가 없다.

동자료(눈가): 나는 이 두려움에 집착한다. 통제 불능이다.

승읍(눈 밑): 나는 너무 두렵다. 나는 두려움에 휩싸였다. 나는 아무 것도 할 수 있는 힘이 없다.

수구(코밑): 나는 이 모든 검사를/진료 약속을/결과를 참고 기다릴 수가 없다.

승장(입술 밑): 나는 두렵다. 나는 아프다. 나는 무력하다. 어떻게 대처해야 할까?

수부(빗장뼈 밑): 검사 결과 병이나 문제가 확인되면 어떡할까? 그 다음은 무엇일까? 나는 최악의 시나리오에만 눈길이 간다. 나는 답을 얻지 못한 질문들이 너무 많다. 나는 무력하다. 나는 최악의 상황이 두렵다.

대포(옆구리): 나는 희망을 잃을까 봐 두렵다. 나는 의사가 하는 말을 받아들여야만 한다.

백회(정수리): 진단에 대한 남아 있는 두려움과 불안.

두드리기를 멈춘다.

숨을 깊이 들이쉬고 잠시 멈추었다가 내쉰다.

4) 용서하기

심장에 손을 올려 두고서 다음과 같이 말한다.

나는 무력하고 두려워하는 나 자신을 용서한다. 나는 내가 할 수 있는 한 최선을 다하고 있다.

나는 내 두려움과 고생에 일조한 모든 사람들을 용서한다. 그들은 그들의 최선을 다하고 있다.

다시 숨을 깊이 들이쉬고 잠시 멈추었다가 내쉰다.

5) 확언

각 경혈을 두드리면서 다음과 같이 말한다.

찬죽(눈썹): 나는 두려움을 놓아 버린다. 어떤 식으로도 나에게 쓸모가 없다.

동자료(눈가): 나는 기다리고 궁금해 하는 것과 연관된 모든 불안함을 놓아 버릴 수 있다. 나는 스스로 집중하고 긍정적일 수 있도록 허락한다.

승읍(눈 밑): 이제 놓아 버려도 나는 안전하다. 나는 나에게 주어진 선택들을 평가하고 나의 안녕에 보탬이 될 결정을 내릴 수 있는 힘을 느낀다.

수구(코밑): 나는 몸의 놀라운 치유력을 사랑하고 감사히 여긴다. 내 몸은 순수하고 건강하다. 나는 삶을 믿는다. 삶이 나를 지탱해 준다.

승장(입술 밑): 나는 질병을 일으킨 내 안의 모든 행동 양식들을 기꺼이 놓아 버린다.

수부(빗장뼈 밑): 나는 내 삶과 내 감정적, 육체적 건강에 감사한다.

6) 강도 평가

진단에 대해 얼마나 큰 두려움을 느끼는지를 10점 척도(0~10)에서 선택한다. 10점은 가장 극심한 수준이며 0점은 아무렇지도 않은 수준이다.

0	1	2	3	4	5	6	7	8	9	10

숙제

이 책의 '80. 일반적 질병', '81. 불치병', '82. 사랑하는 사람의 불치병', '71. 죽음의 두려움' 항목에 대해서도 작업할 것을 고려해 보라.

73. 치과에 갈 때의 두려움

1) 강도 평가

치과에 간다고 생각하면 얼마나 괴로운지를 10점 척도(0~10)에서 선택한다. 10점은 가장 극심한 수준이며 0점은 아무렇지도 않은 수준이다.

0	1	2	3	4	5	6	7	8	9	10

2) 준비작업

후계(손날)를 계속 두드리면서 다음과 같이 말한다.

나는 비록 치과에 가는 것이 두렵지만, 나는 훌륭한 사람이다.

나는 비록 통증/소음/냄새에 대해 무력함을 느끼지만, 나는 나 자신을 깊이, 완전히 받아들인다.

나는 비록 통증이 두렵고 과거에 치과나 입과 관련된 곳에서 나쁜 경험이 있었지만, 나는 이제 나 자신이 모든 두려움이나 피해망상을 놓아 버리는 것을 허락하기로 선택한다.

3) 부정적 문구

각 경혈을 두드리면서 다음과 같이 말한다.

찬죽(눈썹): 나는 '혹시나' 하는 생각에 두렵다/공포에 질린다/피해망상이 생긴다/집착한다.

동자료(눈가): 아플 것이다/피가 날 것이다/죽도록 아플 것이다.

승읍(눈 밑): 나는 소음과 냄새가 싫다. 드릴 소리에 어딘가 몸이 뚫릴 것 같다.

수구(코밑): 나는 입을 열기 싫다. 나는 당황스럽고 수치스럽다.

승장(입술 밑): 나는 치료를 하다가 뭔가 잘못될까 봐 두렵다.

수부(빗장뼈 밑): 나는 마취를 하는 것이 두렵다. 나는 주사를 맞기 싫다.

대포(옆구리): 이 두려움이 나를 어떻게든 보호해 준다. 내가 치과 의자에 앉지 않게 해 준다.

백회(정수리): 나 스스로 겪는 남아 있는 불안과 혼란.

두드리기를 멈춘다.

숨을 깊이 들이쉬고 잠시 멈추었다가 내쉰다.

4) 용서하기

심장에 손을 올려 두고서 다음과 같이 말한다.

> 나는 겁에 질린 나 자신을 용서한다. 나는 내가 할 수 있는 한 최선을 다하고 있다.
>
> 나는 내 두려움에 일조한 치과의사와 모든 사람들을 용서한다. 그들은 그들 나름의 최선을 다하고 있다.

다시 숨을 깊이 들이쉬고 잠시 멈추었다가 내쉰다.

5) 확언

각 경혈을 두드리면서 다음과 같이 말한다.

- 찬죽(눈썹): 나는 이 두려움을 놓아 버린다. 두려움은 나에게 쓸모가 없다. 나는 이것을 하기로 결정했으며 나는 이제 모든 염려를 놓아 버릴 수 있다.
- 동자료(눈가): 나는 지금 당장 영원히 이 걱정을 놓아 버릴 수 있다. 나는 안도했다. 나는 자유롭다. 나는 내가 치료를 끝까지 견딜 수 있음을 안다.
- 승읍(눈 밑): 내가 두려워하는 것은 내가 상상하는 만큼 나쁘지 않을 것이다.
- 수구(코밑): 나는 안전하다. 나는 평화롭고 편안하다. 나는 차분하고 평온하다.
- 승장(입술 밑): 나는 치과의사가 예방 조치를 다 취하고 갖춰야 할 모든 준비를 해 주리라고 믿는다. 나는 자신 있고 내 감정을 통제한다.
- 수부(빗장뼈 밑): 나는 내 치아 건강에 감사한다.

6) 강도 평가

치과에 간다고 생각하면 얼마나 괴로운지를 10점 척도(0~10)에서 선택한다. 10점은 가장 극심한 수준이며 0점은 아무렇지도 않은 수준이다.

0	1	2	3	4	5	6	7	8	9	10

숙제

기분이 나아질 때까지 이 항목을 되풀이하라. 다른 감정이나 기억이 떠오른다면, 이 책의 다른 적당한 항목들에 대해서도 반드시 작업하도록 하라.

74. 병원에 갈 때의 두려움

1) 강도 평가

병원에 간다고 생각하면 얼마나 괴로운지를 10점 척도(0~10)에서 선택한다. 10점은 가장 극심한 수준이며 0점은 아무렇지도 않은 수준이다.

0	1	2	3	4	5	6	7	8	9	10

2) 준비작업

후계(손날)를 계속 두드리면서 다음과 같이 말한다.

나는 비록 병원에 가는 것이 두렵지만, 나는 훌륭한 사람이다.

나는 비록 이 두려움에 대해 무력하고 과거에 의사와 관련된 나쁜 경험이 있었지만, 나는 나 자신을 깊이, 완전히 받아들인다.

나는 비록 내가 모르는 것들이 두렵지만, 나는 나 자신이 통제력을 갖고 이 두려움을 지금부터 영원히 놓아 버리는 것을 허락하기로 선택한다.

3) 부정적 문구

각 경혈을 두드리면서 다음과 같이 말한다.

찬죽(눈썹): 나는 겁이 난다. 나는 가기 싫다. 과거의 경험이 떠오른다. 나는 병원이나 의원에 대한 나쁜 기억이 있다.

동자료(눈가): 나는 이 두려움을 통제할 수 없다. 나는 무력함을 느낀다.

승읍(눈 밑): 이 두려움이 나를 지켜 준다. 나는 진찰받고 치료받는 것이 두렵다.

수구(코밑): 나는 아무런 권리가 없는 것 같은 기분이다. 나는 이 모든 것들을 감당할 수가 없다.

승장(입술 밑): 나는 그들이 뭔가 무서운 말을 나에게 하거나 내가 검사를 받게 할까 봐 두렵다.

수부(빗장뼈 밑): 나는 의사가 무엇을 할지 전혀 통제할 수가 없다.

대포(옆구리): 나는 너무 두렵다/겁에 질린다/무력하다/정신적 외상을 입었다/피해자가 되었다.

백회(정수리): 남아 있는 불안과 두려움.

두드리기를 멈춘다.
숨을 깊이 들이쉬고 잠시 멈추었다가 내쉰다.

4) 용서하기

심장에 손을 올려 두고서 다음과 같이 말한다.

나는 이런 두려움이 있는 나 자신을 용서한다. 나는 내가 할 수 있는 한 최선을 다하고 있다.

나는 이 두려움에 일조한 모든 사람들을 용서한다. 그들은 그들의 최선을 다하고 있었다.

다시 숨을 깊이 들이쉬고 잠시 멈추었다가 내쉰다.

5) 확언

각 경혈을 두드리면서 다음과 같이 말한다.

찬죽(눈썹): 나는 이 두려움을 놓아 버린다. 놓아 버려도 나는 안전하다.

동자료(눈가): 나는 이 두려움을 놓아 버리기로 선택한다. 나는 병원이나 의원에 갈 때 나 자신이 평온하고 자신 있게 되는 것을 허락하기로 선택한다.

승읍(눈 밑): 이 두려움을 놓아 버려도 괜찮다. 더 이상 나에게 쓸모도 없고 나를 지켜 주지도 않는다.

수구(코밑): 나는 내 건강관리를 통제하기로 선택한다. 나는 필요하거나 도움이 된다고 느끼면 내 의견을 제시할 권리가 있다.

승장(입술 밑): 나는 안전하다. 나는 차분하다. 나는 평온하다. 나는 나에게 최선인 선택을 한다.

수부(빗장뼈 밑): 나는 삶의 과정을 믿는다.

6) 강도 평가

병원에 가기가 얼마나 두려운지를 10점 척도(0~10)에서 선택한다. 10점은 가장 극심한 수준이며 0점은 아무렇지도 않은 수준이다.

0	1	2	3	4	5	6	7	8	9	10

숙제

기분이 나아지고 감정을 더 잘 추스를 수 있을 때까지 이 과정을 되풀이하라. 심각한 공포증이 있거나 혼자서는 진전이 안 된다고 느끼면 개인 감정자유기법 회기를 통해 두려움의 근본 원인을 다스리는 데에 도움을 받는 것도 고려해 보라.

75. 늙는 것에 대한 두려움

1) 강도 평가

늙어 가는 것에 대한 두려움 때문에 얼마나 괴로운지를 10점 척도(0~10)에서 선택한다. 10점은 가장 극심한 수준이며 0점은 아무렇지도 않은 수준이다.

0	1	2	3	4	5	6	7	8	9	10

2) 준비작업

후계(손날)를 계속 두드리면서 다음과 같이 말한다.

나는 비록 늙어 가는 것이 두렵지만, 나는 훌륭한 사람이다.
나는 비록 이런 모든 두려움이 있지만, 나는 나 자신을 깊이, 완전히 받아들인다.
나는 비록 이 두려움에 대해 무력함을 느끼지만, 나는 이제 내 감정과 믿음을 통제할 힘이 나에게 있음을 깨닫기로 선택한다.

3) 부정적 문구

각 경혈을 두드리면서 다음과 같이 말한다.

찬죽(눈썹): 나는 늙어 가는 것이 두렵다. 나는 주름살/쑤신 곳/통증이 더 많아진다. 내 몸은 피곤하고 낡았다. 나는 점점 닳고 있다. 나는 내 몸의 잘못된 모든 곳에 집착한다. 나는 내가 쑤시고 아픈 곳들에 집중한다.

동자료(눈가): 나는 내 건강/몸/노화에 아무런 통제력이 없다. 나는 위기에 처했다. 내 건강은 영영 나아지지 않을 것이다. 내 유전자에 담긴 모든 문제들이 일어날 것이다. 나는 내 모든 건강 문제를 받아들이고 그러려니 해야 할 것이다.

승읍(눈 밑): 나는 기억력을 잃는 것이 두렵다. 기억력을 잃는 것은 시간문제일 뿐이다. 나는 과거에 내 몸을 함부로 굴렸고 이제 그 대가를 치를 때이다. 너무 늦었다.

수구(코밑): 나는 내 몸이 망가지는 것이 두렵다. 나는 내 존엄성을 잃는 것이 두렵다.

승장(입술 밑): 나는 통제력을 잃은 기분이다. 나는 스스로 이 문제의 피해자가 되게 만든다.

수부(빗장뼈 밑): 나는 내가 다른 사람에게 짐이 될까 봐 두렵다. 나는 고통 받는 것이 두렵다.

대포(옆구리): 내 몸이 말을 듣지 않는다. 나는 망가지고 있다. 나는 늙는 것이 두렵다.

백회(정수리): 늙어 가는 것에 대한 남아 있는 두려움.

두드리기를 멈춘다.
숨을 깊이 들이쉬고 잠시 멈추었다가 내쉰다.

4) 용서하기

심장에 손을 올려 두고서 다음과 같이 말한다.

나는 이런 두려움이 있는 나 자신을 용서한다. 나는 내가 할 수 있는 한 최선을 다하고 있다.

나는 내가 무능하다고 믿거나 나이가 든다는 것은 약해진다는 것임을 받아들이는 것이라고 나에게 말하는 모든 사람들을 용서한다. 그들은 그들의 최선을 다하고 있다.

다시 숨을 깊이 들이쉬고 잠시 멈추었다가 내쉰다.

5) 확언

각 경혈을 두드리면서 다음과 같이 말한다.

찬죽(눈썹): 나는 이 두려움을 놓아 버린다. 나는 이 두려움을 놓아 버려도 괜찮다.

동자료(눈가): 나는 지금부터 영원히 놓아 버릴 수 있다.

승읍(눈 밑): 나는 내 삶의 매일을 가장 충만하게 살 수 있는 힘이 있다고 느낀다. 나는 내 건강과 안녕에 걸맞은 선택을 한다.

수구(코밑): 나는 내 몸과 마음을 챙긴다. 나는 가치가 있다. 나는 매일 가장 보람 있게 산다. 나는 우아하고 용감하게 내가 변할 수 없음을 받아들인다. 나는 내 몸과 화해한다. 나는 기쁨을 경험하기로 선택한다.

승장(입술 밑): 나는 건강하고 튼튼하다고 느낀다. 내 몸의 모든 세포는 놀라우리만치 건강하다. 나는 깊이 호흡한다. 나는 내 풍요로운 건강과 활기에 집중한다. 내 몸의 모든 부분은 완벽한 조화를 이루고 작동한다. 나는 내 몸에 감사한다.

수부(빗장뼈 밑): 나는 넘치는 건강과 안녕에 감사한다.

6) 강도 평가

늙어 가는 것에 대한 두려움 때문에 얼마나 괴로운지를 10점 척도(0~10)에서 선택한다. 10점은 가장 극심한 수준이며 0점은 아무렇지도 않은 수준이다.

0	1	2	3	4	5	6	7	8	9	10

숙제

당신의 삶과 건강에 대한 통제력이 있다고 느끼고 늙어 가는 것에 대한 걱정에 짓눌리지 않게 될 때까지 이 항목을 되풀이하라.

76. 수술/시술에 대한 두려움

1) 강도 평가

수술이나 시술을 받는 것에 대한 두려움 때문에 얼마나 괴로운지를 10점 척도(0~10)에서 선택한다. 10점은 가장 극심한 수준이며 0점은 아무렇지도 않은 수준이다.

0	1	2	3	4	5	6	7	8	9	10

2) 준비작업

후계(손날)를 계속 두드리면서 다음과 같이 말한다.

나는 비록 뭔가가 잘못될까 봐 겁에 질리지만, 나는 훌륭한 사람이다.

나는 비록 겁이 나지만, 나는 나 자신을 깊이, 완전히 받아들인다.

나는 비록 이 두려움에 대해 무력함을 느끼지만, 나는 이제 내가 나의 두려움과 불안을 놓아 버릴 힘이 있음을 깨닫고 나 자신이 치유에 집중하는 것을 허락하기로 선택한다.

3) 부정적 문구

각 경혈을 두드리면서 다음과 같이 말한다.

찬죽(눈썹): 나는 이 수술/시술을 받는 것이 두렵다.

동자료(눈가): 나는 너무나 많은 두려움, 불안, 염려를 느낀다. 나는 침해당한 듯이 느낄 것이다.

승읍(눈 밑): 나는 뭔가 잘못될까 봐 두렵다. 합병증이 일어날 것이다. 그들은 내게서 뭔가 잘못된 부분을 찾을 것이다. 나는 고통을 겪거나 죽을 것이다.

수구(코밑): 나는 겁에 질린다. 나는 이 수술에 대한 부정적인 생각 때문에 어찌할 바를 모르겠다.

승장(입술 밑): 나는 잘못될 수도 있는 모든 것들에 집중한다.

수부(빗장뼈 밑): 나는 과거에 나쁜 기억이 있거나 합병증을 겪었던 사람을 알고 있다. 나는 이런 일이 나에게도 일어날까 봐 두렵다.

대포(옆구리): 나는 시술이나 마취, 약물, 감염, 부작용, 합병증, 다른 나쁜 소식에 격정된다.

백회(정수리): 남아 있는 두려움과 불안.

두드리기를 멈춘다.

숨을 깊이 들이쉬고 잠시 멈추었다가 내쉰다.

4) 용서하기

심장에 손을 올려 두고서 다음과 같이 말한다.

나는 이런 두려움이 있는 나 자신을 용서한다. 나는 내가 할 수 있는 한 최선을 다하고 있다.

나는 내가 이 수술 혹은 시술을 받도록 압력을 가하는 모든 사람들을 용서한다. 그들은 그들의 최선을 다하고 있다.

다시 숨을 깊이 들이쉬고 잠시 멈추었다가 내쉰다.

5) 확언

각 경혈을 두드리면서 다음과 같이 말한다.

찬죽(눈썹): 나는 이 두려움을 놓아 버린다.

동자료(눈가): 이 두려움을 놓아 버려도 나는 안전하다.

승읍(눈 밑): 나는 자신을 갖고 이 시술을 받을 힘이 있다.

수구(코밑): 나는 안전하고 보호받는다. 나는 평화롭다. 나는 내 결정에 자신 있다.

승장(입술 밑): 나는 내 의료진의 전문지식, 기술, 정확성에 감사한다.

수부(빗장뼈 밑): 나는 내 건강의 넘치는 축복에 감사한다. 나는 나의 튼튼한 면역 체계와 빠른 치유에 감사한다.

6) 강도 평가

수술이나 시술을 받는 것에 대한 두려움 때문에 얼마나 괴로운지를 10점 척도(0~10)에서 선택한다. 10점은 가장 극심한 수준이며 0점은 아무렇지도 않은 수준이다.

0	1	2	3	4	5	6	7	8	9	10

숙제

다가오는 수술이나 시술에 대한 기분이 나아질 때까지 이 항목을 되풀이하라. 시간을 내어 이 수술이나 시술이 정말 필요한지 곰곰이 생각해보라. 현재 당신의 상태에 대해 반드시 공부하고 위험성이 이득보다 크지 않음을 확실히 하라. 당신의 건강관리에 대해서는 분명한 입장을 취할 권리가 있다. 시술이 필요하다면 두려움과 불안을 미리 놓아 버림으로써 혜택을 얻을 수 있다. 당신의 에너지가 일어날 가능성도 별로 없는 결과에 대한 두려움이 아니라 치유로 향해질 수 있기 때문이다.

77. 슬픔 — 사랑하는 사람의 예정된 죽음

1) 강도 평가

당신이 얼마나 심하게 슬픔을 느끼는지를 10점 척도(0~10)에서 선택한다. 10점은 가장 극심한 수준이며 0점은 아무렇지도 않은 수준이다.

0	1	2	3	4	5	6	7	8	9	10

2) 준비작업

후계(손날)를 계속 두드리면서 다음과 같이 말한다.

> 나는 비록 이 비통함에 슬프지만, 나는 훌륭한 사람이다.
>
> 나는 비록 화가 나지만/속은 기분이지만, 나는 나 자신을 깊이, 완전히 받아들인다.
>
> 나는 비록 ________이 견뎌야 했던 고통과 고난 때문에 너무나 비통하고 슬프지만, 나는 이제 내가 그것을 놓아 버릴 힘이 있음을 깨닫고 나 자신이 그것과 화해하는 것을 허락하기로 선택한다.

3) 부정적 문구

각 경혈을 두드리면서 다음과 같이 말한다.

찬죽(눈썹): 나는 너무 슬프다. 나는 아무런 통제력이 없었다. 나는 그 일을 막거나 예방할 수 없었다.

동자료(눈가): 내가 그런 조짐을 보았다면 나는 예방할 수도 있었을 것이다. 왜 나는 아무 것도/아무 말도 하지 않았을까? 나는 나를 탓한다. 나는 내 기분에 대해 남들을 탓한다.

승읍(눈 밑): 나는 화가 난다. 삶은 불공평하다. 왜 이런 일이 나에게 일어났는가? 나는 피해자다.

수구(코밑): 미래는 너무 불확실하다. 나는 누군가가 죽을까 봐 두렵다. 나는 두렵다. 나는 그 모습들을 머리에서 지울 수가 없다. 나는 처참하다.

승장(입술 밑): 나는 나의 일부/내 정체성의 일부를 잃었다. 나는 눈물을 멈출 수가 없다.

수부(빗장뼈 밑): 나는 너무나 깊은 슬픔을 느낀다. 나는 너무나 질문이 많다. 마지막인 것 같은 기분이 든다. 아무도 내 기분을 이해하지 못한다. 나는 속은 기분이다. 불공평하다.

대포(옆구리): 나는 영원히 이 슬픔을 극복하지 못할 것이다. 내가 어떻게 살아갈 수 있을 것인가? 아무도 내 상실감을 이해하지 못한다. 이야기하기 너무 힘들다.

백회(정수리): 남아 있는 슬픔과 비통함.

두드리기를 멈춘다.

숨을 깊이 들이쉬고 잠시 멈추었다가 내쉰다.

4) 용서하기

심장에 손을 올려 두고서 다음과 같이 말한다.

> 나는 슬퍼하는 나 자신을 용서한다. 나는 내가 할 수 있는 한 최선을 다하고 있다. 나는 죽은 ________을 용서한다. 그들은 자신의 최선을 다했다.

다시 숨을 깊이 들이쉬고 잠시 멈추었다가 내쉰다.

5) 확언

각 경혈을 두드리면서 다음과 같이 말한다.

찬죽(눈썹): 나는 슬픔을 놓아 버린다. 나는 내가 책임이 있다고 느끼는 모든 것들에 내해 나 사신을 용서한다. 내 감정을 느끼고 그것에 대해 이야기해도 나는 안전하다.

동자료(눈가): 나는 슬픔과 공허한 감정을 놓아 버릴 수 있다. 나는 모든 죄책감과 분노를 놓아 버릴 수 있다.

승읍(눈 밑): 내가 이 슬픔을 놓아 버려도 나와 다른 사람들은 안전하다. 나는 슬픔에서 해방될 자격이 있다. ________도 내가 슬픔을 놓아 버리기를 바랄 것이다.

수구(코밑): 나는 우리 관계의 특별한 면에 집중할 수 있다. 나는 ________의 기억을 기리며 뭔가 특별한 것을 할 수 있다.

승장(입술 밑): 나는 평화롭게 스스로 삶을 살아갈 수 있다. 나는 삶을 믿는다.

수부(빗장뼈 밑): 나는 ________와 내 삶의 중요한 일부를 나눌 수 있었다는 사실에 행복하고 감사한다. 나는 평화롭다.

6) 강도 평가

이 슬픔 때문에 얼마나 괴로운지를 10점 척도(0~10)에서 선택한다. 10점은 가장 극심한 수준이며 0점은 아무렇지도 않은 수준이다.

0	1	2	3	4	5	6	7	8	9	10

숙제

기분이 나아질 때까지 이 과정을 되풀이하라. 이 항목을 진행하면서 머리에 떠오르는 모든 2차적 문제에 대해 작업하라. 이 책의 '20. 분노', '23. 죄책감', '24. 슬픔', '16. 중요한 날' 항목에 대해 작업하는 것도 고려해 보라. '78. 슬픔—사랑하는 사람의 갑작스러운 죽음' 항목에 대해 작업하는 것도 도움이 될 수 있다. 사랑하는 사람이 세상을 떠나리라는 것을 예상하고 있다고 하더라도 우리는 마음 한편으로 항상 희망에 매달리고 있기 때문에 갑작스러운 충격처럼 느껴질 수 있기 때문이다. 이 책을 통해 당신이 느끼고 있는 고통스러운 감정들을 놓아 버릴 수 있게 되기를 바라는 것이 내 가장 큰 소망이다. 이 슬픔과 계속 씨름하고 있다면 숙련된 시술자와 함께 개인 감정자유기법 회기를 하는 것을 고려해 보라. 당신은 이 슬픔에서 벗어나 제대로 삶을 살 자격이 있다.

78. 슬픔 — 사랑하는 사람의 갑작스러운 죽음

1) 강도 평가

당신이 얼마나 심하게 슬픔을 느끼는지를 10점 척도(0~10)에서 선택한다. 10점은 가장 극심한 수준이며 0점은 아무렇지도 않은 수준이다.

0	1	2	3	4	5	6	7	8	9	10

2) 준비작업

후계(손날)를 계속 두드리면서 다음과 같이 말한다.

나는 비록 이 비통함에 슬픔을 느끼지만, 나는 훌륭한 사람이다.
나는 비록 충격을 받았지만, 나는 나 자신을 깊이, 완전히 받아들인다.
나는 비록 너무나 슬프지만, 나는 이제 내가 그것을 놓아 버릴 힘이 있음을 깨닫기로 선택한다.

3) 부정적 문구

각 경혈을 두드리면서 다음과 같이 말한다.

찬죽(눈썹): 나는 너무 슬프다. 나는 아무런 통제력이 없었다. 나는 그 일을 막거나 예방할 수 없었다.

동자료(눈가): 나는 내 기분에 대해 나 자신/남들을 탓한다. 삶은 불공평하다. 왜 이런 일이 나에게 일어났는가? 나는 멍하다. 진짜가 아닌 것 같다. 나는 믿을 수가 없다.

승읍(눈 밑): 내가 하고 싶은 말을 하지 못했다. 우리가 하기로 했던 것들을 하지도 못했다. 속은 기분이다. 혼자서는 도저히 이 모든 것들을 감당할 수가 없다. 나는 먹을 수/잘 수/내 욕구를 돌볼 수 없다. 나는 망가지고 처참하다.

수구(코밑): 나를 떠난 ________에게 화가 난다. 나는 이 슬픔을 놓아 버릴 수가 없다. 놓아 버리면 ________에게 못할 짓을 하는 것 같다. 아무도 내 기분을 모른다. 나는 눈물이나 내 감정을 감출 수가 없다. 나는 항상 이 슬픔의 포로일 것이다. 나는 이 슬픔으로 나 자신에게 벌을 준다.

승장(입술 밑): 나는 나의 일부/내 정체성의 일부를 잃었다. 나는 어떻게 이 문제를 다루어야 할지 모르겠다. 나는 혼자인 것이 두렵다.

수부(빗장뼈 밑): 나는 너무나 깊은 슬픔을 느낀다. 나는 너무나 질문이 많다. 나는 감당할 수가 없다.

대포(옆구리): 나는 영원히 이 슬픔을 극복하지 못할 것이다. 내가 어떻게 살아갈 수 있을 것인가? 나는 통제력을 잃을 것이다.

백회(정수리): 남아 있는 슬픔과 비통함.

두드리기를 멈춘다.

숨을 깊이 들이쉬고 잠시 멈추었다가 내쉰다.

4) 용서하기

심장에 손을 올려 두고서 다음과 같이 말한다.

나는 슬퍼하고 ________와의 관계에서 잘못했다고 느끼는 모든 것들에 대해 나 자신을 용서한다. 나는 내가 할 수 있는 한 최선을 다하고 있다.

나는 ________가 죽은 것과 나에게 한 모든 잘못한 것들을 용서한다. 그/그녀는 자신의 최선을 다했다.

다시 숨을 깊이 들이쉬고 잠시 멈추었다가 내쉰다.

5) 확언

각 경혈을 두드리면서 다음과 같이 말한다.

찬죽(눈썹): 나는 모든 슬픔을 놓아 버린다. 놓아 버려도 나는 안전하다.

동자료(눈가): ________도 내가 계속 살아가기를 바랄 것이다. 나는 삶을 살 자격이 있다. 내가 이것 때문에 삶을 제대로 살지 않으면 다른 사람들에게도 폐를 끼치는 것이다.

승읍(눈 밑): 나는 내가 옳다고 느끼는 방식으로 슬픔을 표현할 자유가 있다. 나는 괜찮다.

수구(코밑): 내 삶은 결코 예전과 같지 않겠지만 나는 ________와 보낸 시간 때문에 내 삶이 더 나아졌음을 느끼기로 선택한다.

승장(입술 밑): 나는 평화롭고 내가 다시 삶을 제대로 살아갈 수 있음에 감사한다.

수부(빗장뼈 밑): 나는 ________와 내 삶의 중요한 일부를 나눌 수 있었다는 사실에 행복하고 감사한다. 나는 즐거움을 경험할 가치가 있다.

6) 강도 평가

이 슬픔 때문에 얼마나 괴로운지를 10점 척도(0~10)에서 선택한다. 10점은 가장 극심한 수준이며 0점은 아무렇지도 않은 수준이다.

0	1	2	3	4	5	6	7	8	9	10

숙제

기분이 나아질 때까지 이 과정을 되풀이하라. 다른 감정들이 떠오르는지 살펴보라. 이 책의 '20. 분노', '23. 죄책감', '24. 슬픔', '16. 중요한 날' 항목에 대해 작업하는 것도 고려해 보라. 이 책을 통해 당신이 느끼고 있는 고통스러운 감정들을 놓아 버릴 수 있게 되기를 바라는 것이 내 가장 큰 소망이다. 어려움이 있다면 숙련된 시술자와 함께 개인 감정자유기법 회기를 하는 것을 고려해 보라. 당신은 제대로 삶을 살 자격이 있다.

79. 슬픔 — 반려동물의 죽음

1) 강도 평가

이 슬픔 때문에 얼마나 괴로운지를 10점 척도(0~10)에서 선택한다. 10점은 가장 극심한 수준이며 0점은 아무렇지도 않은 수준이다.

0	1	2	3	4	5	6	7	8	9	10

2) 준비작업

후계(손날)를 계속 두드리면서 다음과 같이 말한다.

> 비록 내 반려동물이 죽어서 나는 너무 슬프지만, 나는 훌륭한 사람이다.
> 나는 비록 ________이 그립지만, 나는 나 자신을 깊이, 완전히 받아들인다.
> 나는 비록 이 슬픔에 대해 무력함을 느끼지만, 나는 이제 내가 이 슬픔을 놓아 버릴 힘이 있음을 깨닫기로 선택한다.

3) 부정적 문구

각 경혈을 두드리면서 다음과 같이 말한다.

- 찬죽(눈썹): 나는 너무 슬프다. 나는 비참하다.
- 동자료(눈가): 나는 너무 아프다. 상처가 된다. 나는 고독하다.
- 승읍(눈 밑): 나는 내 일부가 뜯겨 나간 기분이다.
- 수구(코밑): 나는 너무 외롭다. 내 삶은 결코 그 아이가 없이는 예전과 같지 않을 것이다.
- 승장(입술 밑): 나는 어떻게든 책임이 있는 것 같다. 나는 죄책감을 느낀다. 내가 더 잘했어야 했다.
- 수부(빗장뼈 밑): 내가 ________을 하기만 했더라면 그 아이를 살릴 수 있었을지도 모른다.
- 대포(옆구리): 아무도 내가 어떤 기분인지 이해하지 못한다. 나는 항상 그 아이가 내 곁에 있을 것이라고 기대했다. ________이 없어졌음을 인정하고 극복하기가 힘들다.

백회(정수리): 남아 있는 슬픔과 비통함.

두드리기를 멈춘다.
숨을 깊이 들이쉬고 잠시 멈추었다가 내쉰다.

4) 용서하기

심장에 손을 올려 두고서 다음과 같이 말한다.

나는 슬픔과 비통함에 짓눌린 나 자신을 용서한다. 나는 내가 할 수 있는 한 최선을 다하고 있다.
나는 죽은 ________을 용서한다. 그 아이는 자기의 최선을 다했다.

다시 숨을 깊이 들이쉬고 잠시 멈추었다가 내쉰다.

5) 확언

각 경혈을 두드리면서 다음과 같이 말한다.

찬죽(눈썹): 나는 슬픔을 놓아 버린다. 내가 겪고 있는 일들이 어떤 것들인지, 나에게 얼마나 힘들었는지를 다른 사람들이 이해하지 못한다고 해도 괜찮다. 나는 그들을 용서하고 그들에 대한 내 모든 기대를 놓아 버린다.
동자료(눈가): 이 슬픔을 놓아 버려도 나는 안전하다. 슬픔에 집착하는 것은 나에게도, 내 반려동물에게도 쓸모가 없다. 놓아 버릴 때이다. 나는 나 자신이 그것을 놓아 버리는 것을 허락한다.
승읍(눈 밑): 이 슬픔을 놓아 버려도 괜찮다. 나는 고통스럽지 않게 동정심을 느낀다.
수구(코밑): 나는 내가 ________와 함께 한 기억들을 소중히 여긴다. 나는 우리가 나눈 사랑을 소중히 한다.
승장(입술 밑): 나는 우리가 함께 한 시간에 감사한다.
수부(빗장뼈 밑): 나는 행복하고 평온하다. 나는 삶의 과정을 믿는다.

6) 강도 평가

이 슬픔과 비통함 때문에 얼마나 괴로운지를 10점 척도(0~10)에서 선택한다. 10점은 가장 극심한 수준이며 0점은 아무렇지도 않은 수준이다.

0	1	2	3	4	5	6	7	8	9	10

숙제

반려동물의 죽음에 대해 기분이 나아질 때까지 이 항목을 되풀이하라. 일어나는 모든 2차적 감정에 대해 작업하라.

80. 일반적 질병

1) 강도 평가

이 질병 때문에 얼마나 괴로운지를 10점 척도(0~10)에서 선택한다. 10점은 가장 극심한 수준이며 0점은 아무렇지도 않은 수준이다.

0	1	2	3	4	5	6	7	8	9	10

2) 준비작업

후계(손날)를 계속 두드리면서 다음과 같이 말한다.

나는 비록 아프지만, 나는 훌륭한 사람이다.
나는 비록 이 병에 대해 무력함을 느끼고 아무런 통제력이 없지만, 나는 나 자신을 지금 모습 그대로 깊이, 완전히 받아들인다.
내 몸은 비록 나를 실망시키고 있지만, 나는 괜찮기로 선택한다.

3) 부정적 문구

각 경혈을 두드리면서 다음과 같이 말한다.

찬죽(눈썹): 나는 기분이 나쁘다. 나는 기진맥진했다. 내 몸은 제대로 돌아가지 않는다. 불편하다.
동자료(눈가): 나는 아프다. 나는 화가 난다. 내가 아픈 것은 피할 수가 없다. 그럴 때가 되었다. 모두가 지금쯤 아프다. 내가 이 병에 걸리는 것은 시간문제였다. 이 병은 너무나 많은 드라마를 만든다.
승읍(눈 밑): 나는 이 병이다. 이 병은 내 일부다. 나는 항상 이 병에 대처해야 할 것이다. 나는 항상 아플 것이다. 나는 이 병이 더 심해질까 두렵다.
수구(코밑): 나는 사랑받기 위해 아파야 한다. 나는 이 병을 통해 어떤 면에서는 이득을 본다. 병이 핑계가 된다. 나는 책임을 벗는다. 주목을 받게 해 준다. 모든 것은 내 통증과 고통에 대한 것이다.
승장(입술 밑): 나는 아프다. 나는 피곤하다. 나는 이 문제에 대해 아무런 통제력도 없다. 나는 무력하다.
수부(빗장뼈 밑): 나는 가망이 없다. 내 몸은 나를 실망시킨다. 나는 아프다.

대포(옆구리): 아프면 내가 해야 할 일을 하지 않아도 된다.
백회(정수리): 아픈 것에 대한 남아 있는 부정적 감정들.

두드리기를 멈춘다.
숨을 깊이 들이쉬고 잠시 멈추었다가 내쉰다.

4) 용서하기

심장에 손을 올려 두고서 다음과 같이 말한다.

나는 아픈 나 자신을 용서한다. 나는 내가 할 수 있는 한 최선을 다하고 있다.
나는 나를 아프게 만든 모든 사람들을 용서한다. 그들은 그들의 최선을 다하고 있다.

다시 숨을 깊이 들이쉬고 잠시 멈추었다가 내쉰다.

5) 확언

각 경혈을 두드리면서 다음과 같이 말한다.

찬죽(눈썹): 나는 이 병과 모든 부정적 감정들을 놓아 버린다.
동자료(눈가): 나는 이 병을 일으킨 나의 모든 행동 패턴을 놓아 버릴 의지가 있다.
승읍(눈 밑): 이 두려움을 놓아 버려도 괜찮다. 내가 병이 나아도 다른 사람들은 안전하다.
수구(코밑): 나는 안전하다. 몸이 나아도 나는 안전하다. 나 자신과 내 몸을 돌보아도 나는 안전하다. 나는 그럴 자격이 있다. 나는 기쁨과 조화를 경험하기로 선택한다. 내 몸의 모든 세포가 건강하고 활력으로 가득하다.
승장(입술 밑): 나는 조화로운 내 삶과 나의 육체적, 감정적 치유에 감사한다. 나는 내 삶에 열의를 느낀다. 내가 필요하다고 느낄 때마다 휴식을 취하고 쉬어도 나는 괜찮다. 나는 내가 휴식이 필요할 때가 언제인지 인식한다. 나는 내 몸을 존중한다.
수부(빗장뼈 밑): 모든 경험은 내 성장에 완벽하다. 나는 내 삶, 내 몸과 화해한다. 내 몸은 무엇을 원하는지 정확히 안다. 내 몸은 스스로 치유하기 위해 필요한 것이 무엇인지 안다. 나는 내 몸의 지혜를 신뢰한다.

6) 강도 평가

이 질병 때문에 얼마나 괴로운지를 10점 척도(0~10)에서 선택한다. 10점은 가장 극심한 수준이며 0점은 아무렇지도 않은 수준이다.

0	1	2	3	4	5	6	7	8	9	10

숙제

나은 기분이 들 때까지 되풀이하라. 감정적으로 불편한 사건이 당신 삶에 있다면 이 책의 모든 관련 항목에 대해 작업하라. 우리 몸은 대개 우리가 조화를 이루지 못하는 사건이 인생에서 일어날 때 질병을 일으킨다. 그렇지 않은 경우라면 그저 휴식이 필요하다. 어느 쪽이든, 감정적 부담을 정리하는 것이 치유의 속도를 높일 수 있다.

81. 불치병

1) 강도 평가

이 질병 때문에 얼마나 괴로운지를 10점 척도(0~10)에서 선택한다. 10점은 가장 극심한 수준이며 0점은 아무렇지도 않은 수준이다.

0	1	2	3	4	5	6	7	8	9	10

2) 준비작업

후계(손날)를 계속 두드리면서 다음과 같이 말한다.

나는 비록 이 질병으로 비참해진 기분이지만, 나는 훌륭한 사람이다.
내 몸은 비록 망가지고 있지만, 나는 나 자신을 깊이, 완전히 받아들인다.
나는 이 질병 자체가 되었고 바꿀 방법이 아무 것도 없다고 믿지만, 나는 이제 나 자신이 희망을 가지는 것을 허락하기로 선택한다.

3) 부정적 문구

각 경혈을 두드리면서 다음과 같이 말한다.

찬죽(눈썹): 나는 이 질병이 너무 두렵다. 나는 살아남지 못할 것이다. 나는 이 질병의 피해자이다. 나는 이 병을 극복하지 못할 것이다. 나는 이 병을 감당하지 못할 것이다. 나는 무력하다. 나는 통증과 고통이 두렵다. 이 병은 내 정체성이다. 내가 이 병이다. 진단을 받는 것은 내가 도저히 바꿀 수 없다는 뜻이다.

동자료(눈가): 나는 열심히 하지 않았다. 나는 후회가 남는다. 내가 중요한 것을 아무 것도 이루지 못하고 죽으면 어떡할까? 내가 삶을 허비했다면 어떡할까? 나는 두렵다. 나는 나를 용서할 수가 없다. 나는 고독하고 두렵다.

승읍(눈 밑): 끝났다. 내 삶은 끝났다. 나는 속은 기분이다. 너무 불공평하다. 나는 나에게 일어나는 일에 대한 통제력이 없다. 나는 내 삶에서 이 일의 목적이 무엇인지 도무지 모르겠다. 삶은 나를 배신했다. 내가 무슨 짓을 했기에 이런 일을 당하는가?

수구(코밑): 나는 너무 혼란스럽다. 나는 사람들에게 무슨 말을 해야 할지 모르겠다. 나는 이 병을 받아들여야 한다. 나와 내 일은 누가 챙겨 줄 것인가? 나는 화가 나고 외롭다. 다른 사람들은 내가 없으면 어떻게 살까?

승장(입술 밑): 나는 배신당한 기분이다. 이 병은 내 정체성이다. 나는 도움이 필요하다. 나는 누구에게 도움을 청해야 할지 모르겠다. 나는 답이 필요하다. 나는 무력하다. 나 자신을 돕기 위해 할 수 있는 일이 아무 것도 없다. 너무 늦었다.

수부(빗장뼈 밑): 나는 남은 삶을 결코 즐길 수 없을 것이다. 나는 무력하다.

대포(옆구리): 나는 사람들이 나를 대접했던 방식을 용서할 수 없다.

백회(정수리): 남아 있는 상처, 두려움, 괴로움.

두드리기를 멈춘다.
숨을 깊이 들이쉬고 잠시 멈추었다가 내쉰다.

4) 용서하기

심장에 손을 올려 두고서 다음과 같이 말한다.

나는 너무나 큰 두려움과 슬픔을 느끼는 나 자신을 용서한다. 나는 최선을 다하고 있다.

나는 나를 실망시킨 내 몸과 내 삶 그리고 모든 사람들을 용서한다. 그들은 자신의 최선을 다하고 있다.

다시 숨을 깊이 들이쉬고 잠시 멈추었다가 내쉰다.

5) 확언

각 경혈을 두드리면서 다음과 같이 말한다.

찬죽(눈썹): 나는 슬픔을 놓아 버린다. 나는 나 자신이 삶을 즐기도록 허락한다.

동자료(눈가): 나는 이 병의 피해자가 된다는 남아 있는 모든 느낌을 놓아 버릴 수 있다. 나는 이 병을 일으킨 내 안의 모든 행동 양식들을 놓아 버린다. 모두 놓아 버려도 안전하다. 나는 필요한 모든 힘과 용기가 있다. 나는 자신 있다. 매일이 선물이다. 나는 내 삶에 좋은 사람들을 감사히 여긴다. 나는 그들에게도 이것이 힘들 것임을 안다. 나는 무슨 일을 해야 할지, 무슨 말을 해야 할지 모르는 그들을 용서한다. 나는 용기가 있다. 나는 평화롭다.

승읍(눈 밑): 나는 이 문제에 대한 힘이 있다. 기적은 일어난다. 나는 기적을 얻을 가치가 있다.

수구(코밑): 나는 삶을 용서한다. 나는 삶을 믿는다. 나는 삶을 소중히 여긴다. 나는 살아야 하는 매일을 나 자신이 즐기는 것을 허락할 것이다. 나는 내가 할 수 있는 최선의 치료를 받기로 선택한다. 나는 내가 고칠 수 있는 것들을 고치고 모든 것들을 놓아 버릴 힘이 있다. 나는 내가 살아야 할 모든 이유를 찾아낸다. 나는 가치가 있다. 나는 목적이 있다. 내 삶에는 목적이 있다. 나는 건강과 치유에 집중한다. 나는 살아남을 것이다! 나는 희망이 있다. 나는 매일 새로운 열정을 누린다.

승장(입술 밑): 나는 내 힘을 되찾는다. 나는 나 자신이 기쁨을 경험하는 것을 허락한다.

수부(빗장뼈 밑): 나는 나 자신과 내 몸을 사랑한다. 나는 내 몸에서 사랑과 치유를 느낀다.

6) 강도 평가

이 질병 때문에 얼마나 괴로운지를 10점 척도(0~10)에서 선택한다. 10점은 가장 극심한 수준이며 0점은 아무렇지도 않은 수준이다.

0	1	2	3	4	5	6	7	8	9	10

숙제

이 병에 대한 힘이 있다고 느낄 때까지 가능한 한 자주 되풀이하라. 당신의 건강에 대해 책임을 져라. 감정적으로 스스로 치유하는 것이 지금 당신 자신에게 줄 수 있는 최고의 선물이다. 스트레스를 줄이고 감정과 과거를 치유하면 몸이 치유되고 당신이 당신 삶 그리고 당신 자신과 화해하기에 최적의 상태가 된다. 이 책의 '71. 죽음의 두려움', '80. 일반적 질병', '31. 성관계—수술, 출산, 중병 이후' 항목에 대해 작업하는 것도 고려해 보라.

82. 사랑하는 사람의 불치병

1) 강도 평가

사랑하는 사람을 잃는다는 것이 얼마나 두렵게 느껴지는지를 10점 척도(0~10)에서 선택한다. 10점은 가장 극심한 수준이며 0점은 아무렇지도 않은 수준이다.

0	1	2	3	4	5	6	7	8	9	10

2) 준비작업

후계(손날)를 계속 두드리면서 다음과 같이 말한다.

나는 비록 너무 슬프지만, 나는 괴로움을 놓아 버리기로 선택한다.

나는 비록 피해자 같고 미래에 무슨 일이 일어날지 두렵지만, 나는 나 자신을 지금 모습 그대로 깊이, 완전히 받아들인다.

나는 비록 과거에는 이 두려움에 대해 무력함과 슬픔을 느꼈지만, 나는 이제 내가 지금부터 영원히 두려움과 슬픔을 놓아 버릴 힘이 있음을 깨닫기로 선택한다.

3) 부정적 문구

각 경혈을 두드리면서 다음과 같이 말한다.

찬죽(눈썹): 나는 이 두려움에 정말 괴롭다. 나는 너무 고통스럽고 절망스럽다.

동자료(눈가): 나는 두렵다. 나는 겁이 난다. 내 마음은 피해자 상태에 갇혀 있다. 나는 벗어날 수가 없다. 나에게 무슨 일이 일어날까? 어떻게 계속 살아갈까? 나는 어떻게 이에 대처할 수 있을까?

승읍(눈 밑): 나는 무력하다. 나는 두렵다. 나는 깊은 슬픔을 느낀다. 나는 결코 행복하지 못할 것이다. 나는 그/그녀가 이런 모습을 견딜 수가 없다. 마음이 아프다. 고통스럽다.

수구(코밑): 나는 그것에 대해 생각을 멈출 수가 없다. 내 삶은 다시는 정상적으로 돌아가지 못할 것이다.

승장(입술 밑): 나는 영원히 삶을 즐기지 못할 것이다. 나는 좌절하고, 분노하고, 겁이 난다. 나는 아무런 통제력이 없다.

수부(빗장뼈 밑): 우리는 함께 늙어 가야만 했다. 어떻게 그/그녀가 나를 떠날 수 있는가? 나는 항상 그/그녀가 내 삶에 있을 것이라고 믿었다. 나는 그/그녀가 괴로울까 봐 두렵다. 나는 어떻게 도와야 할지 모르겠다. 나는 무엇을 해야 할지 모르겠다.

대포(옆구리): 나는 이제 무엇을 해야 하는가? 나는 그/그녀가 없이 어떻게 살아야 할지 모르겠다.

백회(정수리): 나는 슬프고 두려울 때 의지할 곳이 아무 데도 없다.

두드리기를 멈춘다.
숨을 깊이 들이쉬고 잠시 멈추었다가 내쉰다.

4) 용서하기

심장에 손을 올려 두고서 다음과 같이 말한다.

나는 두려워하는 나 자신을 용서한다. 나는 내가 아는 한 최선을 다하고 있다.

나는 피해자 같은 기분을 느끼는 나 자신을 용서한다. 나는 내가 할 수 있는 한 최선을 다하고 있다.

나는 내가 사랑하는 사람을 용서한다. 나는 이것이 그/그녀의 여정임을 안다. 그/그녀는 나에게 상처를 주거나 나를 떠나려고 한 것은 결코 아니다. 그/그녀가 해야만 하는 일이다. 그/그녀도 나를, 그리고 우리가 아는 우리가 함께 하는 삶을 놓아 버리는 것은 쉬운 일이 아닐 것이다. 그/그녀는 자신이 할 수 있는 한 최선을 다하고 있다.

다시 숨을 깊이 들이쉬고 잠시 멈추었다가 내쉰다.

5) 확언

각 경혈을 두드리면서 다음과 같이 말한다.

찬죽(눈썹): 나는 모든 두려움을 놓아 버린다. 두려움을 놓아 버려도 안전하다.

동자료(눈가): 모든 비통함과 슬픔을 놓아 버린다. 나는 내가 통제할 수 없는 것들을 받아들인다.

승읍(눈 밑): 이 감정을 놓아 버려도 나는 안전하다. 내가 이런 감정을 놓아 버려도 내가 사랑하는 사람은 괜찮다. 그/그녀는 내가 이런 절망에서 벗어나기를 바란다. 나는 삶을 믿는다.

수구(코밑): 우리 사랑은 영원하고 앞으로도 늘 그럴 것이다.

승장(입술 밑): 나는 살아남았다. 나는 강하다. 나는 내 삶에서 행복을 만들 힘이 있다. 나는 힘이 있다. 나는 그/그녀가 물리적으로 존재하지 않더라도 계속 살아 나갈 가치가 있다. 나는 통제하고 있다. 나는 자신 있고 안전하며 보호받고 있다. 나는 그/그녀가 이렇게 힘든 시기를 이겨내도록 도와줄 힘이 있다.

수부(빗장뼈 밑): 나는 나 자신이 이 문제와 화해하는 것을 허락한다. 나는 힘과 동정심을 갖고 살아간다. 삶은 선물이며 나는 계속 살아갈 것이다.

6) 강도 평가

얼마나 큰 두려움을 느끼는지를 10점 척도(0~10)에서 선택한다. 10점은 가장 극심한 수준이며 0점은 아무렇지도 않은 수준이다.

0	1	2	3	4	5	6	7	8	9	10

숙제

기분이 나아질 때까지 되풀이하라. 이 책의 '24. 슬픔', '50. 피해자' 항목, 그리고 당신에게 적당하다고 느껴지는 다른 항목들에 대해 작업할 것을 고려해 보라. 사랑하는 사람이 치유에 도움을 받을 수 있도록 이 책을 사랑하는 사람과 공유하는 것도 고려해 보라.

83. 통증이나 신체 증상

1) 강도 평가

이 통증이나 증상 때문에 얼마나 괴로운지를 10점 척도(0~10)에서 선택한다. 10점은 가장 극심한 수준이며 0점은 아무렇지도 않은 수준이다.

0	1	2	3	4	5	6	7	8	9	10

2) 준비작업

후계(손날)를 계속 두드리면서 다음과 같이 말한다.

나는 비록 이런 통증/증상이 있지만, 나는 훌륭한 사람이다.

나는 비록 이 통증이나 증상에 대해 통제력이 없고 나에게는 항상 뭔가 문제가 있지만, 나는 나 자신을 깊이, 완전히 받아들인다.

나는 비록 이 통증이나 증상에 대해 과거에는 무력함을 느꼈지만, 나는 이제 이 문제가 더 이상 아무런 소용도 없음을 깨닫기로 선택하고 스스로 놓아 버릴 수 있도록 한다.

3) 부정적 문구

각 경혈을 두드리면서 다음과 같이 말한다.

찬죽(눈썹): 나는 너무 큰 고통을 느낀다. 이 통증은 너무 괴롭다. 이 증상은 내 삶을 지배한다. 나는 ________을 느낀다. 통증의 위치는 ________이다.

동자료(눈가): 나는 이 통증이 지겹다. 너무 짜증난다. 나는 아무런 통제력이 없다.

승읍(눈 밑): 나는 무력함을 느낀다. 나는 이 통증/증상의 피해자이다.

수구(코밑): 나는 나약하다. 나는 기진맥진했다. 나는 내가 해야 할 일들을 할 수 없다.

승장(입술 밑): 나는 그것 때문에 내 삶에 충실할 수 없다. 나는 더 이상 받아들일 수가 없다.

수부(빗장뼈 밑): 나는 결코 낫지 않을 것이다. 아무 것도 소용이 없다. 아무 것도 도움이 되지 않는다. 아무 것도 안전하게 이 병을 덜어 주지 않을 것이다. 나는 이 병을 갖고 살아가야 한다. 내가 할 수 있는 것이 아무 것도 없다. 나는 무력하다. 아프다. 놓아 버리는 것은 안전하지 않다. 나는 지쳤다.

대포(옆구리): 아무도 내가 무슨 일을 겪고 있는지 이해하지 못한다.

백회(정수리): 남아 있는 괴로움, 슬픔, 좌절감.

두드리기를 멈춘다.

숨을 깊이 들이쉬고 잠시 멈추었다가 내쉰다.

4) 용서하기

심장에 손을 올려 두고서 다음과 같이 말한다.

나는 이 통증/증상을 겪고 내 통증과 신체 문제 때문에 다른 사람들에게 불편을 끼치는 나 자신을 용서한다. 나는 내 최선을 다하고 있다.

나는 이 통증에 책임이 있다고 믿는 내 몸, 사람, 모든 상황을 용서한다. 그들은 그들의 최선을 다했다.

다시 숨을 깊이 들이쉬고 잠시 멈추었다가 내쉰다.

5) 확언

각 경혈을 두드리면서 다음과 같이 말한다.

찬죽(눈썹): 나는 이 통증/증상을 놓아 버린다. 이제 놓아 버려도 괜찮다.

동자료(눈가): 책임을 져도 나는 안전하다. 나는 나 자신을 진정한 방식으로 표현할 가치가 있다. 필요하다면 휴식을 취해도 괜찮다. 나는 나를 위한 시간을 갖는다. 나는 더 이상 나를 위한 시간을 내는 것에 죄책감을 느끼지 않는다. 나는 삶을 믿는다. 나는 긴장과 통증을 놓아 버린다.

승읍(눈 밑): 놓아 버려도 안전하다. 더 이상 나에게 쓸모가 없다. 더 이상 나를 지켜 주지 않는다. 핑계들을 놓아 버린다. 나는 새로운 현실을 만든다. 나는 내가 삶을 충실히 살지 못하게 방해하는 모든 문제들을 놓아 버린다.

수구(코밑): 내가 "아니오!"라고 하거나 내 기분을 말해도 나는 안전하다. 나는 이 부담에서 벗어난다. 내 ________은 치유다. 모든 세포가 건강하다.

승장(입술 밑): 나는 넘치는 건강과 안녕에 감사한다. 건강해도 안전하다. 나는 넘치는 내 건강을 누린다.

수부(빗장뼈 밑): 나는 내 몸에서 잘 돌아가고 좋은 느낌이 드는 모든 것들에 감사한다.

6) 강도 평가

이 통증이나 증상 때문에 얼마나 괴로운지를 10점 척도(0~10)에서 선택한다. 10점은 가장 극심한 수준이며 0점은 아무렇지도 않은 수준이다.

0	1	2	3	4	5	6	7	8	9	10

숙제

이 항목에 대해 작업하면서 당신이 느끼고 있는 통증이나 신체 감각에 집중하라. 통증이나 증상의 강도가 줄어든다고 느껴질 때까지 이 항목을 되풀이하라. 두드리는 동안 몸의 새로운 부위로 통증이 옮겨 다니는 것은 드문 일이 아니다. 마음속으로 통증의 부위와 감각을 기억하면서 계속 두드려라. 당신 삶에서 계획대로 풀리지 않는 영역들을 생각해보라. 이 책의 '80. 일반적 질병', '15. 미루기' 항목에 대해 작업하는 것도 좋다.

부록 1

감정적, 에너지적, 신체적 치유

내 경험으로는 치유에는 다섯 가지 핵심 요소가 있다. 우선 자신에게 허락을 해 주어야 한다. 삶을 신뢰해야 한다. 책임을 피하지 말아야 한다. 자신을 사랑해야 한다. 행동해야 한다. 최적의 건강과 더불어 튼튼한 몸과 마음, 영혼의 연결을 유지하려면 다음 아홉 가지 권고사항을 최선을 다해 수행하고 행동에 옮겨야 한다.

1. 건강한 식사를 하라. 땅에서 나온 형태에 가장 가까운 음식을 먹어라. 방부제, 인공색소, 인공 감미료, 유전자 조작 식품, 가공식품을 피하라. 도넛과 감자튀김 말고 샐러드를 더 먹어라. 당신이 먹는 모든 음식이 당신을 더 건강하게 혹은 덜 건강하게 만든다는 점을 명심하라.
2. 충분한 양의 수면을 취하라. 항상 잠을 충분히 자기는 쉽지 않다. 하지만 수면 부족은 몸에 상당한 피해를 준다. 잠을 충분히 자면 생산성과 집중력이 높아진다. 자는 동안에 몸은 치유되고 충전된다.
3. 꾸준히 활동하라. 햇볕과 맑은 공기를 누릴 수 있기 때문에 야외활동이 최고다.
4. 감정자유기법이나 겟셋™ 접근법을 활용하여 모든 스트레스인자, 부정적 감정, 제한 믿음을 해소하라.
5. 튼튼한 종교적, 영적 유대를 유지하라.
6. 모든 상황에서 긍정적인 면을 보도록 노력하라. 주변을 긍정적 영향으로 둘러싸라. 좋아하는 일을 하는 시간을 늘려라. 부록 3을 참고하여 강한 긍정적 믿음을 강화할 수 있는 자신만의 확언을 써라.
7. 긍정적 시각을 가진 가족이나 친구와 유대관계를 형성하라.
8. 당신의 관심사나 열정을 공유하는 집단이나 조직에 참여하라.
9. 감사를 실천하라. 우선 부록 2의 '감사 일지'부터 시작할 것을 권한다. 감사해야 할 사람, 장소, 사물들을 더 잘 인식하게 해 줄 것이다. 감사하는 태도를 갖게 되면 세상을 더 깊이 음미하게 되고 감사할 일들이 더 많이 다가올 것이다.

부록 2

감사 일지

여기의 여백을 활용하여 자신과 삶, 그리고 삶에서 만난 사람들에게 감사할 일들을 최대한 많이 적어보라.

"나는 나 자신과 내 삶, 삶에서 만난 사람들에게 이런 것에 감사한다. …"

부록 3

나만의 확언

여기의 여백을 활용하여 다음과 같이 자신만의 확언을 써 보라. "나는 나 자신을 사랑하고 인정한다." 확언의 모든 문구는 긍정형으로 하고 당신이 이미 믿고 있다는 듯 현재형으로 쓸 것을 권한다. 자주 눈에 띄어서 당신이 관심을 가질 수 있도록 플래쉬카드에 확언을 써서 지갑에 넣어다니거나 거울에 붙여두거나 화려한 색의 물건에다가 써놓는 것도 좋다. 매일 최대한 많이 확언을 되뇌라. 진심으로 믿게 될 때까지 주문처럼 외워라. 그런 다음 다른 확언들을 더 쓰고 되뇌라.

참고

지은이 연락처

전자우편: info@TapintoBalance.com
웹사이트: www.TapintoBalance.com

수전과 면담을 예약하거나, 수전의 프로그램에 관해 배우거나, 이 책으로 어떤 도움을 받았는지 후기를 보내거나, 이 책이나 수전의 다른 참고자료를 추가로 주문하고 싶다면 www.TapintoBalance.com을 방문하라.

수전은 개인 상담이나 전화 상담, 화상 상담뿐만 아니라 단체 회기 및 발표도 가능하다.

무료로 자료를 내려받거나, 소셜 네트워크에 접속하거나, 건강하게 사는 비법, 새 소식, 특별 상품 등 소식을 받아보려면 www.TapintoBalance.com을 방문하라. 웹사이트에 가입한다면 나로서는 큰 영광이다.

후기 공유

이 책에 대한 당신의 경험을 공유해준다면 대환영이다. 후기를 제출하는 방법은 www.TapintoBalance.com에서 볼 수 있다. 자주 쓰는 온라인 서점에 후기를 남겨도 된다.

이 책에서 권하는 기법들을 흔쾌히 시도해보는 당신에게 박수를 보낸다. 당신이 나를 믿고 지도에 따라 이 과정을 따라와 주어서 영광이다. 당신이 후기를 남겨주면 더 많은 사람들이 이 기법의 혜택을 볼 수 있도록 결정하는 데에 도움이 될 것이다.

우리 한 명 한 명이 감정적으로 치유되면 다른 사람들과 세상 모두의 치유로 이어진다고 믿어 의심치 않는다. 모든 사람이 감정적 짐을 조금이나마 덜게 된다면 이 세상이 얼마나 나은 곳이 될지 생각해보라.

지은이 소개

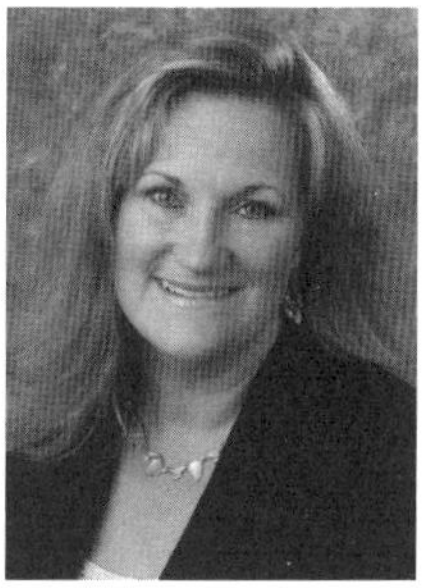

수전 제프리 부젠(Susan Jeffrey Busen)은 에너지 요법 분야의 세계적인 작가, 시술자, 강사로 다수의 수상 경력이 있다.

그녀는 사람들이 자신의 경락을 이해하고 자신의 선택이 신체적, 에너지적, 감정적 안녕에 어떤 결과를 가져다주는지 알도록 열심히 돕고 있다. 현재 그녀는 시술자로서 자신의 개인 강습소에서 전연령대의 사람 및 동물과 작업을 하고 있다. 그녀는 자신만의 독창적인 겟셋™ 접근법과 더불어 감정자유기법, 폴 박사의 전기침술(EAV), 동종요법, 이침요법, 동인 등 다양한 요법을 활용하여 몸의 에너지 균형을 되찾아주고 있다.

그녀는 감정자유기법을 포함한 자신의 기법을 통해 치유 과정을 보다 간단명료하게 만들어서 세상에 더 큰 평화와 기쁨을 가져다주고자 하는 비전을 품고 있다. 그녀는 이 접근법이 제시하는 심대한 정신적, 신체적 건강의 혜택을 주류 의학이 제대로 평가해주는 세상을 꿈꾸고 있다.

수전은 미네소타세인트메리대학교를 졸업했으며 공인 건강관리 기술 전문가이다. 그녀는 자연건강 분야에서 인증을 받았고 다양한 에너지 치유 기법을 숙달했다. 그녀는 수년 간 환경 생물학자 겸 기업의 연구 과학자로 근무하다가 건강 문제를 겪으면서 자연 건강과 에너지 요법을 알게 되었다. 그녀는 과학 저널에 전문가 심사를 거친 다수의 논문을 발간했으며 『두드리면 즐겁다: 아이와 부모를 위한 감정자유기법 길잡이』, 『두드리면 성공한다: 감정자유기법을 활용한 대학 생활 성공 길잡이』, 『좋은 기운: 당신의 기운을 북돋아 주는 48가지 비법—건강한 생활방식을 만들고 원하는 것을 얻는 비법』, 『두드리면 이루어진다: 원하는 삶을 만들어나가는 비법』의 저자이다.

수전은 '탭 인투 밸런스(Tap into Balance)'를 설립했으며 건강 자유와 환경의식에 관한 강연과 운동을 벌이고 있다. 수전은 타고난 직관적 치유자이며 수천 명의 사람이 건강을 최적화하고 스스로 부과한 한계를 넘어설 수 있도록 도왔다. 그녀는 일리노이 주 팔로스 하이츠에서 세 명의 멋진 아들들과 함께 살고 있다.

옮긴이 소개

최우석

모든 마음병에 관심이 있지만, 특히 공황장애, 외상후스트레스장애, 강박장애 등 쉽지 않은 마음병에 관심이 깊다. 대인공포증, 무대공포증, 면접공포증, 비행공포증 등의 공포증은 너무나 쉽게 치료한다.

서울대학교 금속공학과 졸업
경희대학교 한의학과 졸업
춘해보건대학교 요가과 졸업

감정자유기법 전문가
대한최면의학회 정회원
한국스포츠심리학회 스포츠심리상담사(3급)
한국스포츠심리연구원 스포츠멘탈코치
에이비엔엘피 공인 엔엘피 프랙티셔너(ABNLP Certified NLP Practitioner)

- 역서: 『감정자유기법 꼬마 길잡이』, 『손끝에서 얻는 자유』

- 공역서: 『감정자유기법 외상후스트레스장애 이겨내기』, 『감정자유기법 다이어트』, 『내가 비록 암에 걸렸지만…』, 『감정 다이어트』, 『통증유발자, 마음』, 『전립샘염과 골반통증의 새로운 치료법』, 『살림손길』, 『반복긴장손상의 통증유발점요법』, 『회복요가』, 『요가 기능해부학』

- 경희양정한의원

  주소: 부산광역시 부산진구 연수로 4-1, 2층

  전화: 051-861-1010

  웹사이트: drgenius.co.kr

나지원

세상 만물에 걸친 넓고 얕은 지식과 흥미를 살려 현재 다양한 분야의 전문 번역가로 일하고 있다.

서울대학교 외교학과 졸업
서울대학교 국제대학원 졸업